我的自述

朱昌寿

我的一生是平凡的，也可算是顺坦的。作为一
个遍生，我一直遵循先严诞昇公"职徒行善僚
处世人"的嘱咐，先师孚次公先生的教导，"发皇古
义，融会新知"，从遵叩求我盡尽力践行，但由于
学养荒谬随，敬就不文，遗憾不少，有此那彦
经验，也有不少教训，应该回顾食者，争取在有
生之年有所弥补，聊尽吾心。 乙未正月

朱贯斋

国医大师

朱良春 全集

薪火传承卷

中南大学出版社
www.csupress.com.cn

此卷均为从游者通过学习继承，心悟融会，临证总结之精心之作，在继承中提高，在实践中创新，其中颇多精辟之论，有得之言，基本达到学我者不仅像我，更能超我，青蓝之胜，令人欣慰。希循此以进，必能成为上工良医，愚翘首企盼之。本卷承女儿朱建华及门徒高想、赵旭等人协助整理，谨此志念。

图书在版编目（CIP）数据

国医大师朱良春全集. 薪火传承卷／朱良春等编著
. —长沙：中南大学出版社，2019.5
ISBN 978 - 7 - 5487 - 3604 - 2

Ⅰ.①国… Ⅱ.①朱… Ⅲ.①中医学—临床医学—经
验—中国—现代 Ⅳ.①R2

中国版本图书馆 CIP 数据核字（2019）第 061968 号

国医大师朱良春全集·薪火传承卷
GUOYI DASHI ZHULIANGCHUN QUANJI · XINHUO CHUANCHENG JUAN

朱良春　朱建华　高想　赵旭　等　编著

□责任编辑	张碧金	
□责任印制	易红卫	
□出版发行	中南大学出版社	
	社址：长沙市麓山南路	邮编：410083
	发行科电话：0731 - 88876770	传真：0731 - 88710482
□印　　装	湖南省众鑫印务有限公司	

□开　　本	710 mm×1000 mm　1/16　□印张 29　□字数 349 千字	
□版　　次	2019 年 5 月第 1 版　□2019 年 10 月第 2 次印刷	
□书　　号	ISBN 978 - 7 - 5487 - 3604 - 2	
□定　　价	88.00 元	

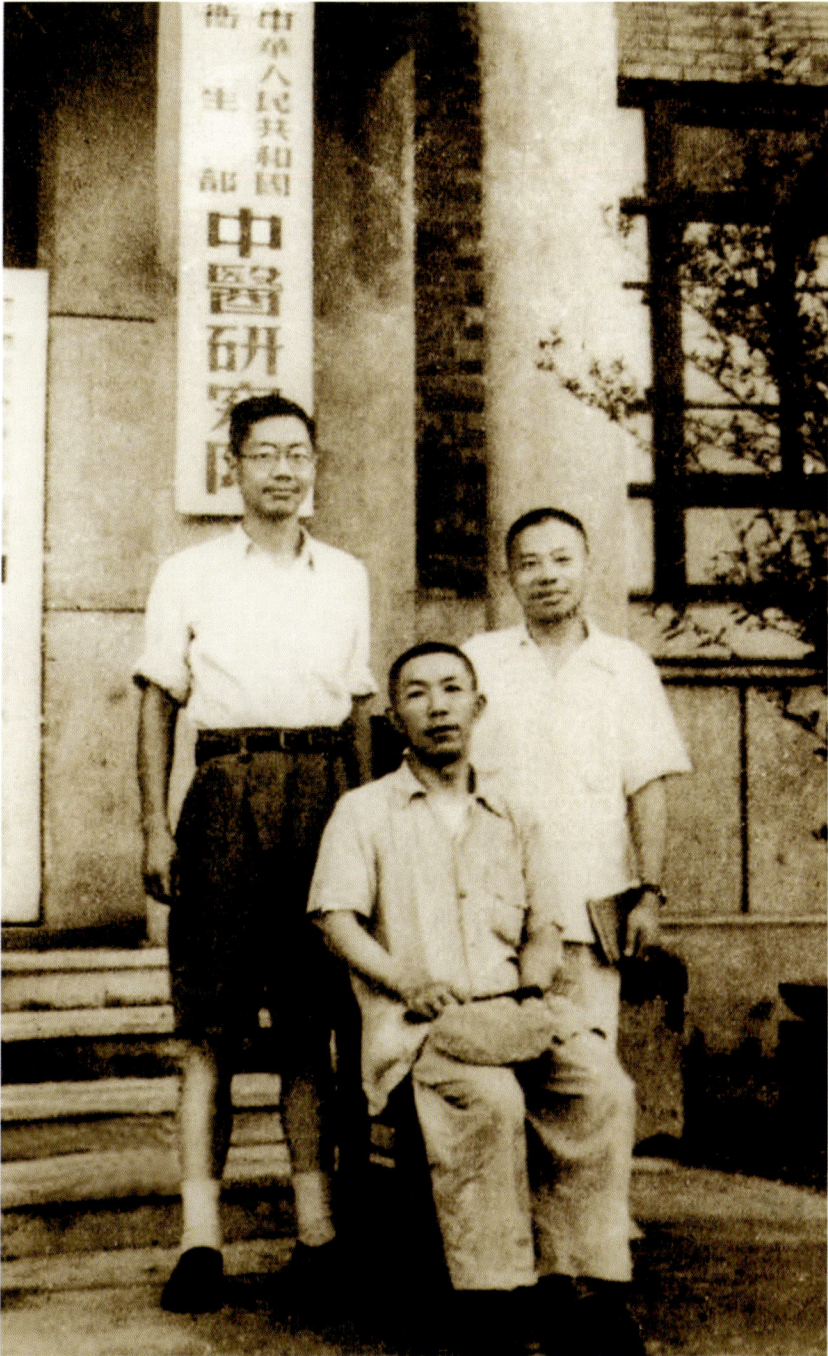

1956年7月敬侍章次公老师摄于中国中医研究院（右立者为同学萧熙，左为朱良春）

良春賢弟　鑒之

發皇古義

融會新知

章次公戊寅年

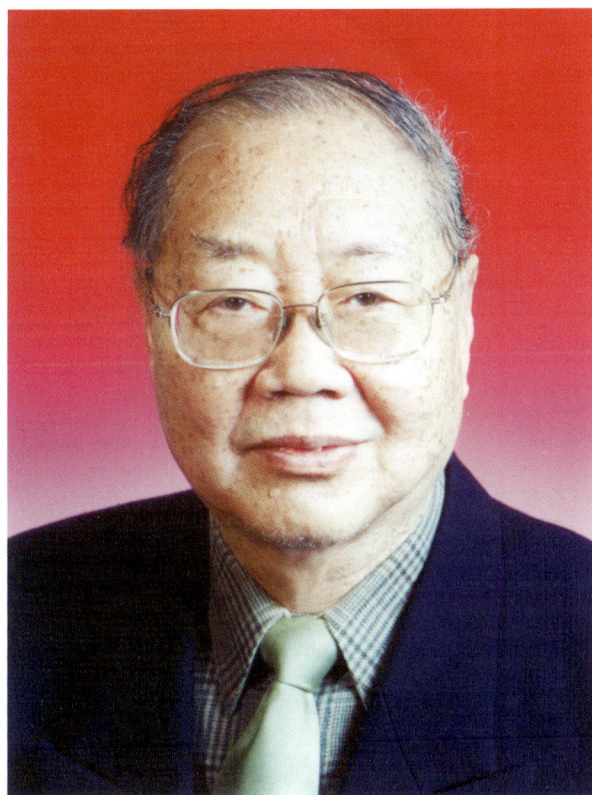

朱良春先生摄于2006年(90岁)

敏学　慎思　笃行

承先　求新　求实

精业　善导　奉献

九九复生张题

乙未新春

弘揚岐黄
传承薪火

贺《朱良春
全集》梓行

陈竺

二〇一五年
七月二十三日

全国人大常委会副委员长、中国科学院院士陈竺题词

發揮朱氏學術淵源

之基礎為造就一代名醫

以顯示中醫藥學的治

病優勢屹立于世界

祝賀朱良春中醫藥研究所創建

壬申年菊月 呂炳奎

时任国家卫生部中医司司长吕炳奎题词（1992）

祝

朱良春医学全集出版

良医良师传薪火

春风春雨育英才

二〇一五年春

邓铁涛敬贺

国医大师邓铁涛教授题词

朱老以九十九高龄尚勤於笔耕著之丰

青囊济世七十载
仁术泽被萬家春
百岁寿星勤著述
安度天年福临门

理祝其养生有術為國家多作貢獻
廣州省中醫路志正

二〇一五年中秋
康度九十五歲

国医大师路志正教授题词

發皇古義憑底氣

融會新知不染塵

薪火相續明艶屨

章門立雪到朱門

為朱良春醫學全集出版題

諸國本

原国家中医药管理局副局长诸国本题词（2015）

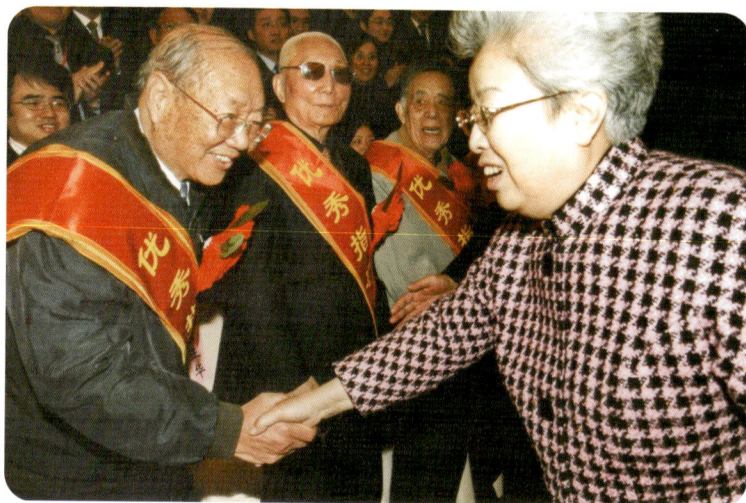

2008年1月 在全国中医药工作会议上，朱良春被评为"全国名老中医药专家学术经验继承工作优秀指导老师"，吴仪副总理向朱老表示祝贺

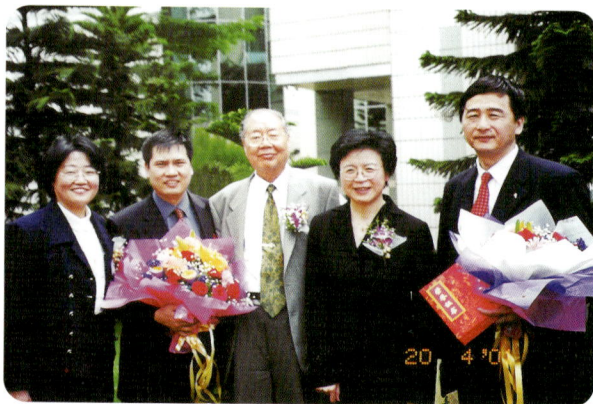

2001年4月朱良春教授喜收广东省中医院陈达灿副院长（左二）和肿瘤科徐凯主任（右一）为弟子，与国家卫生部副部长佘靖合影（左一朱婉华）

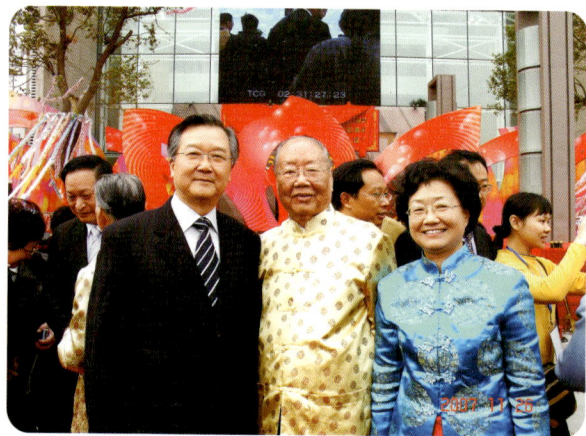

2007年11月 在第三届著名中医药学家学术传承高层论坛大会上，朱良春代表名老中医发言；女儿朱建华荣获"首届中医药学术继承高徒奖"。会后与原国家卫生部部长张文康合影

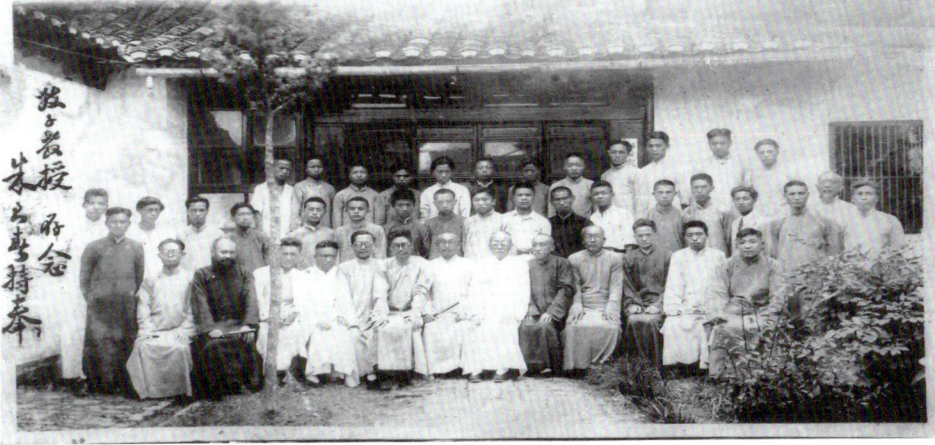

为更好地培养中医专业人才，29岁的朱良春联合当时在南通开业的高年资同道，于1945年开办了南通中医专科学校，任副校长，特聘章次公先生任校长。教材大多自己编写，克服重重困难，办学4年，到1948年底，共有18位同学获得了毕业证书，为新中国的中医事业作出了应有的贡献

1986年早年弟子专程来南通贺师父70寿辰并参加义诊、讲课后合影（左起中排：何绍奇、师母姚巧凤、师父朱良春、朱步先、汤叔良　后排：朱幼春　前排：朱婉华、朱剑萍）

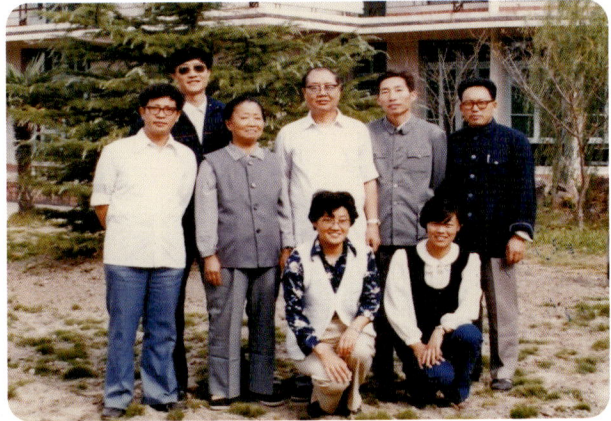

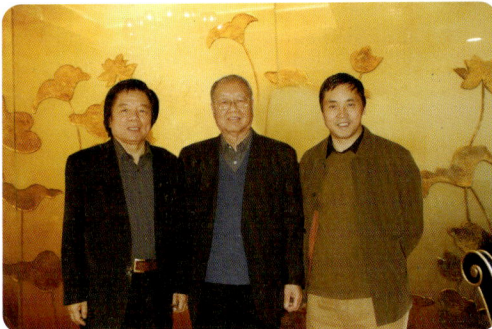

2010年9月朱良春赴北京开会，与在京的早年弟子李建生（左）、吕爱平（右）合影

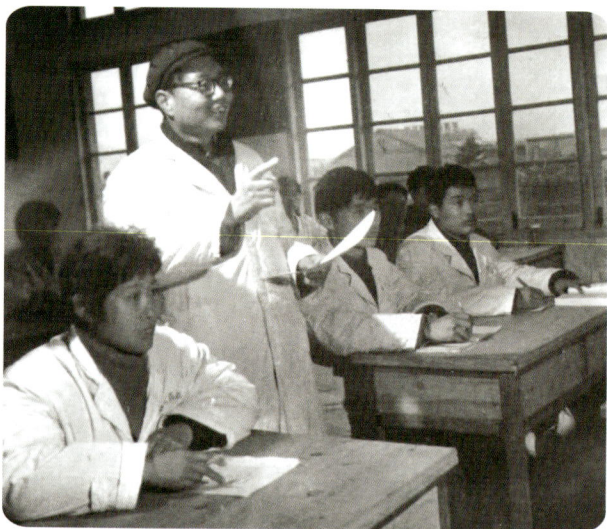

"文革"后重获新生的朱良春焕发青春，抓紧为青年中医补上中医基础知识课

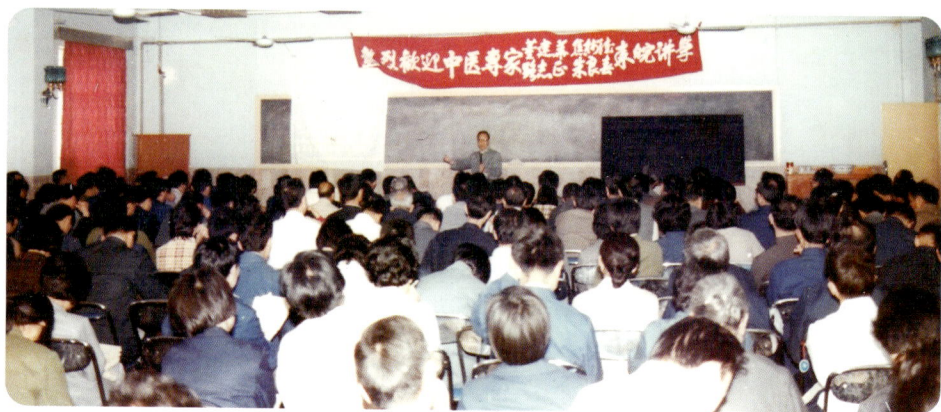

1985年6月朱良春应邀在安徽讲学

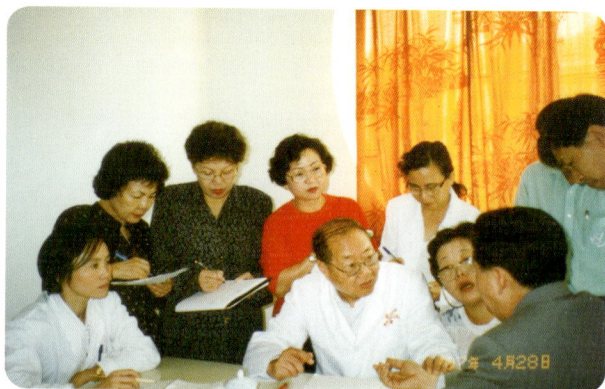

1996年朱良春在厦门国际培训交流中心为海外学员讲授、带教

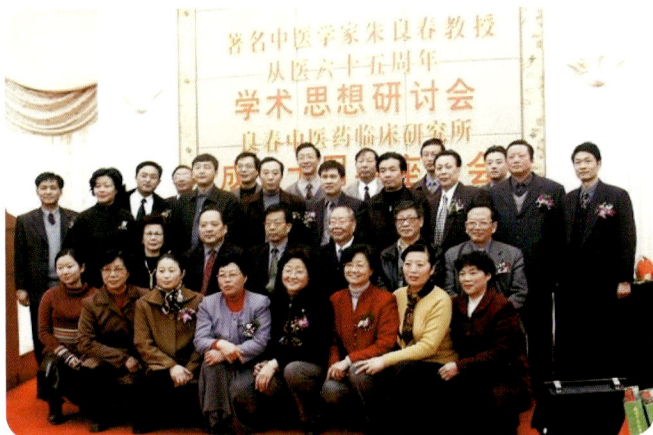

2002年朱良春与部分弟子、门人合影

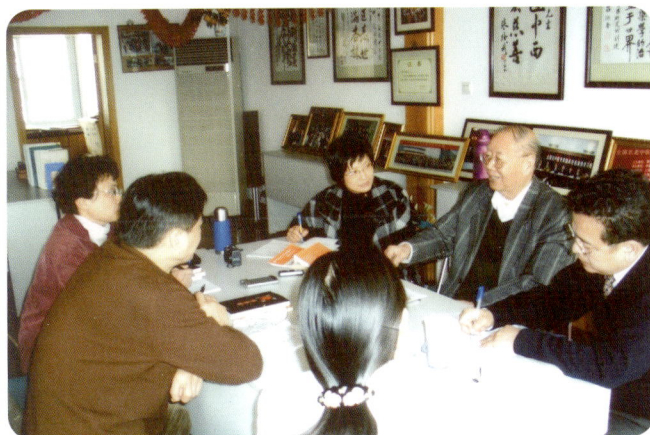

2006年4月朱良春为上海的全国首届"优秀中医人才"学员杨悦娅等悉心传授医术医道

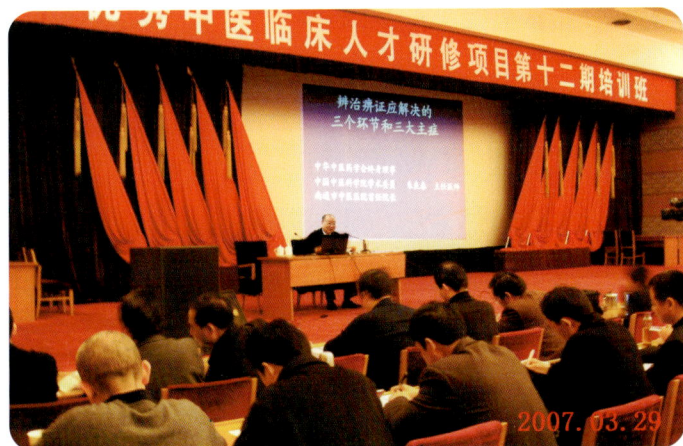

2007年朱良春在北京为全国优秀中医临床人才研修班讲课

2006年朱良春率领下的"朱家军"合影（左起 前排：蒋熙、朱幼春、朱良春、朱晓春、蓝绍颖 中排：陈淑范、朱剑萍、朱胜华、朱婉华、朱建华、朱敏华 后排：潘峰、郭建文、朱彤、蒋恬、朱泓）

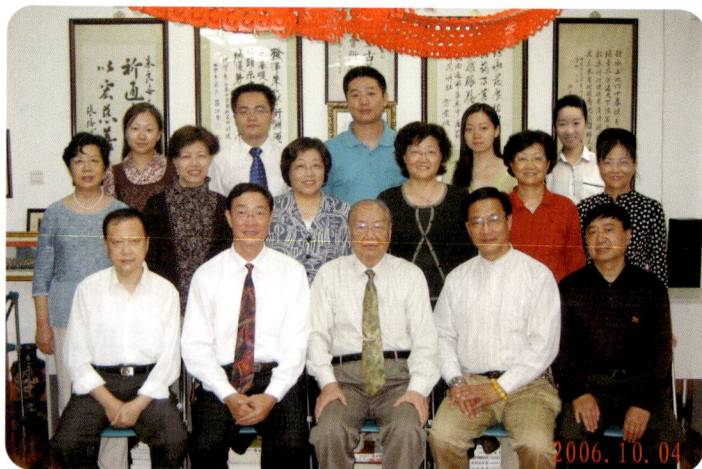

2009年6月朱良春为学员作学术讲座后继续为他们解疑答惑

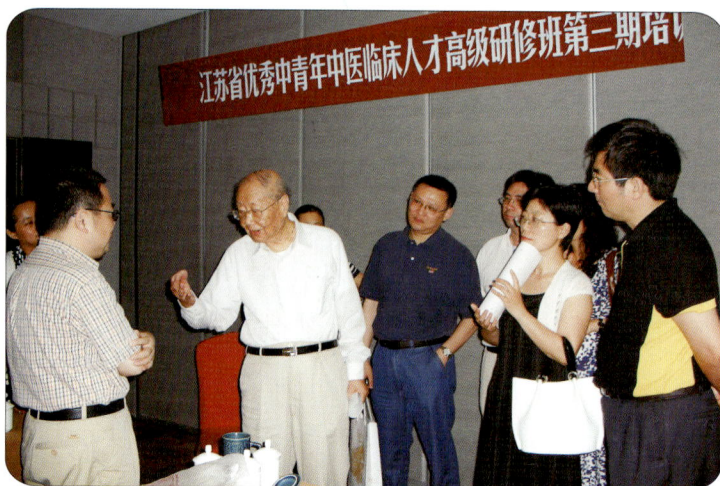

2009年朱良春带教首届同济大学"国医大师中医传承班"合影

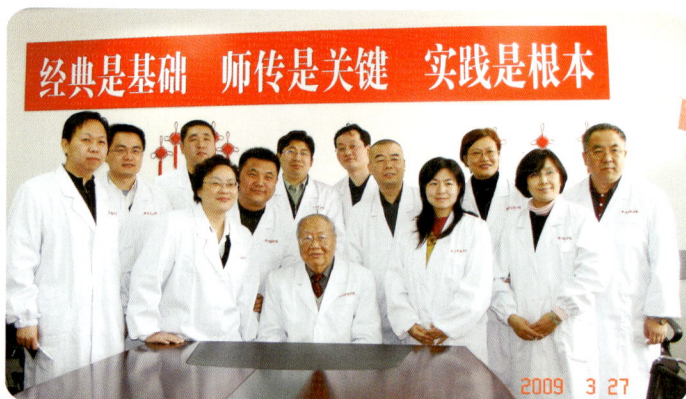

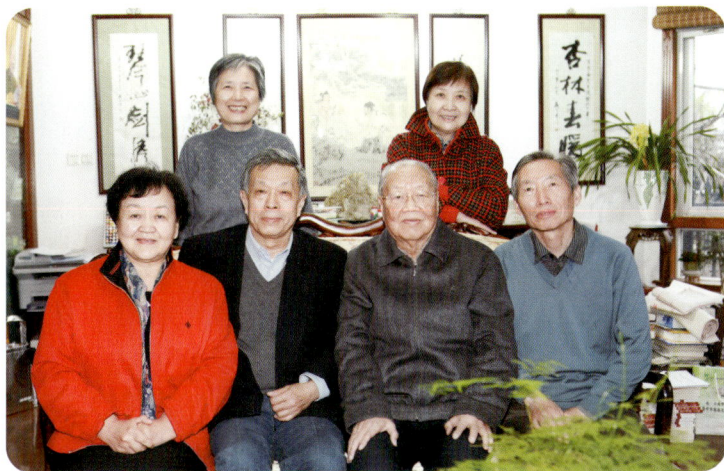

2013年4月，朱良春早年弟子（右起）朱步先、史载祥、张肖敏来看望老师并为"朱良春学术经验传承学习班"授课；后右起黄柳华、丁泽婉

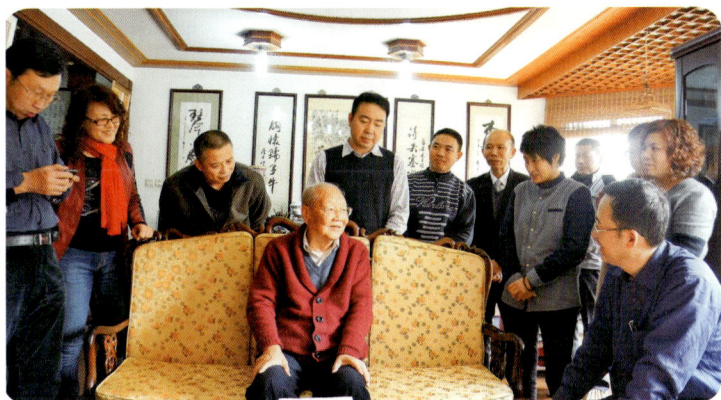

河北弟子曹东义副院长（右一）带领自己的学生、徒弟拜访朱老，聆听教诲

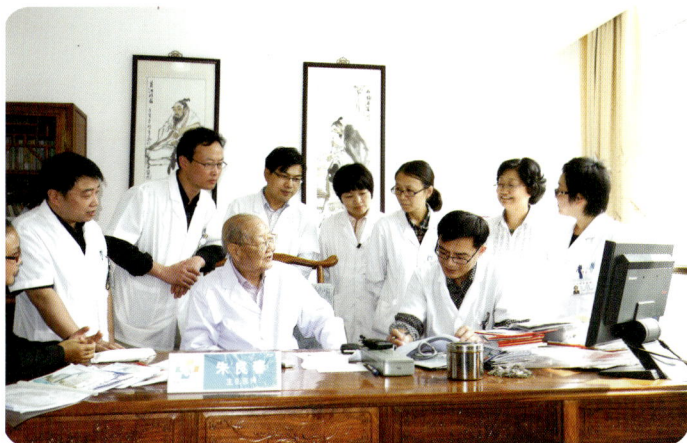

2013年10月朱良春在南通市中医院门诊时指导部分弟子

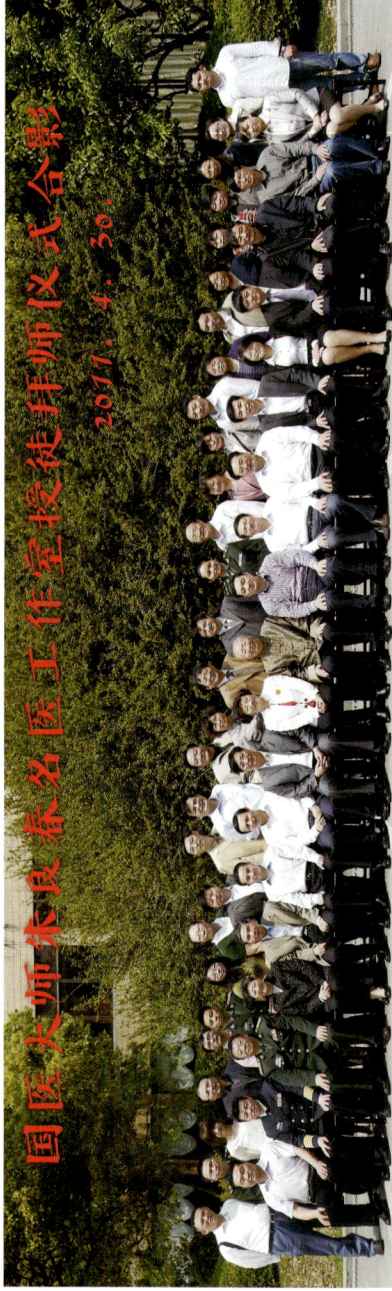

国医大师朱良春名医工作室接徒拜师仪式合影

2011.4.30.

2011年4月 94岁的朱良春收春徒4名（二排中间4人自左向右：江苏省中医院 纪伟 孙伟两主任、上海中医药大学附属龙华医院方邦江博士后、上海第二军医大学医院大学长海医院周爽博士后）。各级领导高度重视，拜师仪式隆重而热烈，国家中医药管理局及有关省市领导均莅临见证、祝贺，会后合影

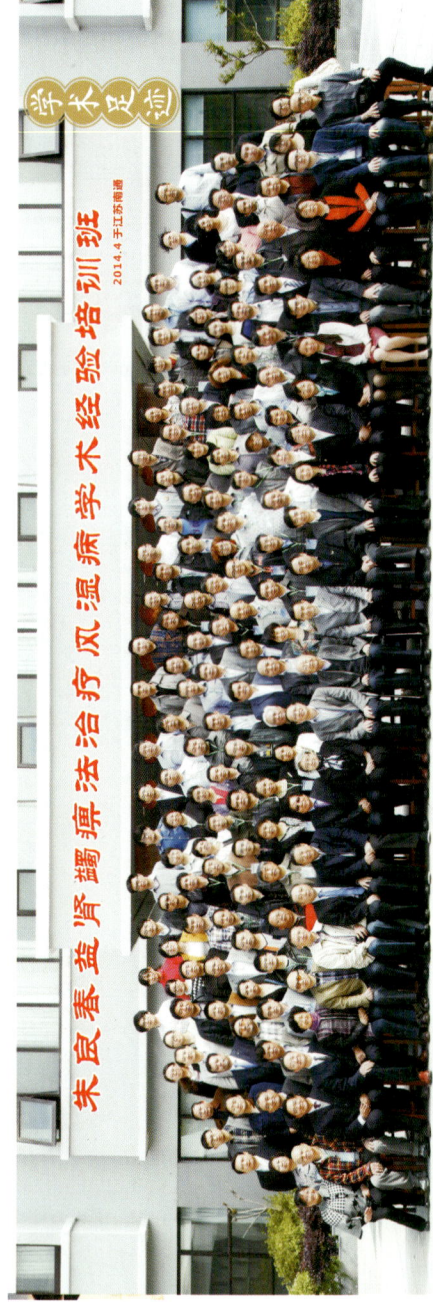

学术足迹

朱良春益肾蠲痹法治疗风湿病学术经验培训班

2014.4于江苏南通

2014年97岁高龄的朱良春亲自为培训班学员作学术讲座并合影

出版说明

　　在党和政府的高度重视下，中医药事业已步入全新的发展阶段。传播其优秀的传统文化内涵、总结整理著名中医药专家的学术思想及独特的、行之有效的经验，成为该阶段重要的工作之一。朱良春教授是我国著名的中医药学专家，首届30名"国医大师"之一，也是首批全国继承名老中医药专家学术经验导师。朱老为医精勤，著作等身，但因其作品分散于上海、江苏、山西、湖南、北京等地出版，不便后学者完整系统地研习。我社也曾在2006年出版了《朱良春医集》，但只整合了朱老的部分心得集验，大量关于医理医论治验方面的作品因篇幅所限未予收入，另由于出版时间仓促，全书在结构、规范等方面都留下些许遗憾。时逾10年，朱老在临证中又积累了相当的经验并结集成新的文章及著述，也因时有新感悟和新启发而对旧作提出了修订、增补的需求。尤其是对中医临证有很大借鉴及指导意义的有关朱老的医案类文献还从未整理出版过，遂议出版《国医大师朱良春全集》（以下简称《全集》）一事，将新作旧文汇成一部，以飨读者。

　　《全集》共十卷分册出版，依次为《医理感悟卷》《临证治验卷》《用药心悟卷》《常用虫药卷》《医案选按卷》《杏林贤达卷》《薪火传承卷》《养生益寿卷》《良春小传卷（附年谱）》《访谈选录卷》。其中

《医案选按卷》《养生益寿卷》为朱老新作,其他各卷收录自《朱良春医集》(中南大学出版社)、《朱良春虫类药的应用》(人民卫生出版社)、《走近中医大家朱良春》(中国中医药出版社)以及部分报刊杂志新发表的论文和采访报道。对中医药事业赤诚对学术认真对读者负责一以贯之的朱老,不仅逐字逐句地修订旧文,还夜以继日地撰写新稿,年近百岁高龄的老人就是这样以"知识不带走,经验不保守"的高尚情怀为《全集》而殚精竭虑。责任编辑则按现行学术规范对其进行全面梳理并统稿完善。总体来说,《全集》齐集了朱良春教授从医 80 年的重要著作,对其学术思想、治学理念、临证经验、科研成果以及医德医风等作了全面系统的总结提炼,较《朱良春医集》而言收录更完整、内容更广泛、编排也更合理,堪称集朱老学术之大成。

此外,《全集》也是首次从侧面悉数展现了一代名医的成长轨迹和心路历程。朱老是目前学界唯一一位僻居地市一隅却名闻天下的中医大家,被誉为"朱良春现象"。而探究这一"现象"背后的成因,恰是践行了当今提倡的"读经典、做临床、跟名师"名医培养模式的结果。朱老一生勤求古训,师古不泥,博采众长,济世活人,孜孜不倦,为中医药事业的传承与发展作出了巨大的贡献。因此,《全集》不仅对繁荣中医学术、积累中医文化有重大的意义,更是一部研究与探求中医药人才培养方式的文献通鉴,对中医药人才的储备与建设提供了实例,这对指导青中年中医的成长有一定的现实意义。由此,我们不仅希望藉由《全集》的出版保存名老中医的宝贵财富以丰富中医药宝库,更祈盼能为探索中医药学的前进方向和人才的培育模式提供借鉴,贡献绵力。

然而,正值《全集》中的《医理感悟卷》《临证治验卷》准备付梓，《用药心悟卷》《常用虫药卷》清样也经朱老亲自审订，《杏林贤达卷》《薪火传承卷》《良春小传卷（附年谱）》《访谈选录卷》各卷书稿修改、撰编工作业已完成正待配图之际，于 2015 年 12 月 13 日，朱老不幸因病仙逝。为此，我们感到十分痛心和惋惜！对朱老不能亲自见证这一巨著的面世深表遗憾和歉疚！好在，老先生辞世前已见到《医理感悟卷》《临证治验卷》两卷的打样书，这恐怕是目前唯一的一丝安慰。先生在病榻前分秒必争，不仅审定完样书并增订补遗，对其余六卷《用药心悟卷》《常用虫药卷》《薪火传承卷》《杏林贤达卷》《良春小传卷（附年谱）》《访谈选录卷》也已定稿完成，这份敬业精进的精神无不让人动容与钦佩！在此，中南大学出版社全体参与《全集》出版的工作人员谨向朱老致以最崇高的敬意！他老对中医药事业的这份执着付出与初心是吾辈后学之典范！我们更要衷心地感谢朱老及其门人子女对《全集》出版工作的理解和大力支持，他们为此付出了辛勤的劳动和大量心血。朱老辞世后，其子女门人承受着巨大的悲痛接过重任，细致耐心地全力完成后续工作，实现先生遗志，可敬可佩！而今，请允准我们藉《全集》以寄托哀思，附此志念，告慰朱老！

同时，还要感谢人民卫生出版社、中国中医药出版社等中央级出版单位的配合与帮助，使《全集》收录的作品更为完整。我们虽竭尽全力保证《全集》的学术品质，但仍可能有疏漏、遗误之处，祈望读者斧正，在此一并致谢！

中南大学出版社

2016 年 5 月

目　录

中篇：学术思想，继承弘扬

一、抗瘤撷精

二、治痹传承

皇古融新　卓然自立

——从章朱学派看《朱良春全集》

（序一）

孟庆云

在近现代中医学术史上，朱良春教授可谓是最享师承之福的大师。他是名师之徒，又是名师之师。他的老师，就是那位倡"发皇古义，融会新知"的章次公先生。他的弟子很多，其中的何绍奇、朱步先、史载祥教授等人，已是行医海内外，医名隆盛的临床家了。是他们以精诚的仁心仁术，自辟户牖创立了以皇古融新为旗帜的章朱学派。

人生就是经历与感恩。今年已经九十九虚岁的朱良春教授，最令人击节敬佩的，就是他在经历、品德、学识几方面都推至臻备。近日阅读朱良春教授颐年集篇隽献的《章次公医术经验集增补本》和《朱良春全集》，读后心向阳光催律动，令人敬仰不止。

章次公先生是近现代中医的一座高山，德艺高乘。弟子朱良春大师尊许勉学，笔底含情，悉心整理完成了乃师名山大业。而良春教授不唯垂绍，弥重推出，在辉煌中自己也耸立为一座峻丽的奇峰。我们看到，由良春教授整理的这部经验集，章次公先生之超越及其临床之卓绝尽在书中，主要有以下几点。

一是终结了千余年来的伤寒温病之争，做出了历史性的提升并

1

具有方法论的意义。宋以前一直循《内经》"今夫热病者，皆伤寒之类也"，指认仲景六经辨证系以寒为病因统概外感。金之刘完素有所突破，言"伤寒是热病"，把热性病全归于火热之邪。元明之交的王履则寒温分立，言"伤寒自是伤寒，温病自是温病"，主张寒温分治。明末大疫流行，吴又可创"戾气"说，撰《温疫论》。清初叶天士以"温邪上受，首先犯肺"立论，创卫气营血辨证，后吴鞠通又针对温热病创三焦辨证。由是而从宋代以降，外感热病就有伤寒派、温病派、温疫派，特别是围绕寒和温，既有病因病性之争，也有治法之争，不曾消歇。甚至伤寒学派中尚有陆九芝的伤寒统温病派，温病学派中又有杨栗山等人的温病统伤寒派。章次公先生伤寒师从曹颖甫，温病师从丁甘仁，又博览群籍，对《伤寒论》《千金方》《外台秘要》《普济本事方》《世补斋医书·广温热论》等用力尤勤。他在自己的临证实践中积累了许多以伤寒经方和温病时方论治传染病的经验，并指出"叶天士等总结前人的理论与经验，阐发温病学正是对《伤寒论》的发展"，慧识寒温一体。伤寒六经、温病卫气营血和三焦是三种不同的辨证方法，其病种和病因以辨证为要务，脱却了历代以来的门户之争，冶寒温于一炉。他在总结三种辨证纲领的共性时，尤其重视病期（各阶段发病时间及病程）和维护心力。次公先生的这一炯鉴，已为当代外感热病病证论治之理则，也载入了现代医学《传染病学》中。

二是开创了中药临床实用药理学。先秦以还，中药循《墨子·贵义》"药然草之本"之论，中药概称"本草"，以其气立和神机同为元气，借药物之偏以调病盛衰为治。从《神农本草经》至清末民初，遗存的本草著作的目录就近 900 部，载药味 9000 余种。其中有综论药性、药源、用法、组方者；有注疏《神农本草经》者，如陶弘景《本草经集注》、缪希雍《本草经疏》；有颁行为药典者如唐代苏敬等人的《新修本草》；有百科全书式的《本草纲目》；也有侧重植物基源考辨的清吴其濬的《植物名实图考》，以及释义药性、取向简要的《本草备要》《本草从新》，等等。至清末，在药肆中，"本草"始称"国药"，后称"中药"，以有别于西药、东药，精进了"本草"。当时对中药的功效，又从临床和实验方面积累了很多新知识。章次公先生首开病机论药性之先河，并以明晰精减、适应教学之需，在20世纪20年代就编著了《中国药物学》（简称《药物学》）4卷，后来不断补充为6卷，在他执教的上海中医专门学校、中国医学院、新中国医学院和苏州中医专科学校讲授。他的《药物学》突破了《本草纲目》的概念模式和分类，又大异于李东垣的《用药法象》，是以临床为主旨，在对每一种药物的原植物、产地、入药部分、性味、主治、近世应用、炮制、用量、著名方剂、前代记载、近人研究，以及东洋学说等详细介绍之后，他突破了四气五味，以病机药性为重点，突出最佳主治。例如石菖蒲涤痰开窍，夜交藤引阳入阴，龙骨潜阳入阴，每种药之后都有编者按，着重说明该药的应用方法和自己的使用经验。论述简要，有裨实用，诚如他在自叙中所概言："撷其精华，汰其浮辞，旁取日本，远采欧西，剪辟宋元以来肤廓之论，发扬古医学之学效研究生药，以广种植，苦心孤诣，另辟蹊径。"此书发前人之未发，补古人之未逮，他以此勾勒出现代中药学的框架，时至今日，也以其理论和实用价值堪为中药学之佳构。

三是对辨证论治的理论突破与演进。辨证论治的提高与突破，是中医学者们的事业性永恒课题。就思维方式而言，他主张运用逻辑，晰清因果以突破"医者意也"。国学大师章太炎先生曾指引他学习印度的因明学。因明学是古代印度哲学，后来被纳为佛家通学的科目"五明"之一。五明即内明、因明、工巧明、医方明、声明。因明学是关于推理、论证、辨识之学，即逻辑学。章次公先生用因明学的方法研究仲景的辨证方药体系，结合自己对辨证论治的理解，认为因明与辨证论治思维多有契合之处，称赞道："学问极则在舍似存真，因明一学，乃印度教人以辨真似之学也。"他将因明运用于临证，每一病人必索出主证主因，按此逻辑推理而用药，他医案的按语都是按因明的轨式来书写的。这实际上是对张仲景《伤寒论》及辨证论治奥妙的一大破解：辨证论治之所以能够理法方药一线贯穿，原因在于有其内在的逻辑。次公先生在 20 世纪 30 年代即倡导"双重诊断，一重治疗"，可谓孤明先发。他主张运用中医之八纲及六经、卫气营血、三焦等各种辨证纲领，兼采西医诊断方法，既有中医诊断，也有西医诊断。正因于此，其辨证论治，才戒"有是证用是药"之偏。一重治疗就是作为中医，一定要采用中医的中药、针灸等治疗手段以施治。他强调疗效，要求一般病证必须 3 剂见效，这是他在实践中的体悟和选择。他是从中西医学的特点和互补性而有此认识的，这使中医学在临床上见之明而治之勇，是辨证论治规范的一大发展。

四是超然胆艺、智圆行方的医案。中医学重视医案，形成了传统、具有教学承传的特质。章太炎先生曾说："中医之成绩，医案最著。"医案有如《易》之验辞，"医有按据，尤事有征符"。对于学术体系而言，医案是传递经验、启迪思维的读本。案主的学术胆识、品德、心态皆历历在目。但也有负面者，如纪晓岚在《四库全书总目提要》中，曾批评"率多依托"的假医案，所以医案是案主品德的遗存写照。

　　章次公医案在行业中传播已久，其案例很多被援用于学人的论文之中及课堂讲述。1955年中央人民政府秘书长林伯渠，前列腺手术后呃逆连续10日不止，每日多至20余次，最长延续时间达90分钟，既不能进食，也无法休息和睡眠。经中国与苏联医学专家多法治疗无效，已下达病危通知书，经次公先生奇药奇法竟然转危为安，睡了一天一夜，进食稀饭后逐渐康复。这个故事曾有几位教授在课堂讲授过，听者皆"未尝不慨然叹其才秀也"。

　　医生司命，重在胆识。重病当用峻剂，医生对重证病人惧担责任，只能开个平和方，投"菓子药"。孙思邈说医生应"胆欲大而心欲小，智欲圆而行欲方。"次公先生对病人宅心仁厚，"见彼苦恼，若己有之"，敢用重剂担当危重，力挽垂危，章太炎称他"胆识过人"。案中以全真一气汤治肠伤寒并发出血，以大青龙汤重用麻黄，治大叶性肺炎已发生心力衰竭，等等。古往今来的名医各有风格，例如在伤寒派中，张简斋治病全用经方，而陈逊斋经方绝不加减，全用原方。甘肃的于己百先生，治病是"经方头，时方尾"。次公先生则是不论经方、时方、单方、草药，合宜而用，这体现了《灵枢·九针十二原》"任其所宜"的原则，而其具体何方何药用于何病何证，更是既擅高韵，又侥精思了。他以大剂量杏仁用为解痉药治胃溃疡；以一味蚕茧治小儿多尿症；把地方草药六轴子用于伤科镇痛；艾叶之用最为熟稔，用于解胃痛、止呕血、蠲泻痢、治崩漏。有一治痢疾的医案竟是小说《镜花缘》中的方子。他的处方笺上，都印有"博采众方"四字。这是仲景的垂训，也是他会通的风格。他对博采和会通进一步探索，概括出临证时当以"有成法无成病"的理念，走入"神用无方谓之圣"（《素问·天元纪大论》）的境界。

　　临床家们常说，阅读医案，在"接方"处最见切要。新诊时何以换方？何以增减药物？两次一对比，案主的意图和思维一目了然。次公先生的医案，在这点上交代最为清晰，堪称典范。可在一两味间识妙变之巧。例如《暑湿、湿温》[案10]，系虚人病湿温。湿热日久，化燥化火，气阴不足，脉来糊数，神识昏蒙，垂危待毙。从第十二病日接诊治疗，第五诊时用附子、党参振奋阳气，第六诊后始用高丽参，皆与大队养阴药同用，取阳生阴长之意，而无灼阴伤津之弊，九诊而愈。次公先生书案，有述原因者，有引古人语者，有述主诉及诊疗目的者，有述鉴别诊断者，有述治疗转归者。已往，有名医将误诊误治的案例集成《失手录》之类，然不曾刊刻。次公先生将自己失败的医案详述始末，汇编成《道少集》与《立行集》，不仅成编，还在课堂上与同学们一起讨论。医学，作为一门可能性的科学，误失在所难免，从对待"失手"的态度中也可见其心胸。次公先生说："对待别人固可隐恶扬善，若以对待他人之法而原谅自己学术上之错误，此必沦为无行之庸医。"从书案的形式看，他的医案最能体现中医医案的传统：实用性和选择论，这大异于西医病历以搜索论为指规者。其医案文字之简炼、救贫贱之厄折射其人格。虽然他为中央主要领导诊病，但他不以病案标引贵游，自高荣誉。他批评那种"好药不贱，药少不灵"的认识，方子用药少而精宜，每个方中都有直捣黄龙的药物。正是见证得药、见药识证、以类用药、指掌皆在的风格，是"方中有药"的典范。汉代王充在《论衡》中说："事莫明于有效，论莫明于有证。"他治病的疗效全展现在医案中，案如其人，精干务实，是一部治验擅胜、托庇福人的著作。

五是自树旗帜，创始了"发皇古义，融会新知"的临床学派。次公先生对中医学的发展有超前之悟。世其业的章次公对中医大业的发展有笃厚的使命感，这造因于他的学识，太炎先生的教益，乃至颜真卿书法濡润的品藻。士志于道，他开始在临床的同时教学授徒，和弟子一起创立学派，同时彰显他对中医学发展的殷念。

他毕业后在行医治病的同时，先是在上海中医专门学校留校任教，后又在中国医学院、新中国医学院、苏州国医专科学校授课。1929年，他和徐衡之、陆渊雷共同创办的上海国医学院，题写了"发皇古义，融会新知"八个大字，作为学校的校训，也是自己的座右铭，并成为他的家法师法。

"发皇古义，融会新知"，是对孙中山先生"发皇中华学术，恢复先民技能"的彝训在时空要素的引申光大。可谓扬古创新，苞新统故，不论中医西医东医，科学人文，乡邦要籍，民间单方，唯学用之。此发展观，在当世就"是以世人之语者，驰千里之外"。时至今日，不仅对于中医，在文化上也是永恒的至真名论。

《资治通鉴》谓："经师易遇，人师难求。"以医为道之大者，得人乃传。朱良春大师为朱熹后裔，朱家老祠高悬"闽婺同源"的匾额。他幼读私塾与小学、中学，因患病而喜医学医，先拜在孟河御医马培之之孙马惠卿门下，从读经背诵学起，之后诊脉唱方抄方，听老师进诊讲方。一年后报考苏州国医专科学校，又一年后因抗战爆发，校长介绍他到上海中国医学院继续完成学业。就是在这里，师徒望道相见，一个得人传，一个敏求师，手足砥砺，共同开创了以"发皇古义，融会新知"为标格的章朱学派。

在近现代医学史上，这双星同璧的两位大师太灿然卓如了。两人学路相同，都殊重人品医德，都业绩昭昭，特别是在智略特长上都口碑传信。在学路上，都有私塾、院校、拜师的经历，又都曾执教于院校，教学相长。章朱皆艺从高师。次公先生自幼随父练武习文，之后入上海中医专科学校。他服膺并受其亲炙的教师，是大刀阔斧、风格泼辣的经方家曹颖甫和纤巧缜密的丁甘仁，他以此形成了辨证准确、用药泼辣的临床风格。他还是学问博大精深的章太炎的弟子，出于对太炎先生的敬仰，取"次公"为字。章太炎生于医学世家，曾向黄体仁习医，尤嗜仲景之学。章太炎曾篆书一联语赠次公："嗜学当如食鸡跖，解经直欲析牛毛"，抬头为"书赠次公"，落款为"宗人章炳麟"，可见师生情深谊厚。朱良春因苏州国医专科学校停办转入上海中国医学院，转学后即拜次公为师，除医学外，也读文临帖。1938年从上海中国医学院毕业后，章次公将一方寿山石印章赠给他，印章镌文曰："儿女性情，英雄肝胆，神仙手眼，菩萨心肠"以为勖勉。清人唐甄在《潜书·讲学》中称："学贵得师，亦贵得友。师也者，犹行路之有导也；友也者，犹涉险之有助也。得师得友，可以为学矣。所责乎师友者，贵其善讲也。虽有歧路，导之使不迷也；虽有险道，助之使勿失也。"按学统，亲传业者称弟子，弟子复传于人为门生。他师徒二人遵之超之，良春敬次公如父，次公写信称良春为"世兄""贤弟"，一个对老师推服至极，一个视弟子为得人乃传的知己。师生之谊，犹如明代王心斋之与王阳明，清代方仁渊之与王旭高，近人陈苏生之与祝味菊，都是学术史上的佳话。良春铭记老师一言一行，珍藏老师一案一信一照片，有此儒修相业，才能有一部《章次公医术经验集》。

两位大师都是义举赡富的高士。两人在民国年间开业行医时就以侠义闻名。穷苦病人不但免收诊费，还赠药赙金，次公被称"贫孟尝"，而良春有"侠医"之美誉。次公继承乃师太炎经世济民，识略超旷，以经史为功底，重实践治医，书法学颜真卿"正襟垂绅"，外感寒温一体，杂病学张景岳、喻嘉言、王旭高，为人耿直，不阿谀，不屈从。他治医的那个年代先是洋学（西洋、东洋）涌进，中医取消之论甚嚣尘上。中医虽危机重重，但中医愈危愈奋，办学创刊。中医界又有"容新""排新"之争，他遂确立皇古融新之志。20世纪50年代，次公先生受到国家重视，应召赴京任卫生部顾问、北京医院中医科主任等要职。然而在1956年，他发表的《"从太炎先生论中医与五行说"谈起》的文章，却遭来非常之诋毁。本来，五行说自古就有常胜派、无常胜派、灾异派、江湖派等诸派流变，医学五行也逐渐演化，如向二火二水、五水五火发展，并以亢害承制、命门等不断突破，古代就逐渐符号化了。次公先生立足于"扬弃"，亘古常新地对待五行，通合道理。然而在那个缺乏弹性的时代，指拨一弹便有曲弦立应，更有跟风浪进批人以鸣高者，龙头讲章，令人寡欢。但是，运不长厄，他毕竟是以其医术与学术曾与毛泽东主席彻夜长谈，被主席誉为"难得之高士"之人，高士依然。

1956年卫生部拟调朱良春进京到中医研究院工作，在调动过程中，省市两级政府再三挽留，朱良春因担任南通市中医院院长一职，实属"一将难求，暂难调离"，请求上级允许朱良春在当地发挥中医领导骨干作用，故奉调进京未能成行。"为报寰中百川水"，他在家乡展开了他彩色斑斓的人生。他临床佳效，闻名远近。学术多创新，继承有根脉，管理卓功绩，献身于桑梓。他率先倡导弘扬民间医药遗产，挖掘单方验方。他扶育的"三枝花"已经成为传奇轶事：即季德胜的蛇药、陈照的拔核丹和成云龙的金荞麦。在这个过程中，既研发了新药，创新了疗法，还兴办了药厂，更重要的是，把三名民间医生培养成了中医院的医生。季德胜蛇药，不仅擅解蛇毒，还用于治疗肿毒、脑炎和肿瘤。今日用半枝莲、白花蛇舌草等抗肿瘤，都始于此药的推广。他的南通市中医院1959年曾被评为"全国红旗单位"。对于辨证论治，朱良春早在1962年就在《中医杂志》撰文倡导辨证与辨病相结合，并指出辨证是绝对的，辨病是相对的。其在肝炎、风湿痹证等病的治疗上，都是导夫先路，以特色和创新引领学术。对于学人学术的发展，近代以来有一个"码头效应"，国外称"康道克效应"，就是在大城市的大医院大科研机构的研究者，能甫出重大成果和引领潮流。但置身南通的朱良春恰好是能突围"码头效应"而成为领军的一流学者，一如乃师，高士者也。

朱良春对章次公先生的继承可谓"至著者像也"。他们都遵家法师法尚医德，都办学校创刊物带高徒；学术上都倡言经典是基础，师承是关键，临床是根本；对于学术大道，都以"发皇古义，融会新知"为旗帜，以传统为自我，"欲求融合，必求我之卓然自立"；其学，旧中见新，新中有根；临证都病证结合，既博采众方，又创制新方，其用药犹如杜甫之"诗律细"；在辨证论治最后环节的用药上都以"专精细"见功，都是擅用虫类药和附子的高手。章次公先生以宗师发其端，朱良春大师广其行成集其医案，或编撰为专著。就是在这个传承过程中，朱良春中年以"学到知羞"为座右铭，而到白发丹心照汗青之际，他的座右铭是为"自强不息，止于至善"。至善在他们这已经是一个道担大任，任之其能的煌煌学派了。

然而，医学毕竟是随机转进，工巧推新。次公先生的志业，不仅在良春大师那里，以其学术的挺拔超迈，灿然巨章，岿派成岑，势为承传继荣的学派重镇。

而良春大师对老师的全面发展，更是多有创新。我们从《国医大师朱良春全集》中的 10 个分卷编目中，就可见其学术内涵的丰富：《医理感悟卷》《临证治验卷》《用药心悟卷》《常用虫药卷》《医案选按卷》《杏林贤达卷》《薪火传承卷》《养生益寿卷》《良春小传卷（附年谱）》《访谈选录卷》。我们在这部全集中，可以看到良春大师的学脉中，除乃师次公先生的学术传承外，还有孟河、吴医乃至海派的细流。而其人品是由儒家朱氏家训、乃师次公家风及中医医德传统等民族精神所熔铸。他对于中医人才的成长，在多篇文章中论道"经典是基础，师承是关键，实践是根本"。他对中医学人才的成长，呼唤要突破四诊。古人所云："四诊合参，可以万全"，他以自己临床的感受则认为"四诊合参，也难万全"，以此重视"微观辨证"的运用。他是迄今把痹证源流诊治、理法方药阐述得最系统的医家，在治疗多种自身免疫性疾病上所获的卓效，多是他在国内外行医时所得，更是他深入研究"虫类搜剔"的结果，从《大戴礼记》的五虫到他的《虫类药的应用》，继承了张锡纯、恽铁樵及乃师章次公先生的成就，使他在这方面的理论、临床、新药研制上都有系列的创新成果。例如，他把水蛭用于风湿性心脏病、冠心病和卒中，他创制了健脑散、仙桔汤、益肾蠲痹丸、痛风冲剂、清淋合剂等著名方剂，在当代临床被广为运用。

朱良春大师如今可谓桃李满天下，这也是他的成就之一。除他从事中医药工作的16个子女、婿媳、孙辈（朱晓春、金光彩、朱胜华、蓝绍颖、朱建华、朱韧、朱婉华、蒋熙、朱又春、陈淑范、朱剑萍、郭建文、潘峰、朱彤、蒋恬、朱泓）和前文所言及的何绍奇、朱步先、史载祥等门人外，来自南通及广东、江苏、北京、上海、浙江、安徽、福建、河南、河北、湖南、湖北、山东、山西、新疆等20余个省、市、自治区，以及香港、澳门地区和美、英、新加坡等国家，经正式拜师的入室弟子百余名；短期研修、聆听讲学、私淑、遥从弟子不计其数，遍布海内外，可谓众矣。

"书之论事，昭如日月"，从宗师创学，到弟子门人承传光大，望之俨然。不论是《章次公医术经验集增补本》，还是《朱良春全集》，真知启人，正如泰戈尔所说，美好的东西不是独来的，它伴了许多好东西同来。《素问·气穴论》说："世言真数开人意"，这就是一部开人意的真数传品。

〔原载《中医杂志》2014 年第 20 期，2015 年 5 月略有增补〕

研精覃思　寻本开新

——祝贺朱良春老师期颐之庆暨《全集》梓行

（序二）

朱步先

　　我的老师朱良春先生是承先启后、继往开来的一代中医名家，先生沉潜治学、济世度人逾八十载，其寿弥高，其志弥坚，其学弥醇。躬逢先生期颐之庆，衷心喜悦，虔诚祝福，先生的风仪谦谦君子，先生的风华超群出众，先生的风范源远流长！

　　综观中国医学的发展史，每一历史时期都会涌现出杰出的医家，不仅能承继前人的精粹，而且能转移一时的风气，示来者以轨则，促进学术的繁荣与提高。朱师是继章次公先生之后，在我国医坛独树新帜，推动传统中医向现代中医转变的中坚人物。他精心研究，深入思考，从经典及历代名著中抉取精华，躬身实践，推陈出新；他提出辨证与辨病相结合的主张，将中医的整体观点、辨证精神与西医学对"病"的认识结合起来，从而为中医的诊断与治疗开辟了新境；他对虫类药的应用致力颇深，见解独到，拓宽了药用领域；先生"博涉知病，多诊识脉，屡用达药"，对类风湿关节炎等顽疾的治疗取得了突破，创立的新方风行于世；其治学客观的态度、求实的理念、严谨的风格充分体现了现代的科学精神，为后学指示了门径。兹将朱师的生平与学术思想简述如次：

1

一、本诸传统，融合现代

朱师乃江苏镇江人，后徙居南通市。1934年，先生赴江苏武进孟河学医，师事马惠卿先生。孟河在清代名医辈出，其中费（伯雄）、马（培之）、巢（崇山）、丁（甘仁）最为著名，史称孟河四大家。他们或以平淡为宗，或以绵密见长，或以轻灵取胜，是不悖规矩准绳而自立门户者。马师乃御医马培之之裔侄孙，家学渊源，根基深厚，在传统精神的熏陶下，先生打下了扎实的基础。马师珍藏马培之的日记《记恩录》和手书方笺，先生得以观之，获益良多。初入门径，先生有此际遇，堪称胜缘。

在孟河经过一年多的学习，先生不以此为满足，考入苏州国医专科学校继续深造。抗战开始后，又转入上海中国医学院，师从章次公先生。斯时沪上新风乍起，以章次公为代表的医家引领潮流，主张中医革新。在西医学传入我国之际，立足传统，兼采西说，倡导"发皇古义，融会新知"，引起学界震动。章先生曾受经方大家曹颖甫的亲炙，对仲景之学有深入的研究，又受到国学大师章太炎先生的影响，治学严谨，朴实无华，言必有据，信而可征。不迷信，不盲从，独立思考，截伪续真，使中医学理论体系、证治方药建立在严密的逻辑之上。在今天看来，章先生研究中医运用的材料是古代的，而方法则是现代的，为传统中医向现代中医转变开辟了道路，作出了历史性的贡献。在沪上学习期间，朱师除在章先生处每日侍诊半天外，还在上海红卍字会医院门诊工作半天，直至1938年毕业回南通开业。以后的岁月证明，朱师承继了章先生的治学方法与理念，并进一步发扬光大。

朱师是张仲景"勤求古训、博采众方"的忠实实践者，上自

《内经》《神农本草经》《伤寒论》《金匮要略》等典籍，下及叶、薛、吴、王和近代名家的著述，无不悉心研究，发掘其中的精义。他对张景岳《类经》十分推崇，认为张氏彰明经义，论述精辟，可资实用。又折服孙一奎《赤水玄珠》，认为孙氏引证广博，学验俱丰。他很欣赏清人俞根初《通俗伤寒论》，认为这是绍兴伤寒派的代表作，不仅为热病立法立方，且是一部很好的内科学。读该书兴至，他随笔写下批注。他很留心前人的医案，认为医案是实践的记录，可窥医家之功力、临证之心法，为今日之借鉴。例如他对同乡先贤蒋宝素《问斋医案》评价颇高，曾指导我对蒋氏的学术思想进行研究，并特别留意书中所载《椿田医话》的一些效方。

先生胸襟博大，视野开阔，治学兼收并蓄，他平时注意搜集民间验方，从中汲取丰富的营养。他的处方不拘一格，有经方之规矩，时方之灵动，还常把一些民间验方乃至刚发掘出来的草药加进去，出奇制胜，往往收到意想不到的效果。他认为学问应当与时俱进，一贯重视对西医学的学习，力求中西医的逐渐沟通与结合。已故中医学家姜春华先生说他"中西理论湛深"，当为至评。先生很推崇张锡纯，乐用张氏效方，我以为先生的革新精神与张氏是相通的。

二、精研典籍，化古为今

传统医学具有继承性，没有继承就没有发扬，而学好经典著作，则是必备的基本功。先生反复强调："经典是基础，师传是关键，实践是根本"，谆谆教诲，用心良苦。

中医学的根基在于经典著作，后来医学的发展源于经典。它揭示了中医学的内在规律，示人以规矩准绳，并经得起实践的检验，古人以为如日月经天，江河行地。譬如我们言人的生理、病理离不开阴阳；言疾病的发展、变化莫逃乎六经，故经典为后人所宗。但经文的含义又不是一成不变的，不同时期的医家都可以加以演绎，赋予新意。例如《伤寒论》的六经，与《素问·热论》六经主证不同，说明仲景对六经的含义另有悟解，这就是一个有力的证明。不变中有变，变中有不变，学者当知通权达变。

在现代科学技术日新月异的今天，我们研读经典不是发思古之幽情，而是探寻中医的本源，从中获得启示，破解今天的难题。例如先生根据《内经》"肝开窍于目"之说，用养肝明目之品治疗视神经萎缩、眼底病变；根据《神农本草经》菴闾子主"五脏瘀血，腹中水气"，用其治疗肝硬化腹水；根据《神农本草经》泽泻"久服耳目聪明……延年……轻身"之说，用其降脂减肥、延缓衰老，等等。

《神农本草经》凝聚了先民识药知性的智慧，为仲景制方用药之所宗。陶弘景谓："此书应与《素问》同类，但后人更多修饰之耳。"（《本草经集注》）是以后之研究本草者奉为圭臬。但学习《神农本草经》，非潜心研究、反复体验难明其奥。例如热痹的处方用药，《神农本草经》给人以启发。《素问·痹论》以"风寒湿三气杂至，合而为痹"，据此推勘，温散、温通、温化应为大法。《神农本草经》所载，味苦、性寒的地骨皮、天冬，一主"周痹风湿，久服坚筋骨"，一治"诸风湿偏痹"。味甘性平的石斛，能"除痹下气"，盖风能化热，湿能化燥，苦以坚之，寒以清之，甘以润之，无不可用于热痹的证治之中。不仅此也，味辛性寒的磁石，《神农本草经》亦称其主"周痹"。何谓周痹？《灵枢·周痹》："周痹者，在于血脉之中，随脉以上，随脉以下，不能左右，各当其所。"乃邪在血脉之中，与正气交争使然。因其随血脉周遍于身，故曰周痹。磁石辛通关节，寒以清热，又能坚筋壮骨，故可用之，而其所主之周痹当属热痹无疑。

然而，朱师在此基础上有了新的发展，他用咸寒的寒水石以疗热痹，并认为其功用胜石膏一筹。盖石膏能清气不能凉营，寒水石能清血脉中之热，与《灵枢》"邪在血脉之中"之旨吻合，这确属别开生面，是一个创见。在他自拟的"乌桂知母汤"中，以寒水石伍知母，配合桂枝、制川乌、制草乌以疗热痹，收气营两清、宣痹通络之效。何以要咸寒配合辛温？盖痹证多夹杂之邪，热中有化而未尽之寒，络中有伏而未透之热，正宜寒温兼施，两调其平。至于临证之际，如何视寒热之多寡，病证之进退，权衡寒、温药量之孰轻孰重，又在医者审时度势，随机应变了。

从辛温到苦寒、甘寒、辛寒，乃至咸寒，又以咸寒与辛温并举，朱师发展与丰富了痹证的证治，给后学启迪良多。时至今日，经典依然如源头活水，为医者创新提供不竭的灵感，显示了强大的生命力。

三、辨证辨病，开辟新境

"证"是中医学特有的概念，是在疾病发展过程中对其脉证进行综合分析、去粗取精、去伪存真而概括出来的诊断结论。中医学强调辨证论治，随证立法，因法制方用药，体现了理法方药的一致性。但由于历史条件的限制，古人对微观的"病"认识尚嫌不足。章次公先生云："仅靠目察、耳闻、口诘、指按，很难推断出绝对无误的实证。"这里的"实证"，意指真实可靠的凭据。因此要借助现代的诊断方法以济其不足，任何臆测与悬揣都是不可靠的，唯此实证精神才能推动中医学的进步。

早在1962年，先生就提出辨证与辨病相结合的主张，并就此撰写专文，发表于《中医杂志》。这不仅与章先生提出的"双重诊断，一重治疗"一脉相承，也更具体、更深化了。嗣后，这一主张为学界普遍认同，蔚成风气，这为传统中医的诊断模式注入了新的内容。临证力求确诊，避免误诊与漏诊，医者也能从"证"与"病"的不同角度来探寻病源，知其所以然，也为疗效的判断提供了客观的指标。这一主张带来了处方用药的革新，不仅针对证候，还可以兼采针对"病"的特效药灵活组方。通过反复的实践与验证，从个性中发现共性，为科研与开发新药提供信息与资源。

　　但是，辨证论治是中医学的精华，如果仅辨病不辨证，或在辨病的基础上分几个证型对号入座，就会把活生生的辨证变成僵化的教条，导致中药西用，不利于中医学的发展。事实上，不仅古人不能知今病，即便今人也不能尽知今病。朱师精辟地指出："辨证是绝对的，辨病是相对的。"辨证与辨病相结合乃是辨证论治的再提高。先生曾治一纺织女工，患子宫内膜异位症（异位至肺部），前医曾误诊为肺结核、支气管扩张，迭治乏效。根据月经闭止，每月咯血五六日、颧红掌热、口干咽燥、腰酸腿软等见症来分析，断其病本在肝肾，累及冲任。缘水不涵木，气火冲激，冲气上干，损伤肺络使然。及时采用滋肾养肝、清肺凉血、调理冲任之剂，连进十剂，月经即循常道而行。又如一肾盂肾炎患者，腰酸、低热、尿频，尿检红细胞时轻时剧，长期采用清热、凉血、通淋之剂未能根治。舌质红，脉细弦而数，先生认为肾阴亏损，瘀热逗留，故予滋阴益肾、泄化瘀热之剂，五日症情改善，十日而趋稳定，继用六味地黄丸调治而愈。可见不知"病"则心中无数，舍弃辨证则治疗无据，肯定或否定"病"和"证"的任何一方面都是片面的、不完善的，只有将两者结合起来，探索临床证治的规律才能相得益彰。

四、识见精邃，创立效方

方剂不是药物的杂乱堆砌，而是建立在严密的法度之上的。章太炎先生云："知药不知方者，樵苏之流也；知方不知法者，药肆之技也。"（《医术平议》）深谙药性，明乎法度，紧切病证，药无虚设，效方始立。

一般说来，疾病的初起以祛邪为急；中期正气渐伤，扶正与祛邪兼顾；末期正气已衰，扶正固本是务。然而先生治疗痹证，认为"即便初起，也要充分顾护正气。"其治风湿痹痛始作，一般不用防风汤、羌活胜湿汤之类，自拟"温经蠲痛汤"（当归、熟地黄、淫羊藿、桂枝、乌梢蛇、鹿衔草、制川乌、甘草），及早采用益肾通督、强筋健骨之品，打破常规，识见不凡。这使我联想起清代医家周学海"新病兼补久病专攻"之论，周氏云："新病邪浅，加补气血药于攻病中，故病去而无余患。若久病正气受伤，邪已内陷，一加补药，便与邪值，而攻药不能尽其所长矣。"（《读医随笔》）风湿痹证初起，邪未内传，脏气未伤，骨质未损，朱师及早运用扶正之品，正是周氏"新病兼补"之意；后期脏气已伤，病邪深入骨骱，朱师用虫蚁之品搜剔，正是周氏"久病专攻"之意。其经验与识见与周氏何其相似！智者所见略同，信然。

朱师的处方用药体现了辨证与辨病相结合的思想，创立的新方形成了鲜明的风格。如以养正消积法治疗慢性肝炎及早期肝硬化的"复肝丸"，以益气化瘀法治疗慢性肾炎之"益气化瘀补肾汤"，以健脑灵窍法治疗脑震荡后遗症、老年痴呆症之"健脑散"，以消补兼施、通塞互用法治疗慢性痢疾及结肠炎之"仙桔汤"，等等，均历验不爽，可法可传。仙桔汤由仙鹤草30g，桔梗8g，乌梅炭、广木香、甘草各 4.5g，木槿花、炒白术、白芍各 9g，炒槟榔 1.2g 组成。方以仙鹤草、桔梗为主药。仙鹤草味辛而涩，有止血、活血、止痢作用，别名脱力草，江浙民间用治脱力劳伤有效，具强壮作用。此方用之，取其强壮、止泻之功。桔梗一味，《金匮要略》排脓散用之，移治滞下后重，是此药之活用。木槿花擅治痢疾，《冷庐医话》赞其效著，此方取其能泄肠间湿热；久痢脾虚，取白术补脾助运；肠间湿热逗留则气滞，木香、槟榔调之；湿热伤营，白芍和之；久痢则下焦气化不固，少少用乌梅炭以固之；甘草调和诸药。合而观之，桔梗伍槟榔，升清降浊；槟榔伍乌梅炭，通塞互用；木香伍白芍，气营兼调。此方无参、芪之峻补，无芩、连之苦降，无硝、黄之猛攻。盖肠道屈曲盘旋，久痢正虚邪伏，湿热逗留，一时不易廓清。进补则碍邪，攻下则损正，正宜消补兼行，寓通于补方能切合病机。此类方剂与历代名方相较，毫不逊色。

　　先生对急性热病的治疗，提出"先发制病"的论点，旨在从各种热病的特性出发，见微知著，发于机先，采用汗、下、清诸法，从而控制病情的发展，达到缩短疗程、提高疗效的目的。如他擅用"通下疗法"治疗热病重症即是其例。在乙型脑炎极期，邪热炽盛，神昏惊厥，喉间痰如拽锯，有内闭外脱之虞。先生采用"夺痰定惊散"（炙全蝎、巴豆霜、犀黄、硼砂、飞朱砂、飞雄黄、陈胆星、川贝母、天竺黄、麝香），取巴豆霜迅扫膈上痰涎、开气道之闭塞、下胃肠之壅滞，配合全蝎熄风定悸、开痰解毒，伍入镇惊、清热、涤痰、开窍之品，以应其急。药后患者排出黑色而夹有黄白色黏液的大便，即痰消神苏，转危为安。不仅病在阳明可下，病在上焦亦可通闭解结，启上开下，给邪热以出路。先生用通下疗法意象超然。

五、多诊识脉，屡用达药

"博涉知病，多诊识脉，屡用达药"（《褚氏遗书》）为医者很高的境界，唯有通过反复的临床实践才能确切地辨识病证，深明药性，用之不殆，先生正是这样的临床家。

关于痹证，先生对舌诊、脉诊的临床意义作出这样的归纳："舌苔白腻而浊者为湿盛，宜侧重燥湿以通络；如兼见浮黄者为湿热，因浮黄提示湿将化热，当祛湿清热并进；苔白腻而质淡者为寒湿，可放胆用乌头、附子温经散寒；不论舌苔如何，凡舌质红者，均为阴虚、血热之征，需参用凉血顾阴之品；如舌边见瘀斑或衬紫者，均应加入化瘀通络之剂。在脉象方面，湿胜之脉，多沉细而濡；湿热之脉则缓大而濡数；脉浮缓湿在表，沉缓湿在里，弦缓为风湿相搏；虚弦为寒湿郁滞；脉沉而细为中湿、为湿痹、为阳虚；阴虚者多见弦细，有时带数；夹痰者每见濡滑，夹瘀者则见濡涩。"条分缕析，非积验历久者不能道。经过反复的实践，先生创制了"益肾蠲痹丸"以治顽痹。此方益肾壮督治其本，蠲痹通络治其标，以植物药与虫类药相结合，不仅适用于类风湿关节炎，且对慢性风湿性关节炎、强直性脊柱炎、增生性脊柱炎、坐骨神经痛等亦有确切的疗效。此方能调节免疫功能，增强机体抗病反应，阻止骨质破坏之进展，并使其部分得到修复，对类风湿关节炎这一医学难题是一个突破。

疼痛、肿胀、僵直拘挛为痹证的三大主症，先生畅谈其用药经验，值得珍视。例如疼痛，他认为风痛轻者宜选独活，阴虚血燥伍以养阴生津之品。游走作痛可用海风藤，重症则用蕲蛇，寒痛以川乌、草乌、附子、细辛温经定痛为要药。或单用，或并用，伍以他药，随证制宜。湿痛则以生白术、苍术、熟薏苡仁、制附子配合应用为佳。考《千金方》《外台秘要》等典籍，不乏以薏苡仁、附子相伍，治疗湿痹屈伸不利之良方，则先生的经验渊源有自。热痛可用白虎加桂枝汤随证出入，自拟之"乌桂知母汤"亦在选用之列。至于瘀痛，先生对虫类药研究有素，取蜈蚣、全蝎、僵蚕、蟅虫之属，搜剔深入骨骱之痰瘀，通络定痛，更是得心应手。并认为生南星专止骨痛，值得引用。

章太炎先生有"下问铃串，不贵儒医"之说，朱师同样重视民间验方，注意发掘愈疾之特效药作为辨证论治的补充。如葎草之通淋利尿；虎杖之宣痹定痛；蒲公英之消痈散肿均历验不爽；一枝黄花之疏风清热，可供时感高热之需；接骨木之活血消肿，堪作痛风泄浊镇痛之用；豨莶草之祛风活血，移用于黄疸邪毒稽留之症；穿山龙之祛风除湿、活血通络，常用于类风湿关节炎、强直性脊柱炎、红斑狼疮等病证的治疗，等等。这些堪称点铁成金，神乎技矣。

遥想五十三年前，我还只是一个僻居苏北环溪古镇的失学青年，在那特定的历史环境下，升学无望，前途渺茫。因家学渊源，我立志学医，访求名师，至诚至切。那年经友人介绍，我拜先生为师，先生慨然应允，悉心指点，并为我进一步深造提供机会，使我受益终生。当年拜师未举行任何仪式，这一幕恍如昨日，如此方便恐今人亦难以置信。后我获知章先生接受门人不讲形式、不拘一格的佳话，始悟朱师承继了这一传统。以慈悲为怀，济世度人；以传道、授业、解惑为己任，乐于培育后生。智通无累，德高行远，唯此高尚的情操才有此非凡的成就，令人崇敬！多年来接踵前行，精进不懈。我从泰兴到北京，又从北京到英国牛津，在异国陌生的土地上，无间寒暑，不避风雨，顺乎自然，默默耕耘，让毕生钟爱的中医事业在海外生根发芽，开花结果。

值此新春佳节，获悉先生的《全集》即将付梓，心中满溢欣快之喜。因为这是先生从医 80 年来学术的结晶；是长期实践的积淀；是诲人不倦、毫无保留授人以渔的锦囊；是心血与汗水谱写的辉煌篇章。仁者之心，令人景仰；饮水思源，师恩永志！

先生居江海之滨，如南山之寿，是为遥祝！研精覃思，寻本开新，非先生孰能为之！

（2015 年春节于英国牛津）

自 叙

作为一个人，来到人世，经过父母的抚育，学校的教育，社会的熏陶，逐步成长，勤奋学习，踏实工作，成家立业，为祖国、为社会作出一点贡献，留下一些痕迹，才不枉此一生，才不愧对先人。《左传》曰："太上立德（即做人），其次立功（即做事），其次立言（即做学问）。"旨哉斯言也，岂可忽乎！

岁月匆匆，流光易逝，瞬已虚度九九，从医八旬。为对医学生涯作一回顾，曾于2006年搜集历年所写有关文稿，辑为《朱良春医集》，由中南大学出版社出版，敬向关心、支持我的领导、同道、亲友进行汇报和致谢！承蒙各位赐予赞许，已印行6次，既感欣慰，亦感愧汗。迄今已近十载，有增辑之需。两年前中南大学出版社曾专程前来洽谈《全集》之事，由于杂务稽缠，一再拖延，嗣经编辑殷殷敦促，盛情难却，乃于去年着手整理、增益，但诸子女及门人只能业余协助，无法脱产，进展较慢。幸得出版社谅解，那就缓步而行吧！

近嗣经院领导热情支持，同意爱徒高想脱产半日，参与整理、校勘工作，同时女儿建华除专家门诊外，均致力书稿整理、校对工作，尽心竭力，附此志念。

时代在前进，科学在发展，中医药学术历史悠久，博大精深，

1

有其传承性、延续性的特点。前人的理论构建和实践经验，有无限的蕴藏，需要我们继承弘扬。在继承的基础上，通过实践，不断充实、创新，"以不息为体，以日新为道"，才能赋予更强的生命力。

基础理论来自书本，但更重要的，只有勤临床、多实践，才能提高诊疗技能和辨治水平，也只有通过思考、心悟，始能创新发扬。我从医 80 年来，一直遵循先严昶昇公"济世活人，积德行善"的嘱咐，先师章次公先生"发皇古义，融会新知"的教导，略有收获，不敢自秘，率和盘托出，奉献同道。但学海无涯，医无止境，诚如清顾亭林先生所言："昔日之成，不足以自矜；今日之获，不足以自限"，应争取做到"自强不息，止于至善"才是。故对旧作，酌予修订，益以近 10 年来之新作，以及门人之心得体会，近 300 万言，计分《医理感悟卷》《临证治验卷》《用药心悟卷》《常用虫药卷》《医案选按卷》《杏林贤达卷》《薪火传承卷》《养生益寿卷》《良春小传卷（附年谱）》《访谈选录卷》共 10 卷，装帧为一函。既可饱览全貌，又便于选阅、携带，聊作从医 80 载医学生涯的回顾与自省，以竟吾心。

承蒙有关领导、贤达赐予题词，不胜荣幸，衷心感谢！又蒙人民卫生出版社中医分社对《虫类药的应用》、中国中医药出版社对《走近中医大家朱良春》同意纳入《全集》热情支持，谨致谢忱！

愿倾有生之年为中医药事业之发扬光大竭尽绵薄，不妥之处，还乞指正。

虚度九九叟　朱良春谨志

2015 年 6 月 26 日

上篇

为人为医，传道授业

余自18岁赴武进孟河习医，转辗苏州、上海，幸遇良师；回到通城，悬壶济世，凡八十载。做人行医，治学传道，授业解惑，概有感悟。由门人记述，谨致谢忱，供来人借鉴。

幸遇良师 如沐春风

荷兰欧洲中医医疗中心 何绍奇

　　30年前，我有幸成为恩师朱良春先生的遥从弟子。那时，我工作在四川北部的万山丛中，既乏人指点，又缺少参考书籍，读书临证，遇到问题，就写信去向恩师求教，老人家总是不厌其烦地为我解疑释难。每一封回信，我都要读几遍，内心充满感激与欢欣。涉世未深的我，竟然不知道其中有些信竟是先生当时在极端困难的处境中分了数次写给我的……

　　由于先生多年的辛勤培育，愚蒙如我，在医学上逐渐有了进步。1978年，我以全国第一名的成绩考取了北京中医学院、中医研究院联合举办的首届研究生班，并在1979年在北京召开的全国中医学术会上，亲睹到先生的风采。20世纪80年代中，我和先生的交往频繁，并有幸一同在上海延安饭店参加中华人民共和国成立以来第一部大型内科著作——《实用中医内科学》的编审工作。后来承蒙海门中医专家函诊中心之邀，我又有机会与先生同堂讲学应诊。工作结束后，又一同渡长江，登狼山，生平第一次领略到"长啸一声山鸣谷应，举头四顾海阔天空"的境界。

　　从20世纪70年代末奉命参与整理《章次公医案》、80年代参与编写《朱良春用药经验》，到90年代我主编《现代中医内科学》，都得到先生的悉心指点。很有意思的是我和师弟朱步先医师除了这三

3

部书的合作之外，1992 年，我们又一同投入《中国大百科全书·中国传统医学卷》的工作，我任该书病证学科分支副主编，步先任基础理论学科分支副主编。很多人都说，这是先生为我们成长付出的心血所结的硕果。但是，我总觉得惭愧，先生数十年来为我付出得太多太多，而我的回报太少太少。不久前在英国和步先相晤时，他也深有同感。今后，我们都要更加努力，以先生为我们的楷模，用毕生精力为中医学这座神圣殿堂添砖加瓦，为她增加一份辉煌。

古云：仁者寿。先生如今已八十高龄。他的仁爱，使遍布大江南北甚至殊方异域的广大病友普得福泽，也使他的学生们受益终生。无论昔时在先生身边，还是现在在地球的另一面，每当我想起先生时，便如沐春风，如浴朝日。

（1996 年 10 月于荷兰阿姆斯特丹）

〔选自《贺朱良春先生从医六十年纪念册》〕

作者简介　何绍奇（1944—2005），著名中医学者和中医临床家。中国中医研究院首届中医研究生班毕业后留院任教。后在海外传播中医，任欧洲中医进修培训中心终身教授、阿姆斯特丹门诊部主任、荷兰中医学会学术部专家。回国后任北京医科大学药物依赖研究所研究员，中国中医研究院基础研究所治则治法研究室客座研究员。《中国中医药报》第二届编辑委员会常务委员。自 2003 年始至香港浸会大学中医药学院任教。

恭贺朱良春先生从医六十周年

作为后学，我对先生的心仪，是从读先生的文章开始的。

我初在基层行医，读医文多取实用，由此而记住先生尊名，因每从先生文中所取，多见效于临床。20世纪70年代后期，国家"政通人和"，我亦始获进北京深造的机会，入中国中医研究院研究生班攻读，此后又留北京工作。因地利，也因我所学临床文献专业的需要，使我能较系统阅读古今医家著作，并加以分析比较；同时还有幸接触到众多当代名中医，以受教诲。多年来，由于较全面地拜读了先生的医学论著，较之初时偶取一得以私用，深感先生在中医学术领域中的大家风范，博采百家，自成系统。更难能可贵的是，先生平生所处，偏于东南一隅，故我尝语友人："当今中医居地区一级，而影响及于全国者，朱老一人而已。"

出于对先生的景仰，我在读研究生时，即向学兄史载祥探问先生情况，史为先生乡梓，被同学誉为中医研究院首届中西医结合研究生班的俊才之一，现任职北京中日友好医院心肾内科主任，见我询问，遂自豪地向我赞述先生的医术、医德和人品。又，1987年我偕学兄何绍奇为《中国大百科全书·中国传统医学》编辑事赴上海，何兄曾以总分第一入读中医研究院研究生班，为人豪爽，点评人物，心直口快，旅途中对我言及，他平生最服膺的老师，唯上海姜春华老及先生，并述及缘由，由是我对先生的认识又深入一层。再其后，我又有缘结识朱步先兄，步先兄现悬壶于英国牛津，医术受识于英伦，为先生入室高徒，相处之中，先生业绩，为之尽述。然而遗憾的是，这么多年来一直没有机会拜见先生，面受教诲。

昔清初名医喻嘉言行医讲学于吴地，曾有言："吾执方以救人，功在一时；吾著书以教人，功在万里。"今先生亦于吴地疗疾救人，著述诲人，且足迹遍及全国，并多次应邀赴东瀛讲学，为之更胜一筹矣。欣悉先生从医六十周年纪念，乃草短文，借申景仰之情，并遥祝先生健康长寿。

（1997年2月26日）

〔选自《贺朱良春先生从医六十年纪念册》〕

作者简介　王立（1947—），主任医师、北京中医药大学教授。曾任北京中国中医研究院·北京针灸骨伤学院教授、研究员、图书馆馆长、中医文献教研室主任、学院学术委员会委员。中国中医药学会中医文献分会副主任委员，中国性学会中医专业委员会委员，北京市中医药学会基础理论专业委员会委员。

《朱良春用药经验集》跋 2

北京医科大学药物依赖研究所　何绍奇

　　今年新春，我从国外回北京不久，便专程去南通看望老师。阔别数年，先生还是那么健旺，还是和以往一样忙碌——忙看病，忙讲课，忙写作，忙读书，忙给患者回信，忙接电话，根本不像一位八十高龄的老人。他翻出一大叠信让我看。其中，有他的朋辈老友的，有素昧平生以至异国他乡的，有出版社的、杂志社的，也有我的老同学和学生的。他们对 8 年前出版的《朱良春用药经验》一书都交口称赞，希望先生能再多写一些。还有人在信中说："在当今的商品经济浪潮中，人人都想赚钱，凭着一张方子大赚其钱的也大有人在，而您老却把大半辈子的宝贵经验和盘托出，毫无保留，还不带一点水分，太使人感动了。""我从您老的书中学到了许多东西，受益匪浅，而更大的受益者是广大患者。您老真是功德无量啊！"读了这些信，我也很感动。古人云："师有事，弟子服其劳"，何况"功德无量"者乎！于是而有这本增订本的面世。

　　这本书记录先生丰富、独到的用药经验，是他读书临证 60 年中经过细心观察，反复验证，认真总结而取得的。书中很多疗效卓著的好方，更是历经千锤百炼凝聚着一代名医心血和汗水的经验结晶。先生曾多次谦逊地表示：以此与同道交流，是人生一大乐事，如能对中青年医生有所启迪，从而进一步提高疗效，弘扬中医，造福人民，就更是平生之所愿。我的粗浅体会，先生这本书虽然仅仅是从用药这一角度来总结自己的经验，但其生平毅力，亦可略见涯略。因此，如果仅仅把它看作一本经验集，拿过去便依样画葫芦，那就不算懂得它的价值。盖先生亦必因症而立方选药，如能由其立方选药，进而学习其所以立方选药之意，再进而学习他"先发制病""辨病论治与辨证论治相结合"的学术思想，收获必将更大，也才是善学先生，真知先生者。我追随老师30年了，自知学得不怎么样，但一直在朝着这个方向不懈努力，故敢以直言为同志者告。

（1997 年仲夏于北京西三旗寓所）

〔本文系《朱良春用药经验集》修订版跋 2，长沙：湖南科学技术出版社，1997 年〕

学习朱良春先生求实创新的治学精神

北京医科大学药物依赖研究所　何绍奇

朱良春先生从医 65 个春秋，至今仍以过人的精力，慈悲的心怀，精湛的医术服务于社会，活跃于学术界。我追随先生 30 多年，获益良多，对先生求实创新的治学精神尤为敬佩。兹就这两个方面，谈谈我粗浅的学习体会。

朱良春先生弱冠即立志献身于中医事业，他先是求学于孟河马派传人之门，又先后就读于苏州、上海中医院校，接受了系统的中医教育。几十年于兹，先生博览群书，无日少懈。但他认为，多读书不等于读死书、死读书，而应该像蜜蜂采取花粉一样，取其精华，为我所用。他认为《内经》《难经》奠定了中医学的理论基础，《伤寒论》《金匮要略》则是中医临床学的奠基之作，都是需要我们穷毕生精力学习钻研的。但读古人的书，贵在得其精神，而不是依样画葫芦，亦步亦趋，徒托名高。还应该有选择地学习历代方书、本草和各家著作，学习前人的好思路、好方法。如他早在年轻时就对孙思邈的两部《千金方》下工夫钻研，1949 年初的一段时间，他对近人张锡纯的《医学衷中参西录》尤其投入，从先生早年治验中也可以看出他受张锡纯影响的痕迹。

我在向先生求教的过程中，得先生指点甚多。他向我推荐明代孙一奎的《三吴治验》《新都治验》，他认为孙氏的辨证论治精神很强，很切于实用；有清一代的医案则当推叶天士为第一。叶氏心灵手巧，其聪明才智，非一般医家可比。而徐灵胎的按语，往往抨击太过，不能使人心服。学叶天士不能仅学他用药的轻灵，还要学他辨证之精，用药之巧，融铸之美。多年以来，我们是循先生所教，我的毕业论文就是以《千金方》为题的。关于孙一奎、叶天士、张锡纯的学术研究我也写过论文。我体会到这正是一条求实的治学之路，无论在理论上、临床上对我的影响都是很大的。1980年我毕业后留中国中医研究院研究生部任教，先生在给我的信中总是要我千万不要脱离临床，在教学中也要突出临床。此外，无论在上海、北京、厦门，我见先生在接待来访的中青年医生时，也总是希望他们重视临床，以练好临床基本功，认真总结临床经验为嘱。先生尝谓"中医之生命在于学术，学术之根源本于临床，临床水平之检测在于疗效"。著名学者匡调元在给先生的一封信中说："中医后继乏人，不是缺少抄书的人，而是缺少三个指头，一个枕头，有过硬临床本领，能解决难题的临床人才。"他的意见是很有普遍意义的，也是含蓄地对临床时弊的针砭，他是很有眼光的。我们一定要学习先生求实的治学精神，脚踏实地，埋头苦干，多读书，多看病，学以致用，追求疗效，不尚空谈，为继承发扬中医学出力。

先生又是中医界的革新家，例如在关于虫类药的运用上，先生既继承了张仲景、孙思邈、许叔微、叶天士、张锡纯以及章次公先生的经验，又广泛汲取今人的新经验，包括民间方的经验，经自己之手用于临床，取得卓效。20世纪60年代初期在《中医杂志》连载后，即在中医界引起广泛的反响，以至有"虫类药专家"的称誉。实际上，这仅仅是先生学术经验的一个部分而已。先生由病情需要拟订的若干新方，立方简洁，匠心独运，击中要害，疗效卓著。如慢性肝炎、早期肝硬化之用复肝散，类风湿关节炎之用益肾蠲痹丸，慢性肾炎之用海马健肾丸，老年痴呆、重度神经衰弱、脑震荡后遗症之用健脑散，偏头痛之用钩蝎散，心绞痛之用芪蛭散，肺结核之用保肺散，萎缩性胃炎之用胃安散，痛风之用痛风冲剂，等等。30年来，我用来颇为得心应手，治愈过许多疑难顽症，例子举不胜举。先生对于在疗效有新苗头的中药，也非常重视。如金荞麦之用于祛痰排脓，菴闾子之用于肝硬化腹水，一枝黄花之用于上呼吸道感染皆是。一枝黄花，先生通过大量病例观察，发现它既有清热解毒之长，又有疏风透表的作用，是治疗外感热病及感染性疾病初起较为理想的药物，疗效在桑菊银翘之上。

在诊断方法上，先生也颇多创新。如他观察到肝病患者球结膜血管和眼底视网膜血管都有变化，肝炎患者结膜血管充血，且有弯曲，对肝炎的病情进退有一定的参考价值；又如人中诊法，人中长度基本上与中指同身寸长度相等，反之人中长度长于中指同身寸者，多有子宫下垂，人中沟深者常为子宫后位，浅者多为子宫前倾，阔宽者多为子宫肌瘤。在男科，中指同身寸长度长于人中者，则多为阳痿、早泄、不育等生殖系统疾患。"眼开窍于目"尽人皆知，人中诊法也在《灵枢》中有过记载（面王以下者，膀胱子处也），但上述新诊法都常常为人们所忽视，先生通过观察将其总结和发扬，一方面固然是他看的患者多，医疗经验丰富，更重要的是他的求实创新精神，认真负责的医疗态度，正是这种精神和态度，铸就了一代名医的光辉形象，值得吾侪学习和效法。

〔选自《贺朱良春先生从医六十五年纪念册》，2001 年〕

谈朱良春老师治学八字

四川绵阳市中医院　姜兴俊

　　西汉扬雄说："师者，人之模范。"朱良春老师正是这样，既是晚辈可亲可敬的良师益友，又是我们弘扬中医药学和走向成功的榜样。

　　还是在陕西中医学院读书期间，就听带课老师讲，江苏有个朱良春老中医，善用虫药治疗类风湿关节炎，疗效甚好。毕业后，我被分配到陕西省中医药研究院工作，先是在《名老中医之路》中看到朱老治学经验的一篇文章，后因科研工作的需要，在查阅资料过程中又常常看到朱老的临床经验报道和学术讲稿，其高超的医术、丰富的经验、广博的学识、精深的医理，令我由衷敬佩，并由此萌发了一个心愿，向朱老学习，拜朱老为师！后来这一愿望还真得到了实现：1982 年 11 月，我和朱老在"中华医学会纪念孙思邈逝世 1300 周年学术会议"上有缘相会，我向他表明了心迹，他爽快地接受了我这个遥从弟子。从此，我们之间鸿来信往，20 年来从未间断。尤其难忘的是：1984 年 8 月，朱老去西宁讲学，途中在西安下车，一来为我解疑答难，传授经验；二则以农工民主党中央委员的身份，为介绍我加入该党在西安奔波了一天！虽然事情阴差阳错，后来我加入了"民盟"，但他如此关心帮助后生之举，实在令人感激，没齿不忘；三又寄予厚望，临别时赐言治学八字："高、实、博、精、新、勤、苦、恒"。

高，即奋斗的目标和习医的起点要高；实，即务实求实，练就深厚的功底，追求卓越的疗效，写出货真价实的文章；博，即博览医著，广阅杂志，从而博采众长，广开思路，使理论和实践均能达到游刃自如、左右逢源的程度；精，即通过精读、精思、精证、精药，由博返约，在某一方面有所突破，有所建树；新，指既要融会新知，又要推陈出新；勤，即勤学习、勤笔记、勤实践、勤思索、勤总结，以勤补拙，以勤出众；苦，即治学中苦作苦受，以苦为乐，以苦求甘；恒，即一生中要认定目标，锲而不舍，持之以恒，不断地充实自己、提高自己和超越自己。

"高、实、博、精、新、勤、苦、恒"八字，既是老师育人之道，也是老师自身的写照！他一生每走的一步、每取得的一项成绩，无不与此有关。

有道是：授人以鱼不如授人以渔。老师正是如此，欲使弟子成才，即重以治学之道。在朱老师的指导与影响下，学生先苦练了10年的中医理论功底，在出版了4本医著和获得2项省中医药科技成果奖之后，为进一步练好临床功力，并在实践中寻求中医内在的精髓，乃于1990年1月毅然告别西安，来到一代中医大师蒲辅周的故乡——四川绵阳，在这里从事着中医临床医疗。由大城市到小城市，由省级单位到基层医院，由熟悉的科研工作环境到完全陌生的异土他乡，这需要相当的勇气，是老师身在南通却享誉全国的榜样给了我力量。在新的岗位上，我遵循老师的治学之道，通过临床实践，领略到了中医疗效的神奇，感觉到了中医潜在的无比威力，前景看好，唯有吾辈继续努力！

在老师行医60周年纪念之际，又推出《医学微言》和《中国百年百名中医临床家·朱良春》等书，为中医学术研究和临床应用增添了一份弥足珍贵的资料。虽然它尚不能完全反映出老师的学术思想和临证经验，但已可得其大要。书中的大部分内容我曾经读过，确实能够有效地指导临床诊疗工作，同时也使我悟性大开。例如：

对急性热病的治疗，老师提出"先发制病"的观点，强调临证要见微知著，发于机先，反对"入一境，用一药"的清规戒律。这对提高临床疗效，加速病愈机转，具有重要意义。我受此观点影响，在治疗夏秋季外感发热（>38.5 ℃）过程中，往往不分卫气营血先后和上中下三焦，即用荆芥、薄荷疏散表邪，柴胡清透半表半里之邪，生石膏清解气分热邪，青蒿、白薇清解血分热邪，大青叶、板蓝根清解毒邪，芦根导气分之邪下行，白茅根导血分之邪下行。在此基础上，热耗阴津加天花粉，大便干燥加酒制大黄，夏感暑湿加荷叶，湿困热邪加藿香、佩兰，小儿多挟积滞加焦四仙。诸药合方，大剂频饮，可表里双解，气血两清，邪由外散、内解或下出而病患速愈，无须考虑药过病所的问题。

老师治温热病善用通利下法，旨在迅速排泄邪热毒素，促使身体早日康复，从而提高疗效，缩短病程。学生除遵循老师本义之外，尚将其作为引邪外出之法而广泛运用于临床各科，使邪气或行水路或走谷道而出，也可大大提高疗效。

余如，仿老师治慢性杂病主以培补肾阳、治慢性肾炎用益气化瘀、治慢性泻痢行消补兼施、治顽痹巧用益肾壮督等治法，运用于临床，亦获效良多。

用药方面，老师的经验尤为经得起临床检验。如偏头痛用全蝎；肝病失眠用珍珠母；热痹佐用川乌、草乌；肝炎胁痛选䗪虫；蒲公英用于胆囊炎与肝炎；僵蚕消退过敏性之紫癜；治痛风不离土茯苓和萆薢；治流行性乙型脑炎需加大青叶、板蓝根和白花蛇舌草；心动过缓用桂枝；阳痿勿忘有蜈蚣；肾炎水肿，活血利水，改善肾循环，大剂量用益母草；慢性肾衰竭，改善肾功能，巩固疗效，虽物贵奇缺亦须用冬虫夏草；等等经验，俱在重复有效之中。

总之，老师的学术思想和临证经验具有很强的实践性、指导性和可重复性，以上仅略举数端而已。

今值朱老师从医六十五周年之际，爰以老师所赐治学八字略谈体会，敬祝老师健康长寿，为人类健康、振兴中医事业作更多贡献，张文康部长赠给老师的题词"仁者必寿，老而弥坚"是最好的祝愿。

〔选自《贺朱良春先生从医六十五年纪念册》，2001 年〕

作者简介　姜兴俊（1952—），原四川绵阳市中医院院长，现为上海中医药大学附属曙光医院主任中医师。

从"朱良春现象"看中医学术的继承与创新

中日友好医院　史载祥

约 10 年前为恭贺朱良春先生从医六十周年。我的学兄中国中医研究院王立教授曾写道:"深感先生在中医学术领域中的大家风范,博采百家,自成系统。更难能可贵的是,先生平生所处,偏于东南一隅。故我尝语友人:'当今中医居地区一级,而影响及于全国者,朱老一人而已。'"超越区位强势,独树一帜,声誉遍及国内外。这一现象值得我们深思,尤其在强调科学发展观的新形势下,如何更好地发挥中医药优势特色,有其重要的现实意义及深远的历史意义。

作为朱老师较早年的学生,41 年前毕业实习起跟师临床,蒙师指导获得当时(1965 届)毕业成绩总分第一名。后有幸分配来南通,在朱老指导下工作,并继续学习,直至 1978 年,师从 14 载,几未间断,包括"文化大革命"时期,老师均倾囊相授,使我受用终生。3 年前我代表朱老学生在一次会议上谢师感言中就王立兄所见提出"朱良春现象",后被多家媒体引用。现再结合本次大会主题,谈一下对中医学术继承及创新的看法,以供进一步讨论。

疗效是块试金石。只要是金子,放在哪里都会发光。朱良春先生是临床大师,卓著的临床疗效,堆砌成他无穷的魅力。朱老强调:"中医之生命在于学术,学术之根源本于临床,临床水平之检测在于疗效,所以临床疗效是迄今为止一切医学的核心问题,也是中医学强大生命力之所在。"他告诫我们临床疗效是中医安身立命之本,是中医学术的核心竞争力。此中印象最为深刻者,朱师始终瞄准临床疑难病及危重病,尤其当时、当今西医尚无法解决,或解决不好,或即使解决但患者在身体状况、经济基础难以承受的病患,因疗效奇特,逐步彰显优势,扩大服务范围,拓宽生存空间,如对顽痹(类风湿关节炎、强直性脊柱炎等)、痛风、肝硬化、慢性肾炎、肾功能不全、心脑血管病、乙脑、肺结核、肺脓肿等的治疗。当疼痛难忍、活动受限,几乎病瘫在床这种"不死的癌症"(类风湿关节炎),西药走到尽头(或激素不良反应显著,无法接受)时,以"益肾蠲痹"为主治疗,应用朱老所倡"益肾壮督",配钻透搜剔之品,往往能出奇制胜,力挽沉疴。

"肝硬化腹水"也属中医内科"风、痨、臌、膈"四大难症之一,朱老首创的"复肝丸"确能使肝、脾缩小,腹水渐退,开中医药抗肝纤维化的先河。约在 20 世纪 60 年代,以红参、紫河车益气扶正;炮穿山甲、鸡内金、䗪虫、三七等活血化瘀,逆转肝纤维化的临床事实疗效,我们均一再目睹,惜未进行系统观察。但至 2003 年国家科技进步二等奖的内容之一已赫然写明:"扶正化瘀法在抗肝纤维化治疗中的应用……"

无独有偶,1963 年朱师在《中医杂志》曾连载《虫类药的临床研究》,一时国内曾引起重大反响。文中"水蛭"条下已明显提及治疗胸痹心痛,跟师实践中也常见将冠心病心绞痛、风湿性心脏病等循环系统疾患,按中医"心痹"辨证论治,常用水蛭、全蝎、蝉蜕、䗪虫等虫类药物,多能收到常规药物治疗难以达到的临床疗效。约 40 年后,以 5 味虫类药为主组成的"通心络"治疗冠心病心绞痛,荣获中华人民共和国成立以来第一个中成药主打取得的国家科技进步二等奖，实为朱老虫类药研究心典之肯定，亦为后学者之示范。

肺脓肿是 20 世纪发病率及病死率较高的疾病，抗生素在脓肿一旦形成后已无能为力，胸外科治疗有其严格手术指征，且基层难以普及。朱老深入民间采风，与农民同吃、同劳动，发现专治"肺痈"的民间医生成云龙，请来医院系统观察，开设肺脓肿专科病房，我有幸参加其中攻坚阶段。当亲眼看到中医药的强大优势，大快人心时，会忘记日日夜夜的辛劳。当患者来院时持续高热 40 ℃，咯吐脓血，生命垂危，来院后一旦确诊，使用铁脚将军草（金荞麦）单一中药制剂后，患者多数 1～2 日体温正常，转危为安。记得最严重的一名患者，两肺 23 个病灶（多有液平面），5 次血培养均为金黄色葡萄球菌生长，确诊为金葡菌败血症伴多发性肺脓肿。这样严重的患者曾由我主管，所以我清楚记得未使用任何抗生素（包括口服），完全使用中药（以金荞麦制剂为主）治疗后，患者两肺脓肿、空洞均愈合。血培养转阴，痊愈出院。此项研究后经与中国中医研究院药物所专家合作，系统观察 506 例（均有治疗前后胸片对照），效果奇佳，胜出当时多种广谱抗生素疗效。20 世纪 80 年代荣获国家科技发明奖及卫生部一等科技成果奖，是我国对外介绍中医药十三项成果之一。中医的优势特色不是口号，不是空话，一份事业如此，一个医家也如此。疗效是硬道理，但应如朱老所倡导的必须求真务实。应该以科学发展观为指导，不遗余力地追求疗效，及时总结经验，而光说大话、空话、废话只能帮中医的倒忙。

继承与创新是中医药发展的永恒主题，继承是创新的基础，创新更是继承的动力。朱良春老师勤于耕耘，学有渊源。我记得早年跟师学习，每次早或晚请教时，朱师多正伏案阅读，或笔耕不止，不忍打扰。先生坚持"每日必求一得"的刻苦钻研精神，言传身教，常人难及。上自《内经》《难经》《神农本草经》，下及历代名著，尤其对清代叶天士、蒋宝素和近代张锡纯等名家著述，无不用心博览。先生师承章次公大师，章次公先生亲炙于丁甘仁、曹颖甫前贤（《经方实验录》《丁甘仁医案》为先生指定后学等必读之书），他对《伤寒论》及《金匮要略》作过深入研究，并从中领悟辨证精髓，尝以经方起大疴。随先生学习时常见以大承气汤加味治疗乙脑、高热、神昏取效卓著。另先生对《千金方》曾系统分析研究，吸取其简、便、验、廉的特色，并注重搜集民间有效的单方草药：著名的季德胜蛇药，陈照治瘰疬（淋巴结核）的拔核药，成云龙治肺脓肿的铁脚将军草均为先生亲自发掘，并产生巨大社会及经济效益。先生常云只有将基础理论乃至草头方药进行深入学习研究，才是全面继承，方可系统整理，进而发展、创新、提高。

先生对虫类药悉心研究数十年，从《神农本草经》《伤寒论》《金匮要略》及历代医家著作，以至民间验方，广泛搜集，注重验证，结合药物基源、有效成分和现代药理系统整理，于1978年著述出版我国第一部虫类药专著《虫类药的应用》。本书将散见于历代文献中虫类药研究全面继承的基础上，又有切于实用的多处创新。尤其在疾病谱发生巨大变化的当今，为治疗许多现代疑难病、肿瘤、心脑血管病另辟蹊径，别开洞天，在一个方面为中医药特色、优势的发挥添上了浓墨重彩的一笔，给中医学乃至整个医学界留下深刻印象。先生受到章次公先生"发皇古义，融会新知"思想的影响，一向重视对现代医学的学习，取其长处，为我所用。据我的学兄医学史专家马伯英教授（曾受聘于英国剑桥大学协助中国科学史专家李约瑟教授工作）考证，朱良春先生为我国最早撰文提出辨证论治与辨病论治相结合的学者。当今即便是初为医者多耳熟能详的观点，先生在近半个世纪前已经明白无误地提出，是多么难能可贵。先生强调中、西医各有所长，辨证论治是中医的精髓之一，特色所在，不但不能丢弃，而且要不断发扬。如结合西医辨病，宏观与微观相参，使治疗各具针对性，有利于提高疗效。先生在《21世纪中医的任务及展望》中指出："中医药学是一门科学。是应当随时代的发展而不断充实、创新，因此中医药必须实现现代化，这是摆在21世纪中医面前不可推卸的重要任务之一。"

根深才能叶茂，以至硕果累累。朱良春老师深造于"经典"，创新于现代，卓越的继承，成就了超群的创新。诚如已故儿科权威江育仁老师对朱老的评价赞誉为"才智天生，思维超人；善于继承，勇于创新；辨证辨病，见解英明；虫类研究，誉满杏林"。

"朱良春现象"揭示出中医药继承与创新的可循规律，折射出中医药学扎根临床、发扬光大的真谛，是不可多得的宝贵财富。后学者可以从中借鉴，为新世纪新形势下发挥中医药学的优势和特色作出应有的贡献。

〔原载于《名师与高徒》，长沙：中南大学出版社，2005年〕

作者简介　史载祥（1942—），主任医师，教授，博士研究生导师。现任中日友好医院中西医结合（心血管内科）专业首席专家，中央保健会诊专家，全国第三、第四、第五批名老中医药专家师带徒指导老师。中国中西医结合学会常务理事，中国中西医结合学会活血化瘀专业委员会名誉主任委员，世界中医药学会联合会心血管病专业委员会副会长。担任《中国中西医结合杂志》等7种杂志编委。享受国务院政府特殊津贴。

度人之金针　问津之舟楫

——试析朱良春老师的治学方法与理念

英国牛津　朱步先

我的老师朱良春先生是当代卓有成就的医家，先生的学术论著、经验良方早就不胫而走，誉满天下。先生所示之治学门径是自身治学的写照，也垂范于后学。而这些"枕中秘"，古之学者常不肯轻易示人，这正如金代元好问诗云："鸳鸯绣了从君看，莫把金针度与人。"我追随恩师问业多年，深感先生是一位乐为后学指点迷津、视"金针度人"为己任的良师。先生的所作所为绝异时俗，襟怀宽广逾越常人！非凡的智慧与卓识成就了先生，也使吾侪受惠终生。

清代医家周岩说过："夫学问之道，不外致知力行两端。"要致知就不能缺少读书的功夫。中医书籍汗牛充栋，难以穷尽，朱师主张要"精读"与"泛览"相结合。先生认为：《内经》《神农本草经》《伤寒论》《金匮要略》等经典著作，"文简、意博、理奥、趣深"，一定要"精读"，才能窥其全貌，打好根基。根深则叶茂，本固则枝荣。而对于后世历代名著则进行"泛览"，方能从源到流，兼收并蓄，而不致偏于一隅，或一叶障目，不见泰山。所谓"泛览"，也要有选择性，他对《千金方》作过深入的研究，又推崇张景岳《类经》、孙一奎《赤水玄珠》以及清代叶、薛、吴、王和蒋宝素的著作。朱师师从章次公先生，具有强烈的革新精神，他对近代医家张锡纯也颇为心折，于此可见先生的价值取向。

对经典的理解首先要求不违原意，这就要"信古"，假使先怀成见，简单比附，不仅不能承接古人的遗意，还有可能与真知失之交臂，更谈不上"探骊得珠"了；但也不能迷信古人，更不能盲从，要敢于"疑古"。从这个意义上来说，善读书者，往往是"信古"与"疑古"的统一论者。清代医家程杏轩说："夫医之为术也，蔑古则失之纵，泥古又失之拘"，均为治学之大忌。朱师主张读书要能独立思考，"每日必求一得"，有了自己的心得，就能做到取舍在我，采择精当。从而使读书的过程，成为积累知识的过程，增进自己思维能力的过程。读书还要能取精用宏，触类旁通，理论联系实际。例如朱师根据"肝开窍于目"的理论，用养肝明目之品治疗视神经萎缩、眼底病变。从菴茼子"主五脏瘀血、腹中水气"（《神农本草经》）的记载中获得启示，引用于治疗肝硬化腹水，等等，可谓学以致用，化旧为新。可见朱师既不"蔑古"，也不"泥古"。

在"泛览"的过程中同样要注意"精读"，对书中精警之处细心揣摩。例如《本草纲目》这部伟大的著作，具有极高的文献价值，可供"精读"之处实在太多了。书中所引的寇宗奭、杨士瀛两位宋代医家，以其立论不同凡响令我折服。试看寇氏对药性理论的一段论述："生物者气也，成之者味也……寒气坚，故其味可用以软；热气软，故其味可用以坚；风气散，故其味可用以收；燥气收，故其味可用以散；土者冲气之所生，冲气则无所不和，故其味可用以缓。"又说："坚之而后可以软，收之而后可以散。"这就深刻地揭示了气味犹如阴阳似离实合之义，以及"软"与"坚""收"与"达""散"与"敛"的对立统一、相反相成的辩证关系，确实精辟之至！杨氏对药物的性能别有会心，其中有独到的阐述，如谓苍术能"敛脾精"；有大胆的推断，如谓黄连"能去心窍恶血"；辨析药性的异同也切中肯綮，如谓"诸疮，痛者加地榆，痒者加黄芩"。凡此等等，可谓要言不烦，百读不厌。这些理论与经验，是前人心血的结晶，值得珍视。多年来，我遵循朱师的教诲，认真读书，获益匪浅。

朱师博览群书，折中至当，临证触机即发，应用自如，并能从诸家中脱化出来，自成一家，形成鲜明的风格。其卓越的疗效可见"力行"的功夫。先生临证很重视辨证论治，认为辨证论治是中医学的精华，"不论对如何复杂的病情，都可依据症状，从阴阳消长、五行生克制化的规律中，运用四诊、八纲归纳分析，提出综合的治疗措施。"这段论述扼要地阐明辨证论治的基本精神是从整体观点出发，采用分析的方法、综合的手段。唯其如此，才能在错综复杂的症状中看清"表象"，识别"假象"，找到"真象"。辨证固然困难，然而制方用药亦属不易，若精于辨证而疏于辨药，亦难获佳效。故朱师精研本草之学，并注意发掘愈疾之特效药，作为辨证论治的补充。这正如清代医家赵学敏所云："天心爱人，生一害必以一物以救之"，有此信念，方能探索不止。老药固可新用，散失于民间的验方草药亦搜入囊中，这就拓宽了选药的视野，丰富了处方的内容。如萹草之通淋利尿、虎杖之宣痹定痛、仙鹤草之涩肠止泻，均历验不爽。而一枝黄花之疏风清热，可供时感高热之需；接骨木之活血消肿，堪作痛风泄浊镇痛之助；豨莶草之祛风活血，移用于黄疸邪毒稽留之症，堪称点石成金。从以方统药的角度来看，这些药物的应用更觉韵味无穷。朱师所制之新方，皆自出机杼，意深旨远，其中如益肾蠲痹丸、仙桔汤、夺痰定惊散、复肝丸等，均经得起临床之检验。

为了不断丰富辨证论治的内涵，朱师又提出辨证与辨病相结合的主张，早在20世纪60年代初，先生撰文就辨证与辨病的关系、辨证与辨病相结合的重要性进行阐述，并反复实践，苦心探求其中的规律。借助于西医学各种理化检测手段，对于明确诊断、观察疗效、判断预后均有积极的意义。而中西学理的逐步沟通，也有助于启发处方用药的思路。但如果囿于各种理化检测的结果，忽略了中医的四诊，就失去自我的特色。朱师指出，"辨证是绝对的，辨病是相对的"，即使西医明确诊断的病，依然需要辨证，才能在千变万化的病程中，洞察本源，知机知微，养正气之来复，纠阴阳之失衡，促进疾病向健康转化。

朱师以"自强不息，止于至善"为晚年的座右铭。前者出自《易经》："天行健，君子以自强不息。"后者亦堪玩味，庄子说："知止乎其所不能知，至矣"。明代大医家张景岳说："夫止即归之根，一之极也。盖病之止，止于生：功之止，止于成……善之止，止于积……能知止所，有不定乎？既定矣，有不静乎？既静矣，有不安乎？既安矣，有不虑乎？既虑矣，有不得乎？……然则得由乎虑，而虑由乎止。"故"止"者，乃是"大音希声"（《老子》），是新的起点，是向更高层次迈进的开始。于此我们可以略窥先生的精神世界，也就不难明了先生已届九秩高龄，依然壮心不已，笔耕不辍、讲学传道、释疑解惑、度人济世的个中缘由。朱师效法天道，自勉自强，澄心凝思，使学术思想再升华的精神，吾辈深受激励。

光阴荏苒，岁月不居。40多年前的我，是一个僻居苏北小镇、生计茫茫的失学青年，转而攻医，诚非易事。学海无涯，问津无门，若非恩师度我，当不至有今日，先生教诲、提携之恩，永志不忘。多年来先生总是以他高尚的人格感染人，用他的深沉与渊博，把学子带进知识的王国，去领悟其中的真谛。先生所示的读书方法、临证心法，以及在深邃的传统文化背景下的哲理思辨，为中医学术的发展与创新提供了借鉴。上述点滴心得体会，窥管而已。区区献芹之意，或可博吾师一哂，并就正于诸位同道。

〔原载于《名师与高徒》，长沙：中南大学出版社，2005 年〕

作者简介　朱步先（1945—），著名中医学者和中医临床家。始承家学，20 世纪 60 年代拜朱良春教授等为师，从医 50 余载。1985 年奉调中国中医研究院（现中国中医科学院），1992 年出国，致力于海外中医药传播事业，专注临床及学术研究，现居英国牛津。曾任江苏省泰兴县（现泰州市）中医院副院长、《中医杂志》社副社长兼编辑部主任。

授学解惑　良师春暖

上海市中医文献馆　杨悦娅

1999 年正值我参加名老中医学术经验继承期间，我拜师上海名医、全国名老中医药专家学术经验继承研修班导师张云鹏主任受业。张师与朱良春大师交往甚密，师兄情笃。由张师引见，我第一次有幸拜会朱师并喜得朱师馈赠《医学微言》一书。之后借着沪苏之便捷以及全国优秀中医临床人才研修项目的平台，我有机会多次前往南通跟师学习，领略了朱师于临床的大将风范。

朱师于临床功力深厚，内外妇儿所涉甚广。疑难杂症，著手可瘥。起沉疴，救急症，挽生命于垂危，镇病邪于肆虐。疆域内外，求医者纷至沓来，那些患有强直性脊柱炎、系统性红斑狼疮等及那些肾病、肝病、血液病等医学界的绝症难症患者，在朱师这里有了生的希望，病家枯木逢春。朱师的业绩与建树为同道所称颂，为后学之楷模；彰显杏林，世人所仰，非我拙笔所能全，仅就良师对吾在学业诊务中之诸多启迪，受益感悟，略陈一二，以见良师如春之暖。

一、指点迷津　触类而长

朱师对《伤寒论》多有探究，对仲景理论结合他自己临床体会或加发微，或予释难，或以质疑，独抒己见。在《医学微言》中，朱师谈到《伤寒论》从小便利与不利作为蓄血与蓄水的辨别。蓄水者，病在气分，气化不行，故小便不利；而蓄血则病在血分，营血瘀阻，无碍气分的气化功能，故小便能自利。而朱师认为：血分、气分互不影响，仅是言常而未尽其变，假使瘀血阻滞，影响气化，不仅可见小便不利，而且可见肿满诸证。如临床常见肝硬化腹水、心脏病水肿等，均有小便不利这些见症，也程度不同的都有瘀血存在，而单从小便不利辨为气分之证，唯从气分论治，则难达预期疗效。朱师这番厚积薄发之灼见，若没有长期临床观察和临证丰富的经验，是难对先贤理论如此辨证地分析，作出切合实际的理解和诠释。这种结合临床学经典的思维方法，对我颇多启发。如我曾治疗一例更年期妇女，每午后下肢浮肿，小便不利、量少，自觉身体困重腹胀，西医B超及生化检查均无肝肾异常提示，血压、血糖正常，血脂稍偏高，心功能也无异常。望其舌质淡，苔薄白滑润。我予温肾健脾，化湿利水立法处方。药后一周，小便仍然欠通利，午后仍有下肢压痕可见。观我处方：桂枝、附子、白术、茯苓、泽泻、防己、大腹皮等，气药有余而血药不足。朱师明示：气分小便不利，也可有不同程度血分之瘀，不可单从小便利与不利而将气血截然分开。于是在上方中加益母草、泽兰、当归以调冲任、化瘀血，并可加强利水、消肿之功。一周后再来复诊，疗效果显，小便得利而肢肿消退，腹胀身重也除。法师致用，如今我在临证总会记得气血生理相依，病理也相及，治气病不忘和血活血，疗血证不忘理气调气，如治便秘常加桃仁活血润肠，治失眠加当归、丹参活血养心；而诸如子宫肌瘤等血分癥积之病，除用活血化瘀，破血消癥之血药外，还必配伍莪术、香附、枳实、青皮等行气破气消坚除结之品。气血生理相依，病理也相及是其理也。

由此可悟，经典授人于医之大道，是原则，是纲领，而具体的领会、应用，就要像朱师那样，验于临床，感悟临床，圆机活法；大道是法，小道是巧，两者结合，才能在更高层面上知常达变。

二、学验俱丰　昭示后学

朱师学验俱丰，著作等身，而著书立说，必出己验；言病必究其由来，及药必详其之用。昭示来学，与人规矩也示人以巧。如附子，人称霸王之药，辛热燥烈，用之得当沉疴迅起，用之失当，则祸不旋踵。朱师集多年临案经验，提示用附子可掌握的标准：舌淡润嫩胖，口渴不欲饮或但饮热汤；面色苍白汗出，四肢欠温；小便色清。即便同时兼见高热、神昏、烦躁、脉数也可用附子以振衰颓之阳气（《朱良春用药经验集》）。朱师还明确指出，附子也可用于炎症，不能因为"炎"字就误认为均是火毒而不敢用附子。这是先生对中医辨证论治精髓的应用和提炼。原本我临床用附子，多用于冬季而畏用于夏季，多施于重症个案而少用于常疾众病。得益于朱师的用附心法，则也留心观察可用附子的病例，尤对那些久治不愈，辗转来诊的患者，四诊合参，凡有符合用附子征象者，大胆用之，往往颇有显效。如在妇科中，慢性盆腔炎发病日趋增多，而且往往抗生素用之失效，反复发作，久难彻愈。临床表现多属正虚湿阻，夹瘀夹滞。以往我用仲景薏苡附子败酱散为基础方加减治疗，但方中附子常以黄芪所取代，没有明显阴寒阳虚之象，不敢轻用附子。在朱师用附心法标准的启迪下，我观察到慢性盆腔炎的患者，多有腹痛绵绵，喜温喜按，舌苔白腻或白浊不化。由是我将附子作为治疗慢性盆腔炎的常用药，无论寒暑春秋，只要辨证可用，则视证用附子6～12 g不等，即使有些患者舌质稍红，但只要苔白滑、白浊，腹痛喜温按，带下清稀者，也照用附子不虞，不但疗效显著，而且大大缩短了盆腔炎治愈的疗程。我体会，附子鼓动正气，温化寒湿，开启被遏阻之阳气，从而提高机体抗病之能力，增强了机体免疫系统功能，而促进了炎症之吸收及病灶的修复。

三、凡药奇用　顽疾奇效

朱师的醇学厚功还体现在用药平常确有奇功。一味苦参，治疗顽固性失眠，女科用药益母草治疗心衰；益肾良药治阴虚肠痹；对黄疸长期难退，久黄入络，朱师用豨莶草90～100 g煎汤口服有助化瘀退黄，等等。用药看似简单，却源于朱师对医书、医案的精读研析，心悟变通，理论指导实践。为此，我在临床中领会他的思维范式，实践他的经验，深感朱师授学，深入浅出而实用。如我常将朱师所授降压足浴方（桑叶、桑枝、茺蔚子）施用于来诊患者，可谓效如桴鼓。一般高血压患者在原用药基础上加用足浴方后，疗效均有增加，有些还撤掉了西药。如一张姓男子，晨起至中午血压居高不降，甚至可达170/110 mmHg（1 mmHg＝0.133 kPa），服多种西药不能控制，来我处服中药，血压有所下降，但仍在150/100 mmHg上下。于是我给他加用朱师降压足浴方，嘱其大汤烧开，临睡与晨起各泡洗双脚30分钟左右。一周后来诊，患者欣喜相告，足浴几天后，晨起头目清爽，测血压居然是在正常范围，这是他近几年来所没有过的。还有一位更年期女性，一年多血压上下波动，西药难控制，我用内服中药加外用足浴方，现血压已完全正常，西药已停服，更年期伴随的失眠、潮热、头痛也基本消失。

朱师曾传授蜂房一药，对肾阳虚导致的多种疾病，如男子阳痿，房事不起，弱精少精、小儿夜寐遗尿、老年慢性支气管喘咳等，均可用之。我试用于老年前列腺增生肾虚尿频甚效。

益母草活血养血利水强心，根据朱师之授，我对更年期女性之下肢浮肿予益母草 30 g，每日煎汤代茶嘬饮有效。

像这样简便应验的经验方药，在朱师临床积累中不胜枚举，垂手可拾，足为吾侪所师。

四、雕虫造奇　填补医道

跟师学习，还令我仰止的是朱师对虫类药运用得出神入化，可谓是开系统实践运用之先河。先生对虫类药积数十年的潜心研究，勤实践，善总结，归其类，明其理，广其用。并汇以成册，付之以梓，充实与推进了中医虫类药的理论体系，填补了虫类药研究之空白。

1983 年，一个偶然机会，我购得了朱师在 1978 年出版的《虫类药的应用》一书。起初是对虫类的好奇而去翻阅此书，而当我逐行细读时，那些平时令人生厌，令人生畏的虫子在我眼中竟然变得那么可爱，它们在大师手中已演绎为功力迅捷，救人于危难的功臣。自那以后，朱良春教授的名字就镌刻在我的脑海中，敬仰之余，立志中医，追求中医的信念深植于我心中，而且自勉要立足于临床，为一名苍生之医。我曾几度调转工作，也曾几度搬迁，而朱师这本为我开启人生之路的书却一直随我不离。无论在为学生讲课，还是在临床实践，我都会引用《虫类药应用》一书中的内容，充实教学或辨用于临证。如方中常参用䗪虫、水蛭以治疗子宫肌瘤，壁虎用以治疗甲状腺腺瘤、结节，地龙治疗心脑梗死，全蝎治疗偏头痛，等等。这在早些年代，作为一名学资尚浅、初出茅庐的无名之辈，能如此引证活用来丰富教学，能如此大胆泼辣用虫药于处方中，着实为同辈们所刮目。思往抚今，我能坚守着中医这块古老而又绚烂的阵地并不断进取，人至中年能体验收获的喜悦，实是受益于朱师的启蒙引航。

五、蜡炬燃己　光照他人

朱师居所临于濠河，古朴典雅，书香浓郁。最为突出的是，在居室三楼，整个层面，被设计为集阅览、静习、讲课、研讨为一体的多功能厅。桌椅、写板、陈书一应俱全。这是朱师专为来自各方有志之士拜师求学、医林贤达论医讲习、同道引玉切磋等提供所用，俨然一所中医讲习所，这在现今居家私宅中，恐也难得有之，先生对中医事业的热爱与奉献由此可见一斑。他对海内外慕名前来的求学者，无一例外的悉心传授，循循善诱，答疑解惑，指点后学。将自己多年所得，倾囊相传，毫无保留。

笔者几度求学于先生之门，每次总是数天而不得不返，但每次都被朱师那敬业的精神，无私的胸襟，深深地感动着、激励着。

记得那是丙戌仲春，正是百花争艳春风醉人的季节，在南通美丽的濠河之滨，一位情笃于岐黄，耕耘于杏林 70 载的九旬老人、国内外著名中医学家，中医临床大师朱良春教授以其对后学的殷切期望，传道授业的无私胸怀，提掖后起的博爱之心接纳了我们上海的全国优秀中医临床人才研修项目学员一行四人的拜师求学之请。

时年已九旬的他，得知我们将去求学，早早就做了精细的计划安排，从食宿到日程内容，考虑得入微周全，朱师的几位子女——可亲可近的师哥师姐们，忙前忙后执行着朱师的指令，关照着我们的到来。一周的学习时间紧凑，内容丰富，形式多样。朱师不顾年事已高，临床为我们带教，诊余为我们讲课。我们到南通第二天，正是朱师出诊日，我们随诊学习，一整个半天，朱师一边细心为来自各地的患者辨证处方，耐心应答患者的问题，一边不断地给我们讲解临证心法，用药之由，不厌其烦为我们解惑，全然不顾诊务的辛劳。亲身置于朱师诊事之中，真切感受到朱师秉承章次公先生的为医启导："儿女性情，英雄肝胆，神仙手眼，菩萨心肠。"

诊事之余，朱师给我们传道讲学，从入道学医的经历，到拜师随诊的感悟；从对经典的探微钩玄，到融汇诸家的发微；从辨证立法的心得，到用药积累的经验；从中医发展大业的思考，到为医济世的行操，无所不及，无所不囊。有时一天下来，老人家腰背酸困，足趾浮肿，但他还是把时间尽可能多地用在我们对知识的渴求上，而他自己却往往放弃休息，为我们挥毫泼墨，题词作勉。临离南通前一天，朱师嘱咐我们中午休息一下再去听他讲课。当我们午休后踏进朱师家，只见他利用这段午休时间已为我们每人挥毫写就"博极医源，精勤不倦"，相赠相勉。浓浓的墨香，传递着朱师对弟子门人的激励与厚望。深深的师情，温暖着我们每一个人的心窝。感师恩如春，叹此生无求，唯岐黄业也！

六、扬帆引航　训导劝学

朱师的先师章次公先生有句著名训言"发皇古义，融会新知"。"发皇古义"就是要重视经典著作的学习，继承前人的学术精髓，在对"古义"进行深入的学习、领会的基础上，同时在实践中加以研究探索，才能对"古义"有感而发，并能发其义而不离其宗。光有"发皇"还不够，次公先生还同时要求"融会新知"，跟进时代，不断学习新知识，在实践中融会贯通，主张以科学的态度看待前人的论说，以临床实践检验是非，结合实际加以甄别、取舍、阐明、光大，使得传统的理论在实践中不断完善、不断推进，代代传承。这是章次公先生与时俱进治学思想的体现。

朱良春老秉承章公的学风精神，践行"发皇古义，融会新知"，并劝学来者：读书要勤于思考，学以致用，"学问"就是在有学有问之中获得的，有思考才会有提问，有思考才会有心悟。这是朱师的教导，也是我所乘的学海之舟。我将努力实践着朱师的训导，融会众学，不断学习，不断继承，心悟感知，不断创新。

〔选自《朱良春医集》，长沙：中南大学出版社，1999年，收入时有修改〕

作者简介 杨悦娅（1958—），上海市中医文献馆老中医门诊部主任医师，上海中医药大学兼职教授，硕士生导师，《中医文献杂志》主编。全国第二批名老中医药专家学术经验继承人，国家首届"全国优秀中医临床人才"，全国名中医张云鹏传承工作室学科带头人。中国药学会药学史专业委员会常务委员，中华中医药学会继续教育分会常务委员，上海药学会药史分会副主任委员。

继往开来　大家风范

——祝贺朱良春老师九十华诞

英国牛津　朱步先

　　当代著名中医学家朱良春先生已届九十高龄，走过了近 70 年的治学历程。先生老而弥坚，精神矍铄；高尚其志，沉潜治学，著书立说，弘扬岐黄，是承先启后、继往开来的大家。在先生九十华诞将届之际，作为先生的弟子，衷心喜悦，欣然命笔，聊表祝贺之忱。遥想自 20 世纪 60 年代忝列门墙，迄今 40 余载，每蒙先生教诲，如沐春风。先生崇高的医德，严谨的学风，精湛的医道，真可谓"仰之弥高，钻之弥深"，激励吾侪奋进不息。

　　尝闻近代文史学家陈寅恪先生云："自昔大师钜子，其关系于民族盛衰、学术兴废者，不仅在能承续先哲将坠之业，为其托命之人，而尤在能开拓学术之区宇，补前修所未逮。故其著作，可以转移一时之风气，而示来者以轨则也。"旨哉斯言！持此说以衡先生对中医学术的贡献，亦颇能得其大要。盖先生乃近代著名医家章次公先生之高足，得章氏治学之精髓，在中医学术的征途上筚路蓝缕，开拓进取，其学说立论新颖，颇多创见；经验良方亦风行当世，影响了一代学人。

　　朱师为江苏丹徒人，后徙居南通市。1934 年曾拜江苏孟河马惠卿先生为师，打下了扎实的中医根基。后又考入苏州国医学校，抗战开始后转入上海中国医学院学习，师承章次公先生。章先生是一位具有创新精神的医家，以"发皇古义，融会新知"为治学之嚆矢，一扫因循守旧之颓风。朱师继之而起，在 1962 年就撰写专文，提出辨证与辨病相结合的主张，在学术界引起很大的反响。这一主张与"发皇古义，融会新知"一脉相承，并使之具体化，也更具有实践意义。它将中医的整体观念、辨证精神与西医对"病"的认识结合起来，从而为辨证论治开辟了新境。

朱师对虫类药的应用造诣精深，亦肇端于章次公先生，章先生擅于运用虫类药治疗风痹、肿胀、积聚、头风诸疾，朱师得其真传，悉心研究、系统总结了前人运用虫类药的经验，结合自己的临床实践，于 1963—1964 年在《中医杂志》连续发表虫类药的临床应用论文，后又出版了《虫类药的应用》专著，一时洛阳纸贵，不胫而走。以虫类药组方攻克疑难杂症，尤令人瞩目。其中著名的如"益肾蠲痹丸"，擅疗类风湿和风湿性关节炎、增生性脊柱炎诸疾。此丸以"益肾壮督，蠲痹通络"为证治大法，方中汇集了蜂房、蕲蛇、䗪虫、僵蚕、蜣螂、全蝎、蜈蚣、地龙等虫类药，问世以来，市场畅销，深获病家好评。再如治疗慢性肝炎、早期肝硬化之"复肝丸"，治疗阳痿之"蜘蜂丸"，治疗头痛经久不愈之"蝎麻散"，等等，疗效卓著，历验不爽。影响所及，今之论虫类药者，莫不谈及先生，说先生开一代应用虫类药之风气，并不为过。

先生对热性病和疑难杂症的治疗均具有开拓性的贡献，对热性病的证治不囿旧说，提出"先发制病"的观点，启发医者从各种热病独特的个性出发，见微知著，发于机先，采用汗、下、清诸法，从而控制病情发展，达到缩短疗程，提高疗效的目的。对疑难病的治疗，先生提出可供借鉴的思路，如"怪病多由痰作祟，顽疾必兼痰和瘀""久病多虚，久病多瘀，久痛入络，久必及肾""上下不一应从下，表里不一应从里"。上述这些精辟见解，先生说是他"个人60多年岐黄生涯的实践体验，历试不爽的"，故可作治学格言观之。

先生学识渊博，建树甚多。上述举例，一隅而已。然而仅此一隅，亦使我们获得深刻的教益，并从中领悟治学之道。晋代医家葛洪说过："良匠能与人规矩，不能使人必巧也；明师能授人方书，不能使人必为也。"先生是示人规矩之巨匠，而承继其学，并发扬光大则赖吾辈之努力。

衷心祝愿先生健康长寿，造福众生。

〔朱良春老师九十华诞贺词，2006 年〕

老而弥坚　奋进不止

——《朱良春医集》读后感

河北省中医药研究院　曹东义

2006 年 9 月 21 日，在"南通良春风湿病医院"开业典礼上，刚刚由中南大学出版社出版的《朱良春医集》首次同读者见面，事业与学术双重辉煌的成就，成了朱良春先生 90 岁诞辰最好的礼物。

80 万字的《朱良春医集》分为医理感悟、临证治验、用药心悟、杏林贤达、薪火传承等几部分内容，集医学理论探索、临床经验总结于一炉；既有数十年之前的精辟见解，也有近年撰述的心悟精华；内容宏富，俯拾皆是，琳琅满目，美不胜收。

一、为事业而著述不辍

朱良春先生早年撰成的《虫类药的应用》，引起了海内外同道的重视；继而由师门弟子总结的《朱良春用药经验》，学术界亦争相传阅，很快就销售一空，于是有了增订本的刊行；1996 年朱老 80 岁诞辰之时，人民卫生出版社出版了《医学微言》；1999 年，朱老主编的 50 多万字的《章次公医术经验集》面世；2001 年《临床医学家朱良春》出版；2005 年朱老手自校雠 80 余万字的《名师与高徒》刊行。在 90 岁华诞来临的时候，朱老精心选编、集大成之作的《朱良春医集》呈现给读者。这一系列学术著作的问世，不仅反映了著作者的勤奋，更体现出一位中医临床大家对于事业的赤诚之心。尤其是在"年且九十"的高龄，还这样奋进不止，更是让人钦佩不已。

孔夫子"述而不作，信而好古"，热衷于整理与传播中华优秀文化，他的弟子对此极为崇敬，称赞说"夫子之墙高万仞"。朱良春先生几十年之前就勤于博览群书，而且要求自己"每日必求一得"。其学术素养的深厚内涵，使我这个学习"中医临床文献研究"出身的学子，也颇感浅陋与汗颜。

朱良春先生求学之初，对于《医宗金鉴》《千金要方》就深入钻研，对于其中收载的方药治法细心揣摩，验之于临床。他将《伤寒论》《金匮要略》的经方在中医临床上广泛应用，且灵活多变。在对于每一个疾病进行论述的时候，朱老往往是既上溯《内经》《难经》讨其源，又博采历代名家论其流；既是对于这一疾病的发展史的论述，也充分展示了他自己广收博采、灵活化裁、极为丰富的治病活法。他对于金元名家、清代温病大家的学术成就都进行过细致研究、精心推敲；对于近代陈实功、王清任、蒋宝素、张锡纯、章次公等大家的学术经验，以及民间单秘验方都反复揣摩，吸收其精华，融入自己的临证实践之中。他之所以能够取得良好的临床疗效，达到一般人难以想象的境界，与他善于学习古人经验，"虚心而师百氏"是分不开的。

二、博采古今，辨治百病

朱良春先生临证 70 年，阅人无数，活人无数，其治疗"顽痹"类风湿关节炎，轻松一抓就是几百例。他在著作中说："从 20 世纪 70 年代所治 200 余例'肾阳不振'之患者的病种来看，计有高血压、慢性泄泻、顽固头痛、劳倦虚损、月经不调、慢性肝炎、顽固失眠、神经症、阳痿、腰痛、浮肿、哮喘、慢性肾炎等疾患。从疗效来看，基本上是令人满意的。从病程来看，大多在 1 年以上，部分是 3～5 年，甚至达 10 余年者。因此，'培补肾阳汤'在临床上应用广泛，疗效较好（《朱良春医集》184 页）。"像这样"疗效较好"的自组方剂，在朱良春先生的著作里比比皆是，开卷即见者多矣。

朱良春先生出神入化地以他的切身经历带领着我们从经典到临床，从临床到经典；内、外、妇、儿无所不到；理、法、方、药无所不包。或上九天揽月，或下五洋捉鳖，朱老把中华大医的"神功"演练到了极致。

说到朱老的"神功"，他还有"点石成金"的"绝活"，在此不能不表。

三、胸怀宽阔，点石成金

20 世纪 50 年代初期，南通市郊外 20 里的土地庙里住着一位以卖蛇药为生的"蛇花子"季德胜。他不识字，也不懂得医药理论，但是他有自古相传的治疗毒蛇咬伤的药方，靠着这个祖传秘方，他流浪江湖，养生糊口。时任南通市中医院院长的朱良春先生听说了这件事后，专门调查了他治愈的患者，证实确有疗效，便把他请到医院，做了专科医生，并成为好朋友。他们一起研究蛇药的配伍，固定剂型，确定比例，终于制出了享誉中外的"季德胜蛇药"。《工人日报》当年以"蛇花子成为大医师"为题进行了专门报道。季德胜因此成了中国中医研究院的特约研究员，并且成为南通市中医院"名医"。还有一位治疗淋巴结核的陈照也是朱良春先生"点化"的民间土医生。他们两位 1959 年都作为全国医药卫生会议的代表，受到了周恩来总理的接见。1989 年成为江苏省十佳新闻人物的成云龙，其治疗肺脓肿的经验也是由于朱老的"点化"才由民间脱颖而出，得到推广、应用的。当时被誉为南通市中医院的"三枝花"而闻名全国。

如果没有过人的胆识，就不会发现这"三枝花"；如果没有宽广的胸怀，也不能容忍"三枝花"成长、壮大。

经过朱良春先生"点化"的人绝不止这"三枝花"。他 20 世纪 30 年代创办了《民间医药月刊》，40 年代开办了"南通中医专校"，并担任《国医砥柱》《华西医药》和《广东医药旬刊》的编委或特约撰稿人。中华人民共和国成立后朱老发起、创办了"南通市中医院"，在工作之余，他多次到全国各地讲学，奔走于大江南北，还多次受到日本学者的邀请前去传授经验。听过他讲学、得到过他指点的学子后生不计其数。其中，已成为著名专家的我们也可以"随手拈来"。

科技部中医发展战略课题组组长贾谦先生深有感触地说："20 世纪 60 年代，南通市中医大师朱良春先生收了一个民间医生做徒弟并悉心相授。他没有学历，朱老就争取到了一个正式进修名额而让他获得了行医资格。后来，这个没有受过任何高等教育，职称不高的徒弟成为 1982 年卫生部中医司组织编写《实用中医内科学》的统稿人，后又担任《中医杂志》的主编，现在英国牛津讲学诊病，他就是朱步先先生。"

笔者在中国中医研究院研究生部学习时的老师何绍奇教授，也是朱老早年的得意门生。他与朱老前后几十年书信往来探讨中医学术，也是朱老推荐的 1982 年卫生部中医司组织编写《实用中医内科学》的统稿人。

中日友好医院大内科主任史载祥教授，20 世纪 60 年代毕业之后就跟随朱老，受益早，成就高。他说，朱老偏居我国东南一隅的小城之内而能声闻全国，成为屈指可数的著名学者，实属不可多见的"朱良春现象"。

四、热心师承，传播中医

朱良春先生之所以居则倾城，出则倾国，与他深厚的学识、宽广的胸怀和坦荡的为人是分不开的。笔者 2005 年初入师门，尚未登堂入室，在南通参加"全国第一届名师与高徒学术论坛"，不知天高地厚地提出建议，要用一个"响亮"的口号代替原来的"会标"。朱老不以我这个晚辈末学为轻狂，毅然用笔者的建议替换了原来的词句。"名师高徒聚首南通，传承中医为我中华！"笔者凝望着高高悬起的会标，对于朱老虚怀若谷的大师风范，内心充满了深深的敬佩之情。橘井有深泉，活水育杏林。朱老以 89 岁的高龄，对于 160 多篇论文，手执丹铅逐字校勘，甚至为了一处疑问，几次打电话与作者商量，其真其诚感人至深。一鹤引来万鹤鸣，徒讲师评说继承。朱老细心编撰的《名师与高徒》，会前顺利出版，使这次短暂的相聚，汇成永久的交流。正是在朱老的精心安排下，南通的名师与高徒传承会议获得了成功。

说师承，讲传统，朱老为我们树立了又一座丰碑。

五、善于继承，学有渊源

章次公先生说："用百病之方，治百人之病，方称得是良医。"朱良春先生化毒为药，变废为宝，著成《虫类药的应用》，填补了"华佗无奈小虫何"的空白，发前人所未发。他所拟之新方，何止"百方"，他所治之病，也绝不止"百病"。

章次公先生说："发皇古义，融会新知。"并说："欲求（与西

41

医）融合，必先求我之卓然自立。"朱良春先生在 20 世纪 60 年代初就提出了"辨证与辨病相结合"的重要性。他说："否定病和证的任何一方面都是片面的、不完善的，而两者结合，则是创造新医学派的重要途径。"当时，我国刚刚摆脱了歧视、限制中医的错误，正开展着大规模的中医进医院、西医学习中医、中西医结合创造新医学的"运动"，而刚成立的中医学院还没有毕业生。这时提出辨证与辨病相结合，对于推动中医学术发展、验证和提高中医疗效，对于中西医结合的探索都是很有意义的。只是后来事情的发展有些背离初衷，恰如朱老指出的那样，有的人把辨证候改成了辨证型；把活泼的辨证论治改成了僵死的"对号入座"；把有机地结合变成了唯西医标准是从。"我们应当像章次公先生提倡的那样'双重诊断，一重治疗'，坚持衷中参西、纳西，独立发展中医学术，而不是屈居从属地位。"（《朱良春医集》）

对于外感热病，朱良春先生提出的"先发制病"的观点，确有创见。外感热病传变迅速，如仅尾随其后，见证而治，不免被动。如果掌握了疾病的发展变化规律，能够见微知著，预先设伏，先发制病，就可以防患未然，取得主动。这正是深入研究外感热病发展变化规律，由不得不如此，达到不必如此，牢牢掌握主动权的体现。朱良春先生继承章次公先生寒温统一的思想，提出外感热病后期患者常死于心力衰竭，因此，临床上常用六神丸等强心救逆、回阳固脱的方法进行治疗，弥补了温病学家畏惧"灰中有火"的学术不足，提高了救治率。

"夫子之墙高万仞"，朱良春先生深厚的学术渊源、精湛的活人绝技不是轻易就能说清楚的。更何况我初入师门，只能是浅尝而已。我想，太老师章次公先生说他有"儿女性情，英雄肝胆，神仙手眼，菩萨心肠"，洵非虚语也。

〔原载于《名师与高徒》，北京：中国中医药出版社，2007 年〕

作者简介 曹东义（1958—），主任中医师，河北省中医药科学院副院长，世界中医药联合会亚健康专业学会副主席，中国药文化研究会药食同源产业分会会长，中华传统中医学会会长等。

受大师感召　弘岐黄之业

江苏省中医院　孙　伟　纪　伟

　　江苏人杰地灵，历来是名医辈出的地方。东晋以来，来自江苏的著名医家众多，诸如葛洪、陶弘景、陈实功、叶天士、薛生白、吴鞠通、马培之、丁甘仁、章次公，等等，都为我国中医学术的繁昌作出过巨大贡献，影响后世。我院建院之初也有一大批著名中医学家享誉全国，成为中医学术的奠基人。近年全国范围内评选出的"国医大师"我院就有周仲瑛、徐景藩两位教授入选。身为江苏省的中医工作者，有幸在这片土地上工作十分荣幸，有责任将前辈的中医学术传承发扬下去。我院作为江苏省中医事业的龙头单位，振兴中医更是责无旁贷。

　　多年来，我院始终贯彻中医要领先，现代医学为支撑的办院方针，以坚定中医信念、突出中医特色为着眼点，发展迅速，患者众多。除了有1～4批全国老中医学术经验继承项目、全国优秀中医临床人才研修班之外，我院还坚持在青年中医中实施规范化培训，推行"青苗培养计划"和院内师带徒等项目，有计划地强化中医基本功训练，取得一定成绩。但如何提升高层次中医人才的中医实践能力、培养新时代有作为的新名医，一直是摆在医院领导心中的大事。

　　今年4月初，刘沈林院长亲赴南通专程拜访国医大师朱良春教授，除了邀请朱老来院讲学，向大师讨教办院之学之道外，还特意请朱老关心、帮助我院高层次中医临床人才的培养，朱老欣然应允，愉快地接受了刘院长的恳请。根据专业特长和双方意愿，医院推荐了孙伟和纪伟两位已有扎实中医功底的主任医师正式拜朱老为师，并于 4 月 30 日前往南通市，在江苏省卫生厅和中医药局领导的主持下正式举行了隆重的拜师礼。临行朱老还特意把他的老师——我国著名中医学家章次公先生早年赠予他的一方印章进行了复制赠予我们，上刻"儿女性情，英雄肝胆，神仙手眼，菩萨心肠"，希望学生记住作为一名临床医生需要遵行做人行医的准则，含义深刻。

朱老以 95 岁高龄之体，始终躬耕于临床一线，迄今仍坚持每周三个半天门诊，带教学生，时刻关注着国家中医药事业的发展，关心年青一代中医人才的成长。无论在 SARS 肆虐的风口浪尖，还是平日里坐诊临床；无论是关乎中医药事业前途的大是大非，还是指点全国各地的中医后学。朱老总是身体力行，不辞辛劳，尤其是对待中医药事业的传承问题上，朱老不但著书立说传真经，而且还不厌其烦接受电话求教，时时书信指导。朱老常说："知识不保守，经验不带走。"朱老中医求学、临证 70 余年，他所介绍的治法、方药，从来都是有法有方有剂量的用法，学习者能够拿起来就用，药专效实，真正体现了一代宗师的学术价值和无私高尚的治学品质。就在拜师仪式结束后不到半个月，朱老就给我们两位学生亲笔写来整整两页纸的信函，特别为我们推荐了十本中医经典书籍要求研读，并详细指出了每本书的特色和阅读要点，十分严谨。真是令人感动，令人钦佩！

朱老谦和，虽已耄耋之年，早已到了安享晚年的时候，但还是精神振奋地为中医事业操劳，每日伏案不已，为病患奉献，为后学指引，真是"教人不厌，诲人不倦"。有机会接近朱老，向大师学习，随大师临证，是我们三生有幸。我们肩负着医院的重托，也代表着年青一代对中医事业的追求。永立鸿鹄志，誓弘岐黄业；博采众长，学贵有恒，这是我们从事中医临床工作者一生的使命。

〔原载于《杏苑报》2011－06－30〕

作者简介

孙伟（1959—），主任中医师，教授，博士生导师。现任江苏省中医院肾内科主任，国家中医药管理局全国中医肾病医疗中心主任。兼任中华中医药学会肾病分会副主任委员，中国中西医结合学会肾脏疾病专业委员会常务委员，世界中医药学会联合会肾病分会副会长，江苏省中医药学会肾病专业委员会主任委员等。

纪伟（1964—），医学博士，主任医师、教授、博士生导师。江苏省"333"高层次人才，江苏省中医药领军人才。现任江苏省风湿病临床研究室主任，风湿病教研室主任。兼任全国微循环学会血液治疗专业委员会副主任委员，全国中医风湿病专业委员会委员，江苏省中医风湿病专业委员会副主任委员。

中医的财富　学习的楷模

江苏省人口与计划生育委员会　张肖敏

朱良春先生早年拜孟河御医世家马惠卿先生为师，后又师从上海章次公先生，是当今全国著名中医内科学家，誉名海内外，2009年获首届"国医大师"称号。卫生部佘靖副部长曾为朱师题词"良医悬壶七十载，仁术惠泽万家春"，是他人生最真实的写照。

我于1977—1986年随师学医，1983年在朱师的推荐及组织、群众的支持下接任其南通市中医院院长职务。在随师学习与工作的9年中，先生的治学精神、医德医术及学术思想，影响了我一生。

一、他的治学精神激励着我

从南京中医学院刚毕业，就随先生到临床门诊，老师教诲：对患者要有和蔼的态度，仔细耐心地望闻问切，准确地辨证论治，最终讲究卓越的治疗效果。他常讲：世上只有"不知"之症，没有"不治"之症。除了看病，他都在研究、讲学，为的是使中医薪火相传。他说做一名合格的中医要"以德服人，以术服人"，并要求做一名好医生必须要"会学习、会看病、会讲课、会写书"，此训言让我终生受益。更重要的是老师的行动深深地影响着我，他惜时如金，有着"每日必求一得"的好习惯，无论治病、读书、交友，如无所

47

得，必不能安寝；没有收获，就不敢怠惰。他的座右铭是：有求知才能增进。老师的一言一行一直鼓舞着我、支撑着我，无论在学习中医、行政管理、人口管理等岗位上，都会像老师一样坚持每日必求一得，每刻每时充满了求知欲。经过努力，先后获得了哲学硕士、法学博士学位，坚持写书立说，调查研究，实践创新，现在我能成为国家人口研究委员会的专家和政府参事。可以说，是榜样的力量成就了我。

二、挖掘民间验方，使其发扬光大

在朱师任中医院院长期间，有誉名国内外的从民间挖掘的绝技，被称为"三枝花"的杏林佳话。他们是朱师从破土地庙中请出浪迹江湖的蛇花子季德胜，重新研究组合季德胜的验方，与其一起采药，结成莫逆之交。以"季德胜蛇药"命名，挖掘改造成造福民众的科学药方，沿用至今。

还有陈照，让他由民间土医生变成治疗淋巴结核的医学专家，并被中国医学科学院聘为"特约研究员"；成云龙，由民间土医生转变成专治肺脓肿的医学专家。他们的成长，均为朱师精心培育的结果。朱师在数年间待之以礼，处之以诚，感动了他们，扶持了他们。这些秘方目前都开发成中成药，并扩大了适应证，广泛应用于临床。这段突出的功劳与贡献是以后历任院长所不能比拟的，将会永远载入南通市中医院和中医事业的史册。

三、善除骨病顽疾，擅用虫类药物

我在中医院随师 9 年，对朱师治疗顽痹最有心得，至今刻骨铭心。朱师治痹痛，名闻遐迩。早在 20 世纪 50 年代即创益肾蠲痹丸，经临床 30 余年验证，对严重慢性风湿性关节炎、增生性脊柱炎之疗效显著。其治疗原则乃治标与治本相结合，辨证与辨病相结合。故予温经蠲痹汤，一则扶正，一则蠲痹，遵循"治风先治血，血行风自灭"的古训，取地黄养血补血，配以川乌、桂枝温经散寒，鹿衔草祛风除湿，益肾壮阳常选淫羊藿。朱师曰：淫羊藿"温而不燥，补而不腻"，调燮肾之阴阳，最有著效，并谆谆嘱咐"凡水亏火旺，肝郁化火者，即应慎用"。

朱师有"虫类药学家"之称，尤擅长用虫类药治顽痹与疑难杂症，如朱师曰：顽痹基于"久痛入络"之机制，一般通络之品恒难获效，他常用全蝎、蜈蚣、乌梢蛇、蜂房、䗪虫、僵蚕、蜣螂等祛风通络，活血定痛，获效至佳。故益肾蠲痹丸的创造获国家科技奖项，并获得新药证书，广泛应用于国内外的临床，造福于民，被誉为"顽痹克星"。

四、敢于人先，弘扬岐黄

朱师治学严谨，勤于实践，师古不泥，锐意创新，他的辨证与辨病相结合；急性热病，先发制病；慢病久病，培补肾阳；益肾蠲痹，虫攻顽痹等学术思想开创先河，为中医事业作出杰出贡献，并指导临床，给患者带来了福音。1992 年，在改革开放的初期，朱师率子女创办了全国第一所民营中医药临床研究所，而后倡办了"虫类药工程技术研究中心"。现已建立了良春中医医院，他年届九旬，仍在为振兴中医事业发挥余热，朱师永远是我们学习的楷模，永远是人民大众的共同财富。

〔原载于"国医大师朱良春学术思想暨临证经验学习班（2013）"讲义〕

作者简介 张肖敏（1949—），博士、研究员。原江苏省人口与计划生育委员会主任、党组书记，江苏省人民政府参事。现任妇幼健康研究会副会长；东南大学国际老龄化研究中心主任，南京普斯康健养老服务中心（公益）理事长。

朱师《劝学篇》的启示

英国牛津　朱步先

古有荀子《劝学篇》，留下了"锲而舍之，朽木不折；锲而不舍，金石可镂"之千古格言。朱良春老师也有一《劝学篇》，那是1981年春，我参加江苏省卫生厅委托南通市中医院举办的中医内科临床学习班，是年4月30日，先生为我们这批进修生作了题为《劝学篇》的讲座。32年已成过去，先生当年演讲的记录依然保存完好，泛黄的纸色显示岁月的沧桑，漫漶的字迹承载的是先生对后学的一片苦心。兹稍作整理，与诸君共赏。

朱师《劝学篇》记录

要学习就要读书，所以古人说"开卷有益""读书破万卷，下笔如有神"，要有这样的毅力与信心。不读书，如无源之水，无本之木，焉能学好中医？但读书要讲究方法，讲究手段，力戒死读书、拘泥不化。读书不是我们的目的，我们的目的在于应用，所以前人说"学以致用"。中医典籍读了还要理解，知之为知之，不知为不知；学问学问，学而要问；把不懂之处真正搞清楚。须知学问是世界上最老老实实、最实实在在的东西，来不得半点虚假。读书是我们逐步了解事物内部变化规律的途径。要通过实践，把前人间接的经验变成直接的经验，有所提高，有所发现。

要熟读成诵 读书百遍，其义自见。对于中医四大经典著作，其中如《伤寒论》《金匮要略》必须熟读，不熟读不能探究其中的精义。《内经》可以选读，《神农本草经》及温病学的主要著作要下功夫钻研。须知《内经》是中医理论的总汇，《伤寒论》是阐发辨证论治总的规律的著作。熟读和理解不可偏废，在年轻时下足功夫，终生受用不尽。

要泛览成趣 努力博览群书，扩大知识面，把"泛览"和"精读"结合起来。只有"精读"没有"泛览"，孤陋寡闻，自以为是，谓之"无识"；只有"泛览"没有"精读"，心中无数，无所适从，谓之"无根"。要树立"每日必求一得"的信念，日有数得更加愉快。对于前人的医案医话，如《临证指南医案》《柳选四家医案》等，要细心泛览，学其所长。俞根初《通俗伤寒论》是绍兴伤寒派的代表作，也是一部很好的内科学，很有研究价值。

要精思有得 孔子云："学而不思则罔，思而不学则殆。"锻炼思维能力十分重要。要发扬独立思考，统观全局，抓住主流。《内经》曰："知其要者，一言而终；不知其要，流散无穷。"心得心得，不用心无所得。不能指望把老师的知识变成录音磁带输入脑际，要自己去学习、去体会。"衣带渐宽终不悔，为伊消得人憔悴"，我们要提倡这种不畏艰难、刻苦求索的精神。此外，严谨的学风、勤奋的精神、谦虚的态度是做学问的基本品质。要勤学苦练，勤于积累，不管是成功的经验还是失败的教训都要总结，以类相从，逐步积累，假以时日，自然水到渠成。

读书临证追求真知
——悟朱师苦参治失眠经验

先生对苦参的多种用法已载于《朱良春用药经验集》一书中，其中一则治失眠的验方引人注目。药用：苦参15～30 g，黄连 5 g，茯苓 15 g，甘草 6 g。用于肝郁化火，或心火偏旺的失眠，具降火除烦、宁心安神之功。苦参无疑是方中的主药，只有对苦参的功用了然于心，方能加深对这则验方的理解，应用就得心应手。

早在《千金方》中，有用苦参一味和醋煮服治"卒中恶心痛"，足证其有通脉之功。心痛以属寒居多，但亦有属热者，如清人陈士铎在《辨证奇闻·心痛门》所称之"火热犯心证"即是。陈氏认为系"因肝气之郁而不舒，木遂生火以犯心"所致。此类证候苦参亦在选用之列。不仅如此，苦参味苦能入心经，按照宋代医家寇宗奭的说法："气坚则壮，故苦可以养气。"其性寒能益阴，故朱丹溪说苦参"能峻补阴气"，他的这一说法和《神农本草经》称苦参能"补中"，《名医别录》称其能"定志益精"是相一致的。一味大苦大寒，具有清热泻火、清热燥湿、祛风利窍之品，《神农本草经》《名医别录》言其还有补益之功，先贤的智慧非同凡响，辩证地看待事物的消长、盈虚、盛衰，深深打上了道家思想的印记。近人通过实验研究，发现苦参对快速性心律失常有效，印证了古人的经验。根据以上的分析，我们可以测知这一验方的适应证中，或有心悸、怔忡、少气，甚至心痛等见症。换言之，心火偏亢的失眠，兼见上列症状，用此方就不必迟疑了。所以学习老师的经验应拓宽思路，细心体会。

在前人留下的运用苦参治疗心系疾患的治验中，有一则医案殊堪玩味，此案见于清代吴中地区名医曹仁伯的《教言》，为柳宝诒辑校，载于《吴中珍本医籍四种》一书中，案曰："曾见三和尚治一心悸症夹湿火者，用归脾汤数剂而愈。其方以白苦参代人参，具见灵活之妙。"医者将心悸兼见湿火看成是运用苦参之标的，其化裁归脾汤，可谓心有灵犀。无独有偶，张寿颐亦称苦参能"荡涤湿火"，湿火与湿热义近，苦参、黄连均能燥湿清热。

　　我粗浅的看法是：先生这则验方，如果患者舌尖红、苔黄腻，口苦，小便赤，运用它就更为适宜了。此例正是先生读书实践"学以致用"，把前人的间接经验变成直接经验，有所发现、有所提高的最好说明。

〔原载于《中国中医药报》2013－04－23〕

朱良春大师解字："人"

江苏省中医院　孙　伟

大家熟知国医大师朱良春是一位著名的中医药学家。近日亲耳聆听大师对"人"字的解析，更敬佩老人家大医大德的博大情怀！

大师说，何谓"人"？"人"字的造字结构就已经告诉我们一个为"人"的素质和品德。在今年3月份朱老出席一个博士生的开题报告会上形象地向在座的后学晚辈们解析了"人"字造字和书写结构，给大家以很深的教育和启迪。朱老说：我们一起看看"人"字该怎么写？人，首先是一个支撑的结构，可以简单地看做两个互相依靠的支撑结构，一撇一捺互相支撑着，故"人"要懂得互相支持、互相帮助，不可以有一撇没有一捺，或有一捺没有一撇，否则就写不出一个"人"字！再看人字的楷体书写：一撇是由粗到细，一捺是由细到粗，不这样写的话就写不出一个像样的"人"！一撇是由粗到细，是说人之身来源于父母之先天，父母给了后代许多遗传因子、好的基因、好的品质，是先天具有的，是保障我们生活生存和成长的基本条件。随着年龄增长，来源于父母先天之精逐渐被消耗、减少，我们的抗病能力就逐渐削弱了、减少了，人就会生病、衰老。所谓"人之初，性本善"，是说随着人从小长大、与社会接触，我们人本来善良的一面可能被"污染"，"善"的本性也可能受干扰。但是，先天不足或先天之精消耗，可以从后天来补养、充实，所以，

"人"字的一捺是由细到粗地写出来的，意即表明人的生长生存是一个逐渐吸收后天补养、不断充实的结果，身体的生长、健康是如此，精神、智慧和社会阅历的增长也是如此。保护、珍惜来源于先天的好品质、好素养，延缓"它"的减少、衰退。同时，不断吸收后天的补养，不断地学习、增加自身的修养，先后天相互充养、滋生，就可以成就一个健康的人、一个有用的人！否则，不但写不出一个正派的"人"字，更成全不了一个完美的"人生"！中医学关于先后天互根互用的思想不但是医理，也是做人的真谛。

朱老用形象的语言，从中医先后天相互辨证关系的角度深刻地解析了"人"字的结构，发人深省，寓意深远，值得我等后辈深深玩味。粗与细、多与少是相对的，不珍惜、不爱护，多可变少；勤学习、多摄取，少可变多。人生的哲理就在于此。

大师一席话，胜读终身书！

〔原载于《中国中医药报》2014－03－28〕

朱良春老师治学经验谈

——写给我的青年同道

南通大学附属医院　南通市良春国医堂　朱建华

"治学经验谈"是一个老生常谈的话题，但也是一个永恒的话题。当今的流行语"你的中国梦是什么?"对选择了以"中医"为自己一生奋斗的青年中医来说，怎么成为一名"名中医"，更好地为人民的健康事业服务，应该是我们共同的梦。从75年前朱良春老师在章次公先生处获得真经；至我1991年作为全国首批老中医专家朱良春学术继承人跟师学习三年，在成才之路迈上了一个新台阶；2009年我作为江苏省老中医专家学术经验继承指导老师，带了两名青年医生，今年考核已圆满结业。回顾梳理我们四代人走过的历程，倍觉重温朱师成才的治学之路，很有裨益，希冀从中能给大家一点启示。爰从五个方面作一介绍，以飨青年同道。

一、为医首重于德

（一）医乃仁术

朱师1917年出生于江苏丹徒县，18岁受业于孟河御医世家马惠卿先生，后入苏州国医专科学校和上海中国医学院，师从丹徒名医章次公先生。章先生师从孟河医派，深得孟河学派丁甘仁先生真传，又受章太炎国学大师器重，再拜于大师曹颖甫门下，故临证时经方与时方并重，自成一家，名噪沪上。朱师医德高尚，治学严谨，学识渊博，均得益于章次公先生的亲炙。在朱师毕业即将返乡开业行医之际，章先生馈赠了一枚寿山石印章，其文曰"儿女性情，英雄肝胆，神仙手眼，菩萨心肠"，他语重心长地嘱咐说："这 16 个字，要永远牢记，身体力行，作为临床实践、济世活人的座右铭和做人原则，才能成为一个名副其实的好医生。"朱师做到了，他用自己的一生践行了老师的教诲。他对待患者如同亲人，温和体贴，如作儿女一样，处处关怀照顾，体察患者之苦；对待危急重症像英雄一般，当机立断，敢于负责，全力以赴，肝胆照人；他有如同神仙一般的手眼，见微知著，发于先机，明察秋毫，击中要害；他更有一个慈悲的菩萨心肠，多为患者着想，选取简便验廉的方药，减轻患者负担，对贫病无力者施诊给药。朱师处处以身作则，为人师表，他常谆谆告诫吾辈"为医首重于德""医乃仁术"，唯有先做好了"人"，才能全心全意为患者服务，加上精勤不倦的努力，才能造就医术高超的一代名医。

（二）执着中医事业

朱师在中医之路上已跋涉了 78 个春秋，从 18 岁赴孟河学习开始，朱师就把自己的一生与中医事业紧紧连在了一起，无论是国民党统治时期要消灭中医，还是"文革"中惨遭迫害，他依然矢志不渝，坚持与中医事业共命运。早在中华人民共和国建立初期，朱师就在南通组织成立了"中西联合诊所"，在此基础上 1956 年成立了南通市中医院，被任命为院长，一干就是近 30 年，他将自己全部身心都倾注在中医事业上，中医院曾被授予全国红旗单位。为了振兴中医事业，他奔走呼吁，建言献策，在多种杂志及会议上发表文章和演讲，如"人类健康不能没有传统医学""21 世纪中医的任务及展望""中医事业的现状与前景"等。为了贯彻落实吴仪副总理倡导的名医、名科、名院的"三名战略"，让中医药在 21 世纪成为防病、治病的主流手段，2004 年朱师在广东国际中医药研讨会上，萌发并联络了邓铁涛等 10 多位名老中医发起了举办"全国著名中医药学家学术传承高层论坛"的念头，"全国首届论坛"于 2005 年 6 月在南通隆重召开。论坛围绕"如何继承国粹、保护国宝、发扬先贤学术思想、传承名医独到经验"这一主题展开交流，为加速继承、弘扬名老中医学术思想，推动中医传承工作构筑了一个新的平台。他不顾 89 岁高龄，主动担任了会议论文集《名师与高徒》一书的主编，他一贯事必躬亲，150 多篇论文全部亲自审阅。2006 年 2 月 6 日《中国中医药报》头版报道"经 2005 年度新闻任务评选委员会评选，我国著名中医药专家朱良春荣膺本报年度新闻人物"。朱师为中医药事业呕心沥血，执着奋进的精神永远激励我们，青年医生一定要挚爱中医，扎根中医，才不辜负老一辈的期望。

二、苦读勤思悟真谛

（一）精读与泛读

朱师一生勤奋好学，博览群书。他认为要学好中医，必须要奠定坚实的基础，就要苦读书。中医药学博大精深，中医书籍浩如烟海，一个人的时间精力有限，欲有所成，读书宜有门径，首先要深研经典，然后旁通诸家，要把精读与泛读结合起来，这是朱师的经验之谈。通过跟师学习，我逐渐参悟到了朱师由博返约、扣住主题的读书方法。首先对经典著作要扎扎实实地下功夫，读熟它，嚼透它，消化它，这至理名言也是朱师成功的秘诀。对《内经》《伤寒论》《金匮要略》及温病学说等经典著作要精读，其学习步骤有四：

第一步应通读原文，窥其全貌。不通读原文，就无法窥其全貌，理解全书的主要精神；不精读原文，更无法认识和辨别精华和糟粕。要读好原著，须在古文上下一点功夫，既要不轻易放过一个字，又不要死钻牛角尖，这是要靠平时逐步积累的，不是一朝一夕即能提高的。

第二步要熟读警句，掌握精髓。如对主要经文一定要熟读成诵，"书读百遍，其义自见"，趁着年轻要强记、多记，这也是中医最基本的基本功，可作摘抄帮助记忆，在此基础上深入理解义理，逐步领悟，到一定的时间，就可豁然贯通。

第三步需独立思考，兼参校注。如《内经》注家很多，各注家均各有独到之处，亦各有其不足处，这就需要我们独立思考，不能人云亦云，要钻得进去，又要跳得出来，要汲取其精华，摒弃其糟粕，择善而从。可以阅读张景岳的《类经》，该书经 40 年的编纂，始获完成，是一部最切实用，非常完备的论本，可将《类经》作为学习《内经》的主要参考书，且可以从中学到张景岳的治学精神与方法。

第四步则前后对照，融会贯通。读书不仅要知其正面，还要知其反面，知其侧面，前后互参，才能读懂、读透，触类旁通，举一反三，才能掌握精髓。

以上著作必须先攻读，当然本草、方剂也是必读之书。在此基础上，还要泛读历代著作，如《巢氏病源》《千金方》《外台秘要》，金元四家及明清诸家著作，朱师对张景岳的《类经》、孙一奎的《赤水玄珠全集》、张锡纯的《医学衷中参西录》等著作尤为推崇。还有一些前人的医案书，它凝聚了几代人的临证经验，如近贤何廉臣之《通俗伤寒论》内容极为丰富，叶天士的《临证指南医案》《柳选四家医案》《章次公医案》等，均可借鉴，汲取其精华，扩大自己的知识面。对于近代杂志、通讯资料也要广泛地阅读，以掌握信息、动态，不断挖掘继承，不断更新知识，跟上时代步伐。

（二）学与思

学的目的是为了应用，这就要求我们要勤思，即学与思必须密切结合，才能举一反三，触类旁通，由博返约。如果说博学是一个量化的过程，那么勤思就是一个质变的过程，朱师的伟大之处，就在于他能博览而勤思，能把死的书本读活，因而恒能有所发现，有所发明，有所创新，有所前进。如朱师在 20 世纪 50 年代末就根据《内经》中"肝开窍于目"的理论，提出通过眼部血管的望诊，来协助肝炎的诊断，并将这一独特的诊断方法写进了《传染性肝炎的综合疗法》一书中。又如朱师根据《灵枢·五色篇》"面王以下者，膀胱子处也"之启示，创"观人中的色泽及与同身寸长度之差距"来诊察男女生殖系统病变的方法，并经 300 例临床观察验证，这一探索丰富了望诊的内容。在同一篇中，他根据"阙上者，咽喉也"这句话，就用短针在印堂（阙）上一寸而向下平刺至阙留针，治疗白喉病，止痛快，消肿速，白腐脱落平均不超过 3 日，退热平均 2 日；又根据《素问·疟论》："日下一节"，对疟疾患者可从大椎向下按压，能够测出已发作几次，在压痛点旁开 1 寸处按揉至全身有热感，就能控制疟疾的发作，复查疟原虫也没了。这些发现为中医诊断学创添了新的内容，足见朱师非凡的智慧和卓识，是值得我们好好研究学习的。

三、广搜勤写结硕果

（一）勤写作

朱师认为，要学有所成，必须要勤动手、多动笔。一是要在博览的基础上，做好摘抄工作，抄写精髓警句。注意收集资料，做好摘录后制成卡片，进行分类储存，以便查阅。二是写读书心得，随时将读书的体会、启示记下来。这种写作不是要长篇大论，而是有感而发，将读了某本书，某篇文章后，自己的收获记录下来，一则可巩固所学，抓住精华处，增强记忆；二则可发现问题，不明白处再回过头来看书，或提出作为存疑，有待今后再学习解决，这种写作的过程也是一种强化理解的过程。现在用电脑，这项工作要方便多了。

看书写作是要花时间的，白天诊病繁忙，只有早晚挤时间，朱师采取的方法是：早上早起一点，晚上晚睡一点，把别人看电视、喝茶的时间用来学习。朱师在 75 岁以前，无论是盛夏还是寒冬，很少有晚上 12 点前睡觉的。他说："我一生无特殊嗜好，唯一的乐趣便是读书，发掘知识，提高自己。"他坚持"每日必求一得"，每天必在看书学习中找心得，有了一得后方能入睡，这已成了朱师几十年的习惯。在医学的道路上，他从不停息，从不怠惰，更常以明代张景岳先生的名言："学到知羞"作为他的座右铭，他认为，"学然后知不足"，只有学习到较深层次，达到较高水平时，才会发现自己的不足和错误。老一辈尚能孜孜以求，奋斗不息，更何况我们青年人乎？

（二）结硕果

要做到如此，没有"持之以恒"的毅力是不可能的。朱师正是以坚韧不拔的毅力，在无止境的学习中，探索求进，获取了医学上的桂冠。他撰写的主要学术著作有《虫类药的应用》《章次公医案》《医学微言》《朱良春用药经验集》《中国百年百名中医临床家丛书·朱良春》《现代中医临床新选》（日文版，合著）及《朱良春医集》

等 10 余部，发表学术论文 200 余篇。外出讲学，足迹几乎遍及全国。曾先后应邀赴日本、新加坡、法国、马来西亚等国作学术演讲，备受欢迎，载誉而归。他主编的《章次公医案》，有人认为其价值不亚于华云岫所编清代医学家叶天士《临证指南医案》。而他整理的《现代中医临床新选》（日文版）则在日本受到欢迎。日本东洋医学国际研究财团评议员中尾断二来信说："日本对此书作了很高的特别评论，顷刻全部售完。"朱师的《虫类药的应用》一书更凝结了他对虫类药潜心研究几十年的经验结晶。湖南中医药大学彭坚教授在所著的《铁杆中医》一书中，向学生介绍说："朱良春先生是至今仍然健在的、德高望重的、著名的中医临床家。我私底下认为他是继张锡纯之后，当代最不保守、最有创意的临床家。他创造性地使用大量动物药，使用某些毒性很大的药，在许多疑难病症的治疗方面，取得突破性的进展。从这个艺高胆大的中医前辈的著作中，我学到了一种精神，学到了很多实用的治疗经验"。

四、虚心请教谦受益

（一）拜名师

朱师认为：学好中医一定要拜师，一位好老师会让你少走好多弯路，能事半功倍。朱师回忆当年在上海随章次公先生学习的情景时，不无感触地说："章师思路敏捷，学识渊博，临床颇多独到经验，对内科疑难杂症，尤擅其长。在那里，我学会了掌握主题的读书方法，抓住主要矛盾的辨证手段，以及灵活选方用药的技巧。章师一贯提倡'发皇古义，融会新知'的治学主张，对我影响尤深，后来我之所以能兼收并蓄，重视民间单方，走中西医结合的道路，都是章师正确引导的结果。"

自 1991 年起国家中医药管理局、卫生部、人事部联合开展了抢救名老中医专家经验，培养继承人的工作，广东省中医院率先邀请全国著名老专家来院举办拜师带徒活动，各省、市亦相继开展了传承工作，这是光大中医药事业，培养中医药人才的好办法。名老中医都具有较深的学术造诣和丰富的临床经验，他们都有各自不同的书本上找不到的活的经验，拜名师是我们学习的极好机会。我们要博采众长，不拘门派，谦虚诚恳地向老中医学习，只有诚心拜师，老师才能将自己的宝贵经验毫无保留地予以传授。历史上朱丹溪师事罗太无，传为佳话。当时丹溪年 44 岁，并已有声名，当他得知罗知悌（世称太无先生）精于医，且不肯轻易传人，丹溪前去拜望，凡十次往返，虽"蒙叱骂者五七次"，但"志益坚，日拱立于其门，大风雨不易"，如此"赵趄三阅月"，终于感动了罗知悌，尽传其学，丹溪尚能如此虔诚求师，实令人敬佩。叶天士也先后拜师 17 人，博采众长，而后成为一代名家，皆为后人之楷模。

向老师学什么？学习他们执简驭繁的辨证方法，机动灵活的立法用药，扣住主证、要言不烦的病案书写，等等。用什么办法学？随师临证是学习继承老中医经验最基本的方法，通过耳濡目染，天长日久，就能逐步学习到老师的独到经验。在学习过程中，要求做到"手勤"——勤做语录笔记；"口勤"——不懂就问；"眼勤"——细心观察，领悟其辨证的思路和遣方用药的微妙处。不仅要向老师学知识，还要向老师学医德、医风，学习他们以"治病为己任"，对技术精益求精，对患者极端负责任的高尚品德，这对青年医师十分重要。

朱师认为：不仅向名师虚心请教，还要向一切有专长的同道请教，乃至向学生学习。每位医师都有自己的经验，都值得好好学习，

"三人行，必有我师""谦受益，满招损"，只有广泛吸取经验，才能不断丰富自己；只有吸取各种不同的学派经验，才不至于固步自封。

（二）学绝活

另外还要广泛地搜集民间的单方验方，向土医生请教。中医学源于亿万群众与疾病作斗争的生活实践中，其经验一部分被整理成文，另一部分则继续在民间口传，并在实践中不断得到补充和发展，这是中医学总汇中的一个重要支流，不容忽视。在20世纪40年代，朱师自己创办《民间医药月刊》，主要搜集传播流传在民间的单方、秘方，并加以验证推广，他从中吸取了不少经验良方，丰富了治疗手段，使患者得到"廉、便、验"的方药，随时施治而解除疾苦。至50年代担任南通市中医院院长时，曾采访民间医生，与之交友恳谈，挖掘整理了季德胜治蛇伤、陈照治瘰疬、成云龙治肺脓肿的经验，获得两项部级、一项省级科技成果，季、陈二位土专家，被中国医学科学院聘为特约研究员，成被聘为省级专家，这就是南通市中医院的"三枝花"而盛传至今。

朱师认为：首先要承认这些有一技之长的民间医生是"贤"，然后才能有"求贤"的渴望，才能"礼贤下士"，待之以诚，处之以礼，虚心地向他们请教，才能把他们的经验继承下来，并用现代科学加以验证、总结和提高，从而上升为科研成果，为中医学增添光彩。季德胜当时不识字，朱师总是陪着他，一味一味地去找草药标本，帮他从辨科属、定药名、组合处方做起的。他认为在全国各地都有一些这样的人，只要能留心求访，一定会有所收获。2011年12月朱师在住院期间，阅《中国中医药报》12月7日报道的"串起散落在民间的中医'珍珠'"一文，深感欣喜。不顾自己房颤频发，顷刻撰写一文，题为：《为"串起散落在民间的中医'珍珠'叫好"》，赞扬了安徽省的做法：安徽省中医药管理局拨款，由安徽中医学院利用假期，组织师生，深入群众，对民间医药搜集整理，筛选评价，保护大量散在民间、安全有效的中医药特色方法、方药和诊疗技术而大获丰收。朱师认为这种"杏林觅宝"活动，是功在万代，造福人民健康的好事。希望各级政府参考安徽省的做法，采取切实可行的措施，让民间医药继承与发展下去。如此，将会出现空前未有的中医药继承、弘扬的大好形势，为振兴中医药事业作出不可估量的贡献。老人为中医事业可谓披沥肝胆，令人崇敬。

五、博采兼蓄重实践

（一）独特建树

朱师经常教导我们，读书学习不是目的，而是方法、手段，其目的是为了"用"。所谓"学以致用"，就是为了实际应用而学习。正是由于朱师勤奋博学，兼收并蓄，采撷众长，才形成了自己的学术特点，在学术上颇多建树。早在1962年，他在全国率先提出辨证与辨病相结合的主张，并就此撰写专文，发表于《江苏中医杂志》，表现了一位医学家客观的眼光和开拓精神。朱师对急性热病的治疗，提出"先发制病"的论点；对慢性病的治疗提出"慢性久病培补肾阳"；对痹证提出"顽痹从肾论治"；对肿瘤病的治疗提出"话疗"为先，"扶正消癥"为大法等卓见。对疑难病的治疗，提出"怪病多由痰作祟，顽疾必兼痰和瘀""久病多虚，久病多瘀，久痛入络，久必及肾"，对症情错杂，虚实兼见，脉证不一时提出"上下不一应从下，表里不一当从里"等诊疗思路和经验。

朱师"师古而不泥古，师心而不蹈迹"，他融会贯通，善于化裁，故临证时始能左右逢源，得心应手。他所创制的"益肾蠲痹丸"

治疗风湿和类风湿关节炎、骨质增生、强直性脊柱炎等，收效显著，惠及众多患者。以朱良春教授为首的学术团队在中医药治疗风湿病领域已形成自己独特的临床治疗体系，被中医界同道誉为风湿病泰斗——"南朱北焦"（焦树德教授）。并先后研制了"复肝丸""痛风冲剂"等20余种中药制剂。还创制"益气化瘀补肾汤"治慢性肾炎；自拟"仙桔汤"治慢性痢疾及结肠炎；用"夺痰定惊散"治疗乙脑极期之神昏痰壅，等等，均历验不爽。以朱师领衔的科研课题，多项获国家中医药管理局及省、市科技进步奖。

（二）贵在实践

这一切真知灼见都来自于实践，朱师过去担任院长近30年，并任中华中医药学会理事、江苏省中医药学会副会长等职，还任五所大学的客座教授，许多学术团体的顾问等，又是市政协副主席、农工民主党中央委员，社会活动较多，外出开会和讲学频繁。但他从不轻易放弃门诊实践的机会，外出时下午出发，上午他仍在繁忙的门诊；若早晨到家，坐在椅子上休息片刻，上午又去上班。几十年如一日，甚至带病上门诊，他常说：患者大多远道而来，要理解病家的心情，我虽苦犹乐。再说这也是检验疗效、发现问题、指导后学的好机会，决不可轻易放弃。无论门诊患者多么拥挤，他总是不厌其烦，一个个认真对待，白天遇到的疑难杂症，夜间再挑灯研究，总有新发现、新认识。96岁的他，一年前在子女的多次劝说下才开始停诊。虽年已高龄，依然"壮心不已，笔耕不辍，讲学传道，释疑解惑，度人济世"。以他高尚的人格感染人，用他渊博的知识授予人，甘为人梯，无私奉献，培育了一大批后继人才，学生遍布海内外。近几年来又先后收了省内外十余名高徒，为培育高层次中医人才作出了新的贡献。

我们青年中医一定要向老一辈好好学习，要多实践，提高自己用中医理论去解决临床实际问题的能力。中医的生命是它的临床疗效，只有通过多实践，多领悟，融会贯通，才能成为处理各种疑难病症的高手。

总之，朱师治学严谨，医学造诣精深，医术精湛过人，善于发掘继承，锐意改革创新，对患者菩萨心肠，对后学精心培育，近 80个春秋，正是以一颗孜孜以求的进取之心和奉献精神，在医学的道路上执着追求；以一位探索者的姿态，无尽地苦其心、劳其身，为此党和人民给予了他很高的荣誉——1987 年中央卫生部授予全国卫生文明建设先进工作者称号，同年国务院批准为杰出高级专家，暂缓退休。1991 年享受政府特殊津贴。2009 年 5 月被国家人力资源和社会保障部、卫生部、国家中医药管理局授予"国医大师"荣誉称号。在成绩和荣誉面前，朱师没有陶醉，此刻在他心中的依然是闪烁着瑰丽光彩的国宝——中医事业！朱师的治学精神将永远激励后学者前进！

（写于 1992 年，2013 年补充修改）

〔原载于《中医药文化》2014（4）〕

作者简介　朱建华（1947—），教授、主任中医师、研究生导师。江苏省名中医，第一批全国老中医药专家朱良春学术继承人，江苏省首批老中医药专家学术经验继承指导老师。曾任南通大学医学院中医教研室主任、南通大学附属医院中医科主任、南通市中医药学会副会长。现任南通市中医院国医大师朱良春学术经验传承研究室副主任、南通市良春国医堂主任、章朱学术流派传承工作室常务副主任、南通中医药文化博物馆副馆长和世界中医药学会联合会中医药文献与流派研究专业委员会常务委员。

中篇 学术思想，继承弘扬

余勤学多思，诵读经典，旁及诸家，每日必求一得，验之临床，略有心悟。对前贤之诊法、病机、治则、用药有所领会，融会贯通，逐渐形成吾侪之特点。未敢秘藏，和盘托出，冀以惠泽同道。

朱良春脉诊经验简介

江苏省如东县丰利医院　俞淦琪

脉诊，是中医诊断疾病的一种方法。吾随朱良春老师侍诊实习时，曾留心脉学，每遇所疑，多承指点，获益良深。兹不揣谫陋，将朱老脉诊经验简介如下。

一、脉象归类，切合临床运用

中医对脉搏的认识，并不局限于搏动次数，内容较为广泛，故称之为"脉象"。长期以来，在"以常衡变"的实践中，对脉象的种类，历代医家叙述较多。如王叔和《脉经》、李时珍《濒湖脉学》、张石顽《诊宗三昧》等，一般分为24～32种。这样的分类，虽然对于精细地理解脉象是有帮助的，但过于繁复，临床不易掌握。

朱师认为：脉象之分类，过少则不能尽其妙用；过繁则易使学者难明。于是他在参考前贤对脉象归类简化经验的基础上，从临床实用出发，按脉象的位、息、状、势4个方面，归纳成15种脉象。

朱师说：15种脉的主病，独见者少，兼见者多。一病可见数脉，一脉可见数病。确为经验之谈，值得吾侪细细揣摩。

现将这15种脉象列表于后，供读者参考。

临床 15 种脉象表

脉别	脉位	脉息	脉状	脉势	体象与主病
浮	高				轻按即得。主外感表证，浮缓为表虚，浮紧为表实
沉	低				重按始得。主里证，无力为里虚，有力为里实
迟		慢			一息三至。主内主寒，浮迟为表阳虚，沉迟为里寒
数		快			一息六至。主热，浮数为表热，沉数为里热；有力为实热，无力为虚热
代		间歇			止有定数。主气血两虚、脏气衰败
洪	高		大		状如洪水，来盛去衰。主热盛、邪盛
细	低		小		状如丝线。主气虚劳损
长			长		上下超过本位。主有余、气盛
弦			长直		状如弓弦。主肝病、疼痛、气郁
芤	高		大中空		旁有中空，状如葱管。主失血
微	高			无力而软	浮软无力。主气血虚竭
缓				松弛而匀	一息四至。主胃气，主风主湿，浮缓表虚
紧			小曲	硬而紧张	形如转索，左右弹指。主寒邪疼痛，沉紧为里寒
滑	高	快		有力流利	如珠走盘，往来流利。主食、痰、妊娠
涩	低	慢	小短	不流利	迟细而短，往来艰滞。主瘀血、气滞少血

二、寸、关、尺脉诊，务求联系脏腑

朱师通过临床实践的验证，认为李时珍对寸、关、尺三部分属脏腑的诊脉法较为合理。李氏系根据《内经》上竞上、下竞下的道理分为：

左寸，心、膻中；左关，肝、胆；左尺，肾、小肠。

右寸，肺、胸中；右关，胃、脾；右尺，肾、大肠。

李氏曰："两手六部皆肺经之脉，特取此以候五脏六腑之气耳，非五脏六腑所居之处也。"对此，由于目前尚未找到现代科学理论的根据，似属不可思议。但朱师认为，寸、关、尺分属脏腑，应重视实践验证，在客观上证实它的存在，不可轻率否定。如两尺候肾，凡尺弱者必见肾虚之腰膝酸软；右尺弱者，必见怯冷之肾阳虚候；左尺弱者，必见手足心热，虚烦，诸阴不足之象。又如在外科大手术后的患者中，见尺弱者，病体恢复较慢，甚或预后不良。其次如左关弦数者，多为肝阴亏损，虚阳上亢；右关迟缓者，乃脾阳不足之证；左寸微弱，常为胸阳不振，心痹证见之；右寸滑数者，为肺有痰热之征。临床上朱师常以脉诊联系脏腑判断病情及预后，并作为立法、用药之指导。曾曰："切脉须细心体察寸、关、尺三部动态，若能辨析入微，则五脏六腑病情的演变转化，自可了如指掌。"兹举病例两则说明：

【病例1】於某，男，62岁。咳呛剧于日暮，秋凉后最易引发。痰作白沫，量多质稀。纳谷欠香，有时便溏。苔白中厚腻，脉濡软、右寸关尤弱。脾肺两虚之候，脾虚则饮食精微不充肌肤，而化为痰涎；肺虚则咳逆气短。古人称脾为生痰之源，肺为贮痰之器，盖有以也。法为培益脾肺，以治其本。处方：

| 炒白术 12 g | 茯苓 12 g | 川桂枝 4.5 g | 姜半夏 4.5 g |
| 化橘红 6 g | 熟薏苡仁 18 g | 甘草 3 g | |

【病例 2】顾某，女，21 岁。16 岁时躁怒过分，引起抽搐惊厥之候。每数月即作一次，作则左手抽搐，继而昏厥，两目上视，口吐白沫，历 20～30 分钟始苏。近年来发作较频，一二十日即作，头昏健忘，月经不调，腰酸带多。怯冷恶热，倍于往昔。苔薄白、尖有朱点，脉细弦两尺俱弱。此肾阴肾阳俱虚，且心肝失养。当从肾论治。处方：

熟地黄 60 g	怀山药 60 g	川百合 90 g	炙全蝎 15 g
炙蜈蚣 15 g	炙僵蚕 24 g	淫羊藿 45 g	紫河车 30 g
广地龙 45 g	半夏曲 15 g	炙远志 24 g	陈胆南星 24 g
枸杞子 45 g	琥珀 18 g	煅青礞石 15 g	陈皮 12 g
甘草 15 g			

上研极细末，用珍珠母、青龙齿、生牡蛎各 180 g（打）煎取浓汁，泛丸如梧子大。每服 6 g，早晚各 1 次。

【按】以上两例都说明了寸口三部脉象确实存在差异，并且从中可以探得病在何脏何腑。朱师常告诫曰："切脉之知脏腑病变，并非神秘莫测。然决不可以此故弄玄虚，哗众取宠。"认为切脉诚为重要，但不应孤立对待，必须四诊合参，始能全面精当。如：

【病例 3】黄某，女，52 岁。患肺痨已 5 年，形瘦颧红，干咳胁痛，骨蒸潮热。舌薄质红，左脉弦细而数，右脉寸浮数而弦。近日来咽间刺痒，往昔见此则为咯血之征兆。证属木火刑金，肺络欲伤之证。亟予滋阴降火、凉血宁肺法。处方：

| 代赭石 30 g | 焦栀子 6 g | 熟大黄 9 g | 牡丹皮 9 g |
| 天冬 9 g | 麦冬 9 g | 黛蛤散 30 g | 甘草 3 g |

服 3 剂后，咽间刺痒消失，未见咯血，脉象软缓，此肝火平降之佳象也。再予杭氏理肺丹（蒸百部 360 g，黄芩 180 g，丹参、桃仁各 300 g，硼砂 500 g，儿茶 300 g，生乳香、生没药各 180 g，天花粉、白及、白僵蚕、黄芪各 300 g，生甘草 180 g，牡蛎 1 000 g，泛丸）徐图效机。

【按】《内经》云："能合色脉，可以万全。"本例左脉弦细而数，所见一派阴虚火旺之证，乃肝肾阴亏之候；右寸浮数而弦，为肺脉太过之象。《素问·脉要精微论》云："肺脉搏坚而长，当病唾血。"患者咽间刺痒，为咯血之兆，盖血郁于肺，瘀滞不畅之征。脉证合参，为虚火上炎，血壅肺络。咯血之患，有一触即发之势。朱师从脉诊中探获木火刑金之征，从症情上索得肺络欲伤之兆。予滋阴降火、凉血宁肺之品，有效地控制了病情的发展。如此脉证合参，值得师法。

三、脉证从舍，掌握疾病本质

疾病的临床证脉表现通常都是一致的。但有的患者却表现为脉证不符，令人难以辨析。因此，只有掌握疾病的本质，才是辨别真伪，权衡脉证从舍的关键。朱师曾列举两种疾病的脉证表现，说明"脉证从舍"的临床运用，如食管癌（噎膈）早期患者，一般状况尚好，仅有食入噎塞之感，诊察脉象，多为滑而稍带弱象，《素问·玉机真脏论》谓："脉弱以滑，是有胃气。命曰易治，取之以时。"应该预后良好，但尽人皆知食管癌预后不良，可见当"舍脉从证"。又如脑动脉硬化患者，起居亦如常人，有的仅有头眩肢软，有的几无症状，但脉象浮大弦硬，乃无胃气之征，属真阴亏损，阳亢无根，最后多致卒中。对此则应"舍证从脉"。

对于产生脉证不同的原因，朱师从临床实践中总结出以下几点。

（1）**体质特异**：如肥人肌肉丰盛，脉象多沉，纵受风寒，未必即见浮脉；瘦人肌肉菲薄，虽无表证，轻按即可诊得其脉。

（2）发病新久有异：某些新病，由于发病时间不久，未能即见于脉，故"形病脉不病"；某些久病，患者气血失常，其脉虽有显著变化，但症状并不显著，即呈"脉病形不病"。

（3）暴病：如大吐、大痛后气血凝滞，脉道阻遏，六脉俱无，此则不可因无脉认为死证，迨吐止痛定，其脉自出，应与死象加以区别。

（4）痰食蕴阻：脉道受阻，影响气血循行，脉象似隐似显，时有时无，犹如死脉，实因痰阻。

（5）宿疾复感新病：脉象常错综难辨，必须参合症状分析。

（6）邪势来之甚急：症先出现，脉还未及与之相应，应该以证为主。

四、结　语

朱师中医脉诊的理论知识与临床经验非常丰富，亟须我们学习和继承。学好脉诊，既要学好理论，又要在实践中反复体察，深刻领会，方能得心应手。对待中医的脉诊，必须正视脉象的客观存在，才能探求它的实质。朱师曾教诲我说：清医家龙绘堂早年行医时缺乏经验，"虽按证以诊脉，实不知脉理之为何？"后来与国医名手晏廷予相交，才懂得了脉理的诀窍，故他在《蠢子医·学医真诠》里曾说："学了药性学脉理，学了脉理方有用，某经是真虚，某经是真实……病端虽夹杂，病脉总清净。"这给我们学习脉诊以很大的启迪，值得借鉴。

〔原载于《江苏中医杂志》1981（1）〕

作者简介　俞淦琪（1938—），江苏省如东县丰利医院主治中医师。

朱良春人中诊法刍议

福建省松溪县医院　林纬芬

中医学诊法内容丰富多彩，但是人中的诊法却很少被人们所重视。《灵枢·五色篇》有"面王以下者，膀胱子处也"之说。景岳注云："面王以下者，人中也，是为膀胱子处之应。子处，子宫也。"指出了"面王以下"与"膀胱子处"的关系，即"膀胱子处"有病，可以从"面王以下"表现出来。

我们认为：经文所说"面王以下者，膀胱子处也"，是单言色诊，至于人中与中指同身寸长度之差异在辨证中之应用，则未见论述。笔者跟随朱良春老师学习时，在这方面获得了初步的认识。根据朱老的多年临床体会，认为正常人的人中长度基本与中指同身寸长度相等，凡是长度不等的，无论男女，"膀胱子处"均有病变，且长度差别越大，症状就越明显，男则有阳事、生育等方面的病症；女则见经带胎产诸异常。根据临床观察，中指同身寸长于人中者较为多见，包罗的病症亦较广泛；而人中长于中指同身寸者较为少见，且常为子宫下垂。若兼人中沟深者常为子宫后位，浅者多为前倾，宽阔者多为子宫肌瘤。因此，人中色诊与长度切诊相结合，临证有一定的辅助诊断价值。

曾测量男女患者的中指同身寸及人中之长度各 150 例，现将其中异常者分述如下：

男性中指同身寸长于人中 0.5 cm 者 29 例，占受测人数的 19.33%。其中阳痿、早泄 9 例，不射精 3 例，不育 4 例，子痈 3 例，狐疝 9 例；1 例上消化道出血患者长度相差 0.8 cm，无生殖系统病症。

女性中指同身寸长于人中 0.5 cm 者 69 例，占受测人数的 46%。69 例中，伴人中沟深者 7 例，浅者 6 例，宽阔者 15 例。其中月经初潮迟（16～21 岁）且痛经 16 例，崩漏 14 例，痛经而 7 个月早产的 1 例，经前头、乳房、小腹胀痛或兼吐衄 10 例，习惯性流产 2 例，痛经伴妊娠恶阻 9 例，不孕 3 例，痛经伴带多 10 例，21 岁月经初潮、带多、怀孕两胎均横位 1 例，闭经 3 例。除 21 例未婚者外，均做了妇科检查。其检查结果中，子宫发育不良 8 例，子宫前倾 2 例，后位 5 例，子宫颈口狭窄 4 例，黏膜下肌瘤 7 例，间质性肌瘤 5 例，浆膜下肌瘤 2 例，功能性子宫出血症 13 例，先天性卵巢发育不全 1 例，肥胖性生殖无能综合征 1 例。

300 例患者中未发现有中指同身寸长度短于人中的。

兹将运用人中诊法之病例简介如下。笔者曾对 1 例人中色黑而人中长度短于中指同身寸 0.7 cm 的阳痿遗精不育患者（治疗前精液检查：数量正常，死精虫占 70%），结合临床辨证，治予补肾益精，患者人中黑色消除，复查精液，精子 6 600 万个/mm³，活精子占 80%，活动良好。又治 1 例人中色青且赤而人中长度短于同身寸 0.6 cm 的痛经少女（16 岁），正值经期，旬日不净，辨为肝热盛下扰冲脉，随证施治，痛经止，人中青赤色消失。另有 1 例左侧睾丸急性炎症患者，人中色青，人中长度短于同身寸 0.9 cm，经用龙胆泻肝汤加减，人中青色消失，病告痊愈。

综上可见，人中诊法包括其色诊、切诊及人中与中指同身寸之差距，对临床辨证论治均具有一定的指导意义。同身寸与人中之长度差距超过正常范围（相差＞0.3 cm）的 98 例除 1 例男性患者外，均有生殖系统病症。

长度差距在正常范围（相差＜0.2 cm）的则无生殖系统病症。一般经治获效的患者，其人中的异常颜色（如黑、赤、青），均随病情向愈而转为正常，但人中长度不能改变。

〔原载于《江苏中医杂志》1984（1）〕

作者简介　林纬芬（1945—），福建省松溪县医院医生，1983 年跟随朱良春老师进修学习。

根深叶茂　硕果累累
——记朱良春老师

《中医杂志》社　朱步先

朱良春老师（1917—），江苏丹徒人，后徙居南通市。历任南通市中医院院长（1956—1984），现任技术顾问。朱师因擅用虫类药治疗疑难杂症，加之其所著《虫类药的应用》一书，饮誉医坛，故今人以"虫类药学家"称之。其实，这不过是先生学术成就的一个方面而已。数十年来，先生精勤不倦，锐意创新，他提出"辨证"与"辨病"相结合的主张，认为热性病的治疗当"先发制病"，对类风湿关节炎、肾炎、肝炎的治疗研究深邃，诊治自成体系。兹将朱师的治学历程与主要成就约述如次。

一、博采众长，不拘门户

朱师虽年逾古稀，但思路敏捷，审证精当，药多奇中，其"灵感"从何而来？首先在于他有扎实的功底。根深才能叶茂，源远而后流长。先生的治学历程，大抵可分为三个阶段。

第一阶段：涉足医林，取法乎上。1934年，先生赴"名医之乡"——江苏武进孟河学医，师事马惠卿先生。马师乃御医马培之之侄孙，家学渊源，根基深厚，使先生受益匪浅。

第二阶段：继续深造，奠定基础。1936年2月考入苏州国医专科学校，抗战开始后转入上海中国医学院学习，至1938年毕业后来南通开业为止。斯时受章次公先生的亲炙，学乃大进。章师所倡导的"发皇古义，融会新知"的治学主张，以及其对中医学的真知灼见，在朱师脑际打下深深的印记。

第三段阶：锲而不舍，兼收并蓄。先生多年来博览群书，含英咀华，上自《内经》，下及诸家，多所涉猎。他对张景岳《类经》尤为推崇，认为斯书彰明经义，析理精深。又折服孙一奎《赤水玄珠》，认为其中很多内容，体现了辨证论治的精神。此外，朱师对民间验方，注意搜集，从中摄取了丰富的营养。对现代医学知识，亦注意学习，以为他山之助。他常以张景岳"学而知羞"为座右铭，自勉自励。先生不拘门户，择善而从，其学问与年俱进，日臻精妙。

二、古训新知，熔一炉冶

朱师认为，中医学的繁荣有赖于学术的进步，而任何一门科学的发展都不是封闭的、排他性的，必须注意汲取其他自然科学之长，才能丰富与发展自己。早在 1962 年，他就提出辨证与辨病相结合的主张，并就此撰写专文，发表于《江苏中医杂志》，表现了一位临床医家的客观眼光。他认为，辨证论治是中医学理论体系的精髓，其优点是不论疾病如何千变万化，都可以从阴阳消长、正邪斗争的基本规律中，提出综合的治疗措施，重新建立起"阴阳自和"的状态。但对微观的"病"的认识，有时不免失于笼统。这是时代所决定的，不应当苛责古人。例如病毒性心肌炎颇类热病后之劳倦证，肠癌早期似慢性痢疾，如不即时结合辨病，进一步诊察，就会出现误诊。但是如果仅辨病不辨证，就要走上"对号入座"的狭路，把灵活的辨证变成僵死的教条，势必毁掉中医学。如朱师曾治一患子宫内膜异位症（异位至肺部）的纺织女工，前医曾误诊为肺结核、支气管扩张症，迭治乏效。根据月经闭止，每月咯血五六日，颧红掌热，口干咽燥，腰酸腿软等见症分析，断其为病本在肝肾，累及冲任，缘水不涵木，气火冲激，冲气上干，损伤肺络使然。及时采用滋肾养肝、清肺凉血、调理冲任之剂，连进十剂，月经即循常道而行。可见肯定或否定"病"和"证"的任何一方面，都是片面的、不完善的，只有将二者结合起来，探索临床证治的规律，才能相得益彰。

朱师对急性热病的治疗，提出"先发制病"的论点，这一提法，与上海姜春华教授治热病注重"截断、扭转"的主张，颇有异曲同工之妙。正因为各种热病都具有独特的个性，换言之，其传变规律并非都是先卫分，后气分，然后入营入血，因此，"先发制病"就不能简单地理解为早用通下，在卫治气，或及早清营凉血之类，而具有相当深广的内涵。所谓"先发制病"就是从急性热病发生、发展的客观规律出发，见微知著，发于机先，及时采用汗、下、清诸法，从而控制病情的发展，达到缩短疗程，提高疗效的目的。这对急性热病的治疗确有指导意义。

三、突破创新，精进不懈

朱师善于继承前人的经验，结合自己的临床实践加以提高升华，颇多创见。

他提到通过眼血管的望诊，来协助肝炎的诊断。这一方法，是以"肝开窍于目"的理论为基础，同时受到《本草纲目》秦艽条下，引崔元亮《海上方》用秦艽治五种黄疸，述其症状"目有赤脉"的启示。曾系统地观察了肝炎患者眼血管的变化，进行综合分析，结果发现随着肝炎病情的加剧、好转或恢复，眼血管的色泽、扩张、弯曲按照一定的规律变化，他将这一独特的诊断方法写进《传染性肝炎的综合疗法》一书中，从而为中医诊断学增添了新的内容。

他对虫类药潜心研究，数十年来，上自《神农本草经》，下逮诸家，凡有关虫类药的史料，靡不悉心搜罗，然后结合药物基源、药理药化和实践效果，辨伪求真，以广其用。撰《虫类药的应用》一书，畅销海内外，深获好评。顽痹一证，包括现代所称之风湿性、类风湿关节炎久治不愈者，甚为棘手。朱师认为精血交损，肝肾亏虚，督脉经气阻滞，阳气不克敷布，全身功能衰减是病之本；久痛入络，病邪深入经隧、骨骱是病之标。故宜益肾壮督，蠲痹通络，创制"益肾蠲痹丸"治疗类风湿关节炎和增生性脊柱炎等，收效较著。又以养正消积为大法，创制"复肝丸"治疗慢性肝炎及早期肝硬化，1963 年报道后，各地采用均称收效满意。

此外，朱师治慢性肾炎用益气化瘀法，因而创制"益气化瘀补肾汤"；自拟"仙桔汤"治慢性痢疾及结肠炎；用"夺痰定惊散"治疗乙脑极期之神昏，等等，均历验不爽。限于篇幅，不一一列举。

朱师已出版的著作还有《章次公医案》《汤头歌诀详解》《现代中医临床新选》（日文版），并先后在国内中医期刊发表论文 120 余篇。又曾多次受国内有关中医机构之邀，外出讲学，足迹几乎遍及全国。1985 年 11 月应日本东洋医学国际研究财团等三个医学团体之邀，在东京、札幌两地作学术演讲，受到热烈欢迎，隆重接待，载誉而归。

朱师奖掖后学，悉心传授医术，培养了一批后继人才，在各自的岗位上发挥了作用。

朱师现任中华全国中医学会理事暨江苏省分会副会长、光明中医函授大学顾问、九嶷山学院中医系名誉教授、江苏省卫生厅科学技术委员会委员、《中医杂志》特约编审、《实用中医内科杂志》及

《江苏中医杂志》编委等职。并获得卫生部授予 1987 年全国卫生文明建设先进工作者称号。同年，国务院批准为杰出高级专家，暂缓退休。兹值《朱良春用药经验》一书付梓之际，爰将先生之生平与学术思想述其大概于上，以为读者诸君进一步了解先生云耳。

（1988 年 6 月于北京）

〔原载于《朱良春用药经验》第 1 版. 上海：上海中医学院出版社，1989 年〕

虫类药应用发挥

南通医学院附属医院　朱建华

朱良春老师潜心研究虫类药数十年，在继承前人经验和借鉴现代医学理论的基础上，躬身实践，引申发挥，不断创新，获得许多成功经验，值得我们深刻领会，加以继承。

一、引申发展，扩大应用

朱师认为，人类对事物的认识是永远没有穷尽的。前辈医家由于时代条件的限制，对许多药物的功用不可能阐发无余，尚有不少潜在的疗效等待我们后人去发掘。他根据古籍文献之线索，大胆地加以引申，扩大了应用范围。

如蜂房，《名医别录》谓其"治恶疽、附骨痈"，可使"诸毒均瘥"，能治"历节肿出"，故它是一味攻毒疗疮、散肿止痛的佳药。但在临床实践中，朱师发现它能温阳益肾，用治清稀带下和阳痿不举具有显效。凡带下清稀如水，绵绵如注，用固涩药乏效者，于辨证方中加蜂房，屡获佳效。他认为："带下清稀，乃肾气不足，累及奇经，带脉失束，湿浊下注所致。利湿泄浊之品，仅能治标，而温煦肾阳，升固奇经，才是治本之图。"他用蜂房温阳益肾，每每伍以鹿角霜、小茴香等通补奇经之药，配伍独到。若带下因湿热下注，又有肾阳不足见症者，可在清泄湿热方中加用蜂房，亦可奏功。对

85

阳痿证，除肝经湿热，致宗筋痿而不举者外，凡劳倦伤神，思虑过度，精血亏损，下元不足而致者，均可采用朱师创订的"蜘蜂丸"治疗，该丸由花蜘蛛（微焙）、炙蜂房、紫河车、淫羊藿、肉苁蓉温肾壮阳，以振其痿；熟地黄、紫河车填补肾精，以复其损，为治阳痿不举之良方。朱师强调蜂房与花蜘蛛虽同为温肾壮阳药，但花蜘蛛功擅益肾助阳，而蜂房则不特温肾，且对全身功能有强壮调整作用。朱师还用蜂房治疗遗尿，亦重在温阳益肾以固本。用蜂房炙存性，研极细末，成人每服 3～6 g，年幼者酌减，每日 2 次，黄酒或温开水送下。凡遗尿久治不愈，症情顽缠，体质虚者，均可选用。

此外，蜂房还有一种功效，鲜为人知。朱师用其治疗慢性支气管炎，久咳不已，取其温肺肾、纳逆气之功。不仅高效，而且速效，确是一味价廉物美的止咳化痰药。每用蜂房末 3 g（小儿酌减），鸡蛋 1 个（去壳），放锅内混合，不用油盐，炒熟，于餐后一次吃下，每日 1～2 次，连吃 5～7 日可获满意疗效。

二、病证结合，制定新方

朱师在临床上主张辨证与辨病相结合，把整体与局部结合起来，从而提高了临床疗效。在这一学术思想指导下，一些虫类药的配伍与应用被赋予了更深广的内涵，应用范围不断扩大。

朱师认为：䗪虫是一味性能平和的活血化瘀药，凡血瘀经闭，癥瘕积聚，跌打损伤，瘀血凝痛，用之均有良效。其特点为破而不峻，能行能和，虚人亦可用之。他研制的复肝丸（䗪虫、红参须、紫河车、广姜黄、三七、炮穿山甲、鸡内金、虎杖、石见穿、糯稻根）治疗慢性肝炎或早期肝硬化，症见肝脾大、胁痛、面色晦滞、肝功能异常、症情顽缠、久而不愈者，针对"久病多瘀，久病多虚"

及肝郁气滞、血瘀癖积的机制,方中以破瘀散结的䗪虫为主药,配以消癥破坚的三七、穿山甲,佐以行气解郁止痛的姜黄、郁金,伍以消滞健脾之鸡内金,复入清热解毒、活血止痛的虎杖、石见穿、糯稻根,更参用红参须、紫河车培本元,补气血,以扶正治本,达到攻不伤正,补不壅中,寓攻于补之目的。南通市传染病医院临床观察证实了该药能增强细胞免疫功能,改善脂质代谢,增加肝血流灌注和供氧,促进肝细胞再生,减轻肝纤维增生,促使肝功能恢复正常,肝脾回缩,调节白蛋白、球蛋白的比例,使 HBsAg 转阴率达75%,确是治疗慢性肝炎、肝硬化的一种有效药物。朱师以䗪虫为主药,还创续筋接骨合剂(䗪虫、自然铜、骨碎补、当归、川芎、川续断、红花、赤芍、甘草),治疗各种跌打损伤,能活血散瘀,接骨续筋,加速骨痂形成;创健脑散(红参、䗪虫、当归、枸杞子、制马钱子、制乳香、制没药、炙全蝎、川芎、地龙、紫河车、鸡内金、血竭、甘草),治疗脑震荡后遗症,能补益气血,活血化瘀,健脑迪智,促使早日恢复。还用䗪虫治颈淋巴结核或妇女顽固性闭经、痛经等。浸润型肺结核、慢性纤维空洞型肺结核、肺结核咯血等病证其本属虚,但均有瘀滞的表现,朱师创保肺丸治疗之。药用:䗪虫、紫河车、百部、制首乌、白及、生地榆、黄精、葎草。一般服用15～30日后即见效机,潮热、咳呛、咯血、盗汗,均显见减轻,红细胞沉降率减慢,连服 2～3 个月以上,病灶可趋吸收或闭合。此方从䗪虫活血散瘀作用引申,扩展运用于肺结核久不吸收钙化者,意在推陈致新。百部润肺定咳,抗痨杀菌;制首乌滋补肝肾,并能"补肺虚,止吐血"(《本草从新》);白及补肺泄热,敛肺止血,逐瘀生新,消肿生肌;地榆凉血止血,清热抗痨;葎草清热解毒,消瘀抗痨;黄精补肾润肺,有抗痨之功,不失为病证结合、标本兼顾之良方。

朱师还擅用虫药治疗疑难杂症。他曾治不少肿瘤患者，尤其是食管癌患者，效果较为显著。朱师认为食管癌在病理上有鳞癌、腺癌之不同，在辨证上有虚实之分。早中期多表现为气滞、痰聚、血瘀、毒踞的实证，晚期则因病程缠延日久，进食困难，而致气阴两亏，虚实夹杂。朱师创定通膈利咽散，由水蛭、炙全蝎、炙蜈蚣、炙壁虎、炙僵蚕、炙蜂房、制海藻共研细末而成，每服 5 g，每日 3 次，用西洋参（阳虚气弱者用红参）煎汤送服，治疗中晚期食管癌，有的能控制疾病进展，有的可以缓解临床症状，延长患者生存期。上列虫类药均有消坚破结，解毒化瘀之功，西洋参补益气阴，提高机体抗病能力，扶正祛邪冶一炉，宜其功宏。

三、酌古参今，多所创获

朱师使用虫类药，师古而不泥古，师心而不蹈迹，恒借现代医学理论加以阐发，在实践中多所创获。如水蛭一药，《神农本草经》谓其"主逐恶血、瘀血、月闭，破血瘕积聚，无子，利水道"。是一味活血化瘀，消癥破积的佳药。朱师用之治疗肿瘤、腹部癥瘕积聚，如子宫肌瘤、卵巢囊肿、宫外孕等，还用于治疗风湿性心脏病、心绞痛、心肌梗死等瘀血征象明显而正气不太亏虚者，以及门静脉高压脾切除后血小板增多症和颈淋巴结核等，屡获佳效。朱师结合现代医学药理药化，近年来用本品治疗高黏血症、高脂血症，获效亦较速。新鲜水蛭唾液中含有水蛭素，能阻止凝血酶作用于纤维蛋白原，阻止血液凝固。水蛭分泌的一种组胺样物质，能扩张毛细血管，缓解小动脉痉挛，减轻血液黏着力。朱师创定的双降汤〔水蛭（研末吞服）、广地龙、黄芪、丹参、当归、赤芍、川芎、泽泻、生山楂、豨莶草、甘草〕治疗高血黏、高血脂或伴高血压者尤宜。此类患者多表现为气虚夹痰瘀之证候。气虚血运无力，血流不畅久而成瘀；气虚运化无能，膏粱厚味变生痰浊。气虚痰瘀互为因果，络道被阻致诸症蜂起。方中用水蛭、地龙破血逐瘀为主药，合丹参、当归、赤芍、川芎活血通脉，山楂、泽泻、豨莶草降脂泄浊，且能降压，重用黄芪补气，取其气行则血行，使血循畅达，且可免破瘀伤正之弊。临床研究证明本方具有改善血液流变性，改善微循环，增加血流量，改善血液黏稠度，改善脂代谢等作用。服后既可降脂通脉，降黏降压，防止心脑栓塞、梗阻，又能减肥轻身。如治陈某，女，54 岁，教师。形体肥胖 2 年，近 3 个月来头昏逐渐加重，在某医院查血黏度示高黏（++++），总胆固醇 8.7 mmol/L，微循环重度障碍。患者头昏而重，四肢乏力，口干，舌红苔薄、根微腻，脉细涩。证属气阴不足，瘀浊内阻之候，治予补益气阴，化瘀泄浊。用双降汤方加川石斛、全瓜蒌。10 剂后，患者觉全身舒适，头昏重渐释，唯尚有口干，予上方去全瓜蒌，加生地黄，又服 10 剂，药后觉头清目爽，诸症消失，自觉腹围较前减小，续服双降汤方 30 剂后，停药半个月，复查血黏度正常，总胆固醇 3.6 mmol/L，微循环基本正常，腹围减小 4.5 cm。嘱患者隔日服 1 剂，巩固治疗。

四、随证变法，注重配伍

朱师在熟谙虫类药各自功能特点的基础上，根据辨证论治的原则，巧与其他药物相伍，以协同增效。朱师认为，两味或多味虫类药的巧妙配伍，能使其熄风、祛瘀、温通等作用大为提高。因而临证细心揣摩，讲究配伍。

以治疗顽痹（类风湿关节炎）而言，朱师认为，"痹证日久，邪气久羁。深入经隧关节，气血凝滞不行，湿痰瘀浊胶固，经络闭塞不通，如油入面，极为难解，非一般草木之品所能宣达，必借虫蚁之类搜剔钻透，方能使浊去凝开，经行络畅，邪去正复。"常选咸温之蕲蛇（或乌梢蛇）祛风通络，配以制川乌、制草乌、川桂枝治寒湿盛者；取咸寒之广地龙泄热通络，配以寒水石、萆草治湿热盛者；僵蚕长于祛风化痰，配以胆南星或白芥子，治痰浊阻于关节者；䗪虫善于消瘀破结，配以桃仁、红花，疗瘀阻经脉者。关节疼痛剧烈者，用全蝎或蜈蚣（每日3g，研末分2次吞服）搜风定痛，配以延胡索或六轴子（剧药，入煎剂用2g）；关节红肿热痛者，用羚羊角粉或山羊角，配以忍冬藤、透骨草；关节僵肿变形者，用蜣螂、壁虎透骨消肿，并配以泽兰、白芥子；背部剧烈疼痛，因气滞不行者，用九香虫温阳理气，配以葛根、秦艽；病变在腰脊，合用蜂房、䗪虫温肾行瘀，并配以川续断、狗脊；背脊强直而痛，伛偻驼背者，用鹿角片、乌梢蛇壮肾通督，并配以鹿衔草、骨碎补；经脉拘挛活动不利者，用穿山甲通经舒挛，并配以苏木、伸筋草；见环形红斑或皮下结节者，用水牛角凉血散瘀，配以牡丹皮、赤芍。此外，紫河车乃气血阴阳并补，并属血肉有情之品，朱师常以此品加蕲蛇粉，配以大剂量黄芪、熟地黄治疗肌肉萎缩者。因证制方，应变无穷。

虫类药的应用具有十分广阔的前景。朱师认为，要通过不断的实践探索，去发掘新药，开辟应用的新天地；要注重剂型改革，做到既方便应用，又提高疗效；还要通过人工培养动物的方法，保证紧缺药物的供应，使之更好地为人类健康服务。

〔原载于《中国医药学报》1993，8（1）〕

朱良春对丹溪痛风学说的发展与创新

上海市第四人民医院　王亚平

中医对痛风的认识最早见于梁·陶弘景《名医别录》中："独活微温无毒主治诸贼风，百节痛风无久新者。"至金元时期，朱丹溪汲取诸家之长，进一步完善、发展，形成了较为系统的痛风学说。后世医家对痛风虽多有论述，但仍不脱丹溪之说，少有新意。当代中医临床学家朱良春先生，继承丹溪痛风学说，善于发掘整理、发展创新，集近70年临床实践，从痛风病的病因病机、证候特点、治法方药进行系统阐述，多有独到见解，同时创立"浊瘀痹"新病名。先生常谓："能继承者，始能创新。"先生身体力行，精研经典，继承古训，不断实践，锐意创新，从而成为当代卓有成就的临床大家。笔者当年初涉医门，对中医药学还处于迷茫、懵懂之中，偶得机会，先后拜读了先生的《虫类药的应用》《朱良春用药经验》等著作，当时虽未能尽悟其中真谛，但先生议论之精辟，有分量，有深度，耐得住反复阅读、揣摩，读后令人耳目一新，深受启发，对先生敬仰之情油然而生。如今，作为国家优秀中医临床人才研修项目学员，有幸拜师门下，聆听教诲，深感先生学术功力深厚，临床经验丰富，今试就先生对丹溪痛风学说的发展贡献，探析如下。

一、丹溪痛风学说概述

金元时期，学术繁荣，名医辈出，金元四大家之一朱丹溪（名震亨），不仅明确提出痛风病名，而且对痛风进行了系统阐述，提出了上中下通用痛风方、二妙散、趁痛散等多种治疗方药，其主要代表作《格致余论》《本草衍义补遗》以及门人、私淑者整理校订之《金匮钩玄》《丹溪心法》《丹溪手镜》《丹溪治法心要》等著作中有关痛风的论述，形成了较为系统的痛风学说，对后世产生了深远影响。痛风的主要证候是关节疼痛，《丹溪心法》中有："痛风而痛有常处，其痛处赤肿灼热，或浑身壮热。"又说："骨节疼痛，昼静夜剧，如虎啮之状。"这与现代痛风患者的临床特征颇为相似；丹溪认同痛风属中医痹证范畴，但又不同于历节风，而有自身特点。如《丹溪心法》中说："痛风四肢百节走痛是也，他方谓之白虎历节风证。"在《丹溪手镜》中又说："历节风痛走注不定，痛风有定，夜甚。"因此，在《丹溪手镜》中将"历节风"与"痛风"分门列属。就痛风病因，丹溪认为"热血得寒，污浊凝涩，所以作痛"。此与风、寒、湿、热痹等有明显差异，说明丹溪在长期的临床实践中认识到，痛风有种特殊的病理产物"污浊凝涩"，瘀滞脉络，这是个重要的临床发现。因此丹溪对疾病变化，证候特点敏锐的观察和分析是值得我们学习的。

金元时期《和剂局方》盛行，医家多崇尚辛温香燥之剂，丹溪根据江南依山傍海，地土卑弱，气候温湿，"始悟，湿热相火为病甚多"，但临证难免受《局方》影响，因此在痛风治疗上，他提出"以辛热之剂，散寒湿，开发腠理，其血得行"的治疗原则。在《丹溪心法》中，他提出了系统的治疗方药。例如，创制上中下痛风方，辛温发腠，燥湿化痰，清热活血。"如肥人肢节痛，多是风湿与痰饮流注经络而痛，宜南星、半夏。如瘦人肢节痛，是血虚，宜四物汤加防风、羌活；如瘦人性急躁而肢节痛，发热，是血热，宜四物汤加黄芩、酒炒黄柏。"又如"若肢节肿痛，脉涩数者，此是瘀血，宜桃仁、红花、当归、川芎及大黄微利之"等。在《丹溪治法心要》中有："凡治痛风，分在上、在下者治。因于风者，小续命汤极验。因于湿者，苍术、白术之类，佐以行气药；因于痰者，二陈汤加减用之。"当然在痛风临证中，我们不能原方照搬，套用成法，而要灵活变通、师法不泥。对于痛风若一味"治以辛热之剂"恐怕难以取效，且弊端丛生。应该看到，丹溪的养血活血、清热燥湿之四物汤加黄芩、酒炒黄柏；"治酒湿痰痛风"方，以二妙散为主加威灵仙、芍药等临证思路和方药，很有特点和临床价值，亦符合丹溪一贯倡导"六气之中，湿热为病，十居八九"的湿热理论。

二、继承发展，首创"浊瘀痹"新病名

"浊瘀痹"病名，是先生基于对《内经》《金匮要略》以及丹溪痛风学说的深刻理解，在诊治痛风的长期临床实践中，深入研究，反复推敲而创立的。先生认为"中医之痛风是广义的痹证，而西医学之痛风则是指嘌呤代谢紊乱、高尿酸血症引发的'痛风性关节炎'及其并发症，所以病名虽同，概念则异"。同属痹证，又谓之痛风，虽然突出了痛之特点，但名出多门，相互重叠，且与现代医学之"痛风"相混淆，不利于临床治疗与研究。先生对丹溪《格致余论·痛风论》中"彼痛风者……热血得寒，污浊凝涩，所以作痛，夜则痛甚，行于阴也"的论点高度重视；认为痛风其特征，"如多以中老年，形体丰腴，或有饮酒史，喜进膏粱肥甘之品为多；关节疼痛以

夜半为甚，且有结节，或溃流脂液"。先生明确认识到，"从病因来看，受寒受湿虽是诱因之一，但不是主因，湿浊瘀滞内阻，才是其主要病机，且此湿浊之邪，不受之于外，而生之于内"。对于痛风发病机制，先生认为："痰湿阻滞于血脉之中，难以泄化，与血相结而为浊瘀，滞留于经脉，则骨节肿痛，结节畸形，甚则溃破，渗溢脂膏。或郁闭化热，聚而成毒，损及脾肾，初则腰痛、尿血，久则壅塞三焦，而呈'关格'危候"。先生敏锐地指出"凡此皆浊瘀内阻使然，实非风邪作祟"。先生一语中的，点明了"痛风当属广义痹证范畴，近于湿热痹，但又有其特殊性"。先生的精辟论述，予创新于继承中，为"浊瘀痹"新病名的创立，为其病因病机、治法方药的发展创新提供了宝贵的理论依据，其理论的产生，又根植于先生一生实践，勇于探索"发皇古义、融会新知"的创新精神。

先生创立"浊瘀痹"新病名，既有别于西医，又统一于中医痹证范畴，其内涵深刻，见解独到，说理新颖，切合实际；继承前人，又高于前人，实乃发前人未发之言。这也是先生对中医风湿病学发展提高的又一贡献。先生与当代名医路志正老师创立"燥痹"病名，焦树德老师创立"尪痹"病名一同，极大地丰富了中医风湿病学的内容，使之更具系统化、规范化，更符合当代临床实际，提高了中医风湿病学的理论与实践水平。

三、引申发展，创新治则方药

（一）依据病机，创立治则

由于痛风之发生，为浊瘀蕴结，不得泄利，积渐化毒，偶遇外邪，恣食肥甘饮酒等，引动而发；故先生认为治疗要"恪守泄化浊瘀大法，贯穿于本病始终"。而对丹溪"以辛热之剂，流散寒湿"治法，应当活看，重在领悟其"开发腠理，其血得行"的临床思路。先生在痛风证治中，并不一概否定"治以辛热"，而是审证加减，灵活应用。先生认为"依据证候之偏热、偏寒之不同，而配用生地黄、寒水石、知母、水牛角等，以清热通络；或取制川乌、制草乌、川桂枝、细辛、淫羊藿、鹿角霜等以温经散寒"。认为"可收消肿定痛，控制发作之效"。但先生反对一味滥用辛温燥热、祛风发散之法。对丹溪主张"湿热相火，为病甚多"的理论深为赞同并有发挥。这是先生从"天人合一，整体观念"出发，认识到当代与金元时期相比已有巨大变迁。如今空气污染，气候变暖，生态失衡，大量农药、化肥的应用，保鲜剂、增味剂、抗生素的应用，带来的毒性及不良反应和疾病谱的新变化、临床证候的复杂化，以及包括本病在内的代谢性疾病的日益高发，致使人体"湿热偏盛，清浊不分，浊毒瘀滞"。先生认为"若不注意及此，以通套治痹方药笼统施治，则难以取效"。指出必须"坚守泄化浊瘀这一法则，审证加减，浊瘀即可逐渐泄化，而血尿酸亦将随之下降，从而使分清泌浊之功能恢复，而趋健复"。

（二）组方用药，注重实效

丹溪创立众多痛风方剂，熔清热燥湿，化痰行水，辛散祛风，活血化瘀等诸法于一炉，但重于风寒湿热，略于浊瘀内阻。先生师古而不泥，悉心研究痛风病数十年，创立"痛风方"，用药独具特色。方中以土茯苓、萆薢、威灵仙、生薏苡仁、泽兰、泽泻、秦艽、山慈菇泄浊解毒，佐以赤芍、桃仁、䗪虫、地龙等活血化瘀之品，组成基本方，临床用之确有实效。痛风方中三味主药及虫类药的应用，别具一格，很有新意。

土茯苓，先生谓之"功可解毒、除湿、利关节"。认为若"以湿毒为主因，湿浊瘀阻，停着经隧而致骨节肿痛，恒以土茯苓为主药"。且用量上突破常规，每用60～120 g，随证配伍，屡收著效。

萆薢，先生不仅用治尿浊，亦常用于风湿痹痛及痛风。"尤其是下肢重着，筋脉挛痛，伴口苦溲黄者，取萆薢与薏苡仁相伍，配合黄柏、威灵仙等每每应手。"

威灵仙，丹溪在《本草衍义补遗》中说："治痛之要药……通行十二经脉，朝服暮效。"先生对此深表赞同，认为"威灵仙辛散宣导，走而不守……对改善关节肿痛确有殊功"。并通过反复实践，不断探索，总结出"汤剂用量一般为30 g，少则乏效"的切身体会。近年来，我临床常仿师意，治疗痛风、关节肿痛，此三味主药为必用之品，确有佳效。

用虫类药治疗"痹证"是先生最具特色，最具创新的临床经验之一。先生穷毕生心血，悉心研究虫类药，继承前人，不断挖掘，常出新意，有许多成功的宝贵经验，值得我们深刻领会。先生常谓："非常之病，必有非常之药。"认为"痛风日久，绝非一般祛风、除湿、散寒、通络等草木之品所能奏效。必须借助血肉有情之虫类药，取其搜剔钻透，通闭解结之力"。先生治疗痛风，常在方中配用䗪虫、地龙、全蝎、蜈蚣、僵蚕等虫类药，临床确能起到增效、速效的重要作用。如䗪虫，先生认为是活血化瘀药中"最王道之品"。所谓王道是其具有"性能平和，破而不峻，能行能和，祛瘀生新"的特点。先生创制的"痛风冲剂"，临床和实验研究证明：该方具有泄浊化瘀，调益脾肾，排泄尿酸，消肿止痛的显著作用。对痛风急性期在短时间内即可显著改善临床症状，控制病情，坚持治疗可以临床治愈；对慢性期可以减少并发症，控制痛风发作。

综上，从先生的学术思想和临床经验中我们可以领悟到——

其一，痛风虽属痹证范畴，但与风、寒、湿痹及五脏痹有明显区别，亦不能完全等同于湿热痹；而关键在于"浊瘀蕴结，痹阻经脉"，由此而创立了"浊瘀痹"新病名。

其二，不仅补充了《内经》《金匮要略》中仅有风、寒、湿、热痹的分类不足，而且提出痰、浊、瘀内邪互为因果致痹的论点，是对《内经》"风寒湿三气杂至合而为痹"外邪致痹理论的继承和发展。

其三，进一步引申发挥，使痛风理论和实践更符合当代临床实际，丰富了丹溪痛风学说的内涵，是对丹溪痛风学说的发展与创新。

其四，创立以"浊瘀内阻"病因病机理论及"泄化浊瘀"为基本治则的痛风方药，从而建立了完整的"浊瘀痹"理、法、方、药规范，为我们治疗"浊瘀痹"提供了实用、有效的临床思路和方法，值得我们深入学习、研究。

〔原载于《中国中医药报》2006－07－24，收入时有修改〕

作者简介　王亚平（1955—），主任医师。上海中医药大学教授、硕士研究生导师，首届国家优秀中医临床人才。上海市中医肝病重点学科带头人，上海市第四人民医院中医科行政主任。兼任上海市中医药学会亚健康分会副主任委员，上海市中医药学会综合性医院中医发展研究会常委，上海市中医药学会内科分会委员。

朱良春诊治痹证经验研读

安徽省中医药高等专科学校　马继松

湖南中医药大学第二附属医院　毛以林

新西兰中医联合会　林　波

鉴于痹证给患者带来的巨大痛苦，国医大师朱良春以滴水穿石的毅力对该病进行了锲而不舍的探索，在该病的理论与临床上均获得了令人瞩目的成就。笔者通过对《中国百年百名中医临床·朱良春》（以下简称《百年百名》）、《朱良春医集》（以下简称《医集》）、《朱良春杂病廉验特色发挥》（以下简称《发挥》）三书中有关痹证医案的学习，作一评析，供同道酌参并恳望指正。

一、理论上的突破

（一）首创风寒湿痹、顽痹、燥痹、急痹、浊瘀痹等病名

《黄帝内经》将痹证分六大类，命名数十种，可谓详尽之至，然朱师根据数十年临证，认为有实用价值的定名并不多。有感于斯，遂参考属于痹证的西医病种，并结合临床，重新为痹证分类定名：

1. 风寒湿痹　将行痹、痛痹、着痹合而为一，命名为风寒湿痹，国家高等中医药院校第 5 版《中医内科学》教材则采用了此命名。

2. 顽痹　将慢性风湿性关节炎、类风湿关节炎及脊柱增生等病程较长、病情顽缠、久治难愈之痹，命名为顽痹。

3. 燥痹　将痹证伴发全身津液缺乏症状的，命名为燥痹，包括西医干燥综合征。

4. 浊瘀痹　将嗜酒啖肥、致湿浊瘀阻血脉，现趾、指关节肿痛为主的痹证，命名为浊瘀痹。包括西医的痛风。

5. 急痹　将常伴高热、烦躁、皮疹、白细胞增高、舌红脉数等，有热入营血症状的，命名为急痹（仿照将病急症重，按热入营血辨治的黄疸定名"急黄"，取意相同)，包括类风湿关节炎的急性进展期、红斑狼疮进展期的关节疼痛等症。

在命名时，朱师突出了疾病在病因、病机与症状上的特点，并参考了西医相关疾病的分类命名法，不仅名正则言顺，且更有利于记忆掌握。如一见命名为"燥痹"的患者，即知其伴津亏病机，对辛温燥烈治痹药就会慎用了。

（二）倡"瘀湿相关"学说，将"寒湿痹"更名为"寒瘀湿痹"

古人对痹证的认识中，最多见将寒湿相合命名为寒湿痹者，以为乃寒与湿同时外袭而致病。朱师通过大量临床观察并分析其病因病机，认为此处所言的寒湿成痹应分为两大类：除前人通常所说的寒湿外袭经络外，还有一种系纯受寒袭，因寒致瘀，因瘀致湿，此非外感湿邪，乃湿从内生也。他根据脏腑病机中常现瘀可生湿的情况（如臌胀等)，首倡"瘀湿相关"学说，并指出：此学说应以气血理论为依据，即人身处处有气血，那么脏腑、经络也处处可现瘀湿相生（血滞成瘀，气滞生湿）之症。他对近年有些学者将传统的六淫致病扩展为风、寒、暑、湿、燥、火、毒、瘀八淫致病颇为赞赏，故提议将"寒湿痹"更名为"寒瘀湿痹"，以期切合临床指导用药。

（三）阐"瘀痛"之因机，立痰瘀同治之法

朱师认为："凡顽痹久治乏效，关节肿痛，功能障碍，多是病邪与瘀血凝聚经隧，胶结难解，即叶天士所云：'络瘀作痛'是也。"《医集·从痹病三大主症谈用药经验》一文，极有识见地提出"瘀

痛"一词，并将其与风、寒、湿、热四痛并列作为痹证第一大主症疼痛的第5种类型，主张在透骨搜络的同时，宗"痰瘀同治"之法，投涤痰化瘀之药。且根据《开宝本草》谓白芥子主"湿痹不仁……骨节疼痛"，朱丹溪"痰在胁下及皮里膜外，非白芥子莫能达"及张景岳"白芥子消痰癖癥癖，除胀满极速"之言，擅用此药与"制后毒减，能燥湿化痰，祛风定惊，消肿散结，专走经络，善止骨痛"的生南星（用 15～30 g，症重可加至 50～60 g）合虫药以定瘀痛。还指出西医类风湿关节炎的很多阐述，与痰瘀深结经隧骨骱之机制颇相似，故喜将既化痰又活血的桃仁、当归、威灵仙、穿山龙配入，以治此疾。

（四）析"热痹佐用热药"之理

热者寒之，本为治疗之大法，但痹证除有风、寒、湿、热诸邪侵袭之外因外，还常有阳气先虚，卫外功能下降之内因；另不少热痹系感受寒湿，郁久化热所致，故朱师提出"治热痹恒需佐用热药"这一高见卓识。这样做"在病变早期，有开闭达郁，促使热邪速降之效；中期有燮理阴阳，防止寒凉伤胃之功；后期有激发阳气，引邪外出之用"。且对热痹遣用凉药时，则倡以甘寒为主，如生地黄、芍药、石斛、知母等；指出古人有喜用龙胆、黄芩、黄柏治痹，恐会导致"热未去，寒又起，病由急性转为慢性之弊"。这是他总结数十载临证实践得出的宝贵经验，我们焉能忽视。

（五）倡顽痹"久病多虚、久病多瘀、久痛入络、久必及肾"之新论

前人治痹喜宗"通则不痛""急则治标"之论用药，每见导致祛邪有过，扶正不及，或仅取效一时而难痊愈。朱师认为："顽痹所涉及的西医疾病都有关节疼痛、肿胀、拘挛强直，其因、机悉与风、寒、湿、热之邪外袭，气血痰瘀内阻，致脉凝湿闭，气血难通，痰

瘀胶结，深入经隧骨骼有关，症情顽缠，绝非一般祛风散寒、燥湿清热、通络止痛之品所能奏效。"故提出"久病多虚，久病多瘀，久痛入络，久必及肾"的"四久"全新论点，研制出益肾蠲痹丸（熟地黄、淫羊藿、鹿衔草、鸡血藤、当归、肉苁蓉、蜂房、炮穿山甲、僵蚕、全蝎、蜈蚣、蕲蛇、蜣螂、䗪虫、生甘草），20世纪60年代总结用此药治疗155例痹证的总有效率为91％，后又不断修订。现有效率提高到97％，并认为对长期服用水杨酸制剂、吲哚美辛（消炎痛）、激素的患者，改服此丸，可获逐步递减西药之量，直至撤除之佳效。但朱师仍如实告诫：丸中的虫药因含动物异性蛋白，对其敏感者及经期或怀孕妇女，尚须慎用。另因方中虫药较多，力偏峻猛，虽宗"治风先治血"原则，方中重用当归、熟地黄、鸡血藤养血润燥，但少数人仍可能出现脘嘈、口干、咽燥反应，可在餐后服或予沙参、麦冬、石斛各10 g泡饮；皮肤有过敏者，予徐长卿15 g、地肤子30 g煎服。该药有显著的抗炎、消肿、镇痛、调节免疫功能等作用，可修复类风湿关节炎造成的骨质破坏。诺贝尔医学奖评选委员会原主席诺罗顿斯·强博士在中国中医科学院基础理论研究所参观时，看到该药病理模型实验报告后，大为惊奇，赞叹说："中国传统医学真了不起，这是我看到的最杰出的奇迹，它纠正了类风湿关节炎骨质破坏不能修复的错误认识。"1989年本药获首届国际博览会银奖，1991年又获国家中医药管理局科技进步奖。但朱师还坦言类风湿关节炎系痹证中最难治疾病之一，用此丸的疗效常较慢性风湿性关节炎、增生性脊柱炎、坐骨神经痛等稍差。他主张学者用此丸时，亦须——告知患者要坚持服用效佳。此方不仅是国家高等中医药院校第5版《中医内科学》教材中被收入的由1949年后尚健在的老中医所创的唯一的一张方剂，而且被近期出版的多部中医临床内科书籍所载录，如何绍奇主编《实用中医内科学》、彭坚所著

《我是铁杆中医》等，足见影响之深远，堪称中医治痹第一要方。

二、辨治上的拓展

（一）善抓主症，先治痛、肿、僵挛

朱师从 60 载临证实践中观察到痹证之症虽纷繁复杂，但均以肢体疼痛、肿胀、僵直拘挛为最苦。若能尽快控制这三大主症，会使患者信心大增，对他症的治疗进展也会加快。故临床中他对三大主症的治疗孜孜以求，并取得卓尔不凡之效。

如他虽将痛分风、寒、湿、热、瘀五型去辨治，但又强调此五型之痛只是各有侧重，临床却常混杂出现，难以截然分开，故治疗时应以一痛为主，兼顾他痛。

对肿胀之形成，虽和前贤同样认识到"湿盛则肿"，然又指出：早期可祛湿消肿，而中期由湿生痰，后期痰瘀交阻，故此时祛湿必佐涤痰化瘀，肿始能消，这正是他高人之处。

晚期痹证骨节常僵直拘挛，不仅功能严重障碍，痛亦显增。他强调此时应细辨阴阳、气血、寒热、虚实之偏颇，予以整体调治：凡红肿甚，难屈伸，以清热解毒为主，加用豁痰破瘀及虫蚁搜剔之品，如属风湿痹痛而关节拘挛，应重用宽筋藤 30～45 g。有时还需海风藤、青风藤、忍冬藤、鸡血藤四藤并用，以加强舒筋活络之效，缓和僵直拘挛之苦。对确系寒湿引起关节肿胀难屈伸，肤色如常，却时伴尿少浮肿者，他常予附子与苍术，或附子与薏苡仁（重用达 50 g）配对合虫药，通过温阳燥湿或温阳利湿，收除痹蠲痛之丰功。而对肿胀僵硬拘挛伴重着麻木感极其者，他又常予羌活、钻地风（性凉味淡，《药材资料汇编》曰："去风湿，止痛"）或威灵仙、生白术等合虫药取效。尤其热痹因痛致关节损伤较甚、畸形加剧，功能显退，

而按常规用药少效时，当加羚羊角粉（每日0.6 g），或以水牛角丝代之，偶亦以"犀黄丸"投服，壮热若能控制，他症随即缓和，此时"急则治其标"，或可收"柳暗花明"之奇效，学者应留意之。

（二）结合西医，辨证不忘辨病

朱师认为：广义的痹证应包括与自身免疫功能密切相关的多种结缔组织病（类风湿关节炎、红斑狼疮、皮肌炎、硬皮病、干燥综合征、白塞综合征、结节性多动脉炎等）；与代谢有关的痛风、假性痛风、软骨病等；与感染有关的各种化脓性、病毒性、真菌性关节炎；退行性关节炎（如增生性骨关节炎）；某些神经肌肉疾病（如多发性硬化症、重症肌无力等）；遗传性结缔组织病；内分泌疾病中的关节病以及以各种关节炎为主要表现的其他周身性疾病（肿瘤后期的骨肌肉病等），只有较深刻地了解这些疾病，才可有的放矢地治疗。故他十分重视西医的检查，以用于确诊和评定疗效。

对现代医学的科研成果，朱师得悉后很快即用于临床：如硒是人体必需的微量元素之一，在对抗细胞老化及抑制癌细胞发生的过程中起重要作用，有研究认为硒缺乏可能是导致对人类威胁极大的很多疾病（包括关节炎）发病的生物化学基础。他了解到华东医院采用硒酵母胶囊对老年人做延缓衰老观察时，发现合并有类风湿关节炎的服用者症状明显好转，遂将含硒十分丰富的黄芪、当归，更大剂量或更广泛地用治各种痹证，致效大增。

朱师向来提倡辨证时勿忘辨病，对痹证尤如此。他指出："辨证与辨病密切配合，去研究疾病和证候的关系，探索临床的诊治规律，必能相得益彰，从而扩大治痹思路。"如他认为类风湿关节炎、强直性脊柱炎及痛风性（尿酸性）关节炎等病，虽皆可归入顽痹范畴，但因各病有各病的自身病理特点，即使辨为同一证型的上述各病，因临床症状不尽相同，方药也极少相似。如类风湿关节炎多晨僵，用药应清解、豁痰、行瘀、通络，常选生地黄、知母、虎杖、白花蛇舌草、虫类药合乌头、桂枝等，收止痛、缓僵之效。而痛风他认为系湿浊瘀滞内阻，每因血尿酸的持续升高，发展成"痛风性肾炎"，甚至肾衰竭。故应急予泄化浊瘀以降血尿酸，选土茯苓、萆薢、薏苡仁、淫羊藿、秦艽、蚕沙、泽兰、泽泻等合虫药，利尿祛风活血。而以肾督亏损为本的强直性脊柱炎，即使亦出现与上两病相同的血瘀症状，却改熟地黄、肉苁蓉、淫羊藿、骨碎补等合通络活血及虫药，均取佳效。又如类风湿关节炎系自身免疫性疾病，他喜用淫羊藿、蜂房、炮穿山甲等调节机体免疫功能；而增生性关节炎是关节软骨退行性变性，继而引起骨质增生的一种进行性关节病变，又改用骨碎补、鹿衔草、威灵仙来延缓关节软骨退变，抑制新骨的增生。同时对颈椎增生加大剂葛根（30 g以上）；腰椎增生加川续断（常15 g以上），以引诸药直达病所。强直性脊柱炎，由于椎突关节狭窄，椎间盘外环纤维化，以及椎体周围韧带钙化，使脊柱强直畸形，常用鹿角、蜂房、蕲蛇，活血通督，软坚散结，除痹起废。

激素是西医治疗痹证最喜用的一大类药物，但用量较大或长期应用时，会带来不少不良反应（如现满月脸、水牛腰、汗毛浓密的库欣综合征，脱钙、股骨头坏死或胃病加剧等）与依赖性，朱师对这些情况均予以极大关注，并研究出行之有效的对策。如激素导致面部烘热，烦躁寐难，汗多便干，口干渴饮，舌绛红等，他断证为阴虚火旺，重用生地黄、知母、玄参、生甘草；激素减量时，出现神疲、纳呆、呕恶或怯冷、便溏、阳痿、溲频、表情淡漠，认证系脾肾阳虚，改用熟地黄、附子、仙茅、淫羊藿、补骨脂、蜂房，以提高免疫功能，减少对激素的依赖性。另为防止激素的不良反应过甚，及保障撤减的顺利进行（即尽量消除撤减时症状的"反跳"），对有可能须配大剂或较长时间应用激素的患者，他几乎自始至终均投以大剂穿山龙（30～60 g）或萆薢（20～40 g）。他和弟子们数以万计的临床病例验证了这些经验的确切性。这是辨证和辨病相结合治痹证的精华之一，给中医治疗痹证增添了一笔光彩夺目的瑰宝，值得继承光大之。

（三）强调扶正（尤其是补肾）的重要性

笔者遥从朱师学习 30 载，知他对张景岳的学术思想十分服膺。认为张师所言："痹证大抵因虚者多，因寒者多，唯气不足，故风寒得以入之；唯阴邪留滞，故筋脉为之不利，此痹之大端也。"对临证有极大的指导价值。故他指出："痹证之形成，与正气亏虚密切相关，即其初起，也要充分顾护正气。"一般医家对早期患者，常喜按教材投防风汤、羌活胜湿汤，而朱师却用自拟的温经蠲痹汤：

熟地黄 15 g	淫羊藿 15 g	当归 10 g	桂枝 10 g
乌梢蛇 10 g	制川乌 10 g	鹿衔草 30 g	甘草 5 g

风胜者加寻骨风、钻地风各 20 g；湿胜者加苍术、白术各 10 g，生薏苡仁、熟薏苡仁各 15 g；关节肿胀明显者加白芥子、穿山甲、制蛴螂各 10 g；寒胜者加制川乌、制草乌各 10～20 g，制附子 10～15 g；痛剧者加炙全蝎 3 g 或蜈蚣 1～2 条（均研粉冲服）；刺痛加䗪虫 10 g、三七粉 3 g（冲服）、延胡索 20 g；体虚者淫羊藿加至 20～30 g，蜂房 10 g；气血两亏者，黄芪、党参亦可用。笔者按朱师法治早期痹证，常获较好疗效。

而对病久失治或误治，阴阳气血亏损，邪入经隧骨骱，正气既已不足，诸邪混杂更难剔除，筋骨损害，疼痛难已，已成以祛邪闻名于世的金代名医张子和所云"虽遇良医，亦不能善图"之顽痹，朱师更强调应扶正与逐邪并重,扶正不仅要着眼于气血,更要考虑督脉与肾,缘肾主骨,而督脉总督一身之阳也。常用黄芪、当归补气血,熟地黄、淫羊藿、蜂房补肾督(益肾蠲痹丸亦以熟地黄为主药,其受张景岳影响之大可见一斑,张景岳即以善用大剂熟地黄而被誉为"张熟地"也),逐邪多用虫药,合川乌、桂枝温经散寒,薏苡仁、萆薢、苍术健脾除湿,俾正充阳运,气血畅行,邪无容身之所,而顽痹可望渐愈矣。对此类患者,他还一再告诫,一定要坚定信心,不仅要配合医生耐心治疗,且要注意生活起居,如痛风患者当忌啤酒、豆制品、生猛海鲜;类风湿关节炎者一定要戒烟,因他查阅日本福井医科大学的研究资料得知:长期吸烟者,血硒含量显著下降,烟量越大,下降愈显,对治疗极不利,良言谆谆,实大医善心所发也。

(四)用药灵通巧变,尤善用草药、虫药

朱师一贯主张"读万卷书,行万里路",不论诊务多忙,每日必挤时间翻阅书刊,以求能有一得。外出讲学、开会时,常与各地道友、老药农、土专家等切磋。"文革"前即挖掘出著名的季德胜蛇药、陈照治瘰疬的拔核药及成云龙治肺痈的铁脚将军草,并通过验证,加以推广。他还掌握了很多草药治痹的知识,如对《东北药物志》载"舒筋活络,治腰腿酸,筋骨麻木"的穿山龙,《四川常用中草药》云"祛风除湿……治筋骨酸软,风湿关节痛……"且可补虚益肾的鹿衔草,《广西实用中草药新选》"行气止痛、活血消肿、壮筋骨"的七叶莲,《神农本草经》"利筋骨皮毛"的石南叶,《本草拾遗》"治一切血、一切气、一切冷"的扶芳藤,《名医别录》"消皮肤风毒肿"的鬼箭羽及"主瘀血"的蒮草等草药,虽未被教材收载,他却频频用治痹证。另对已收入教材的不少中草药,又赋予治痹新

任，如将以清热解毒为主的土茯苓、山慈菇、虎杖等分别用治痛风、消骨肿和降红细胞沉降率与抗链球菌溶血素 O；用主治跌打损伤的刘寄奴消骨肿；功在利尿渗湿、主治乳糜尿的萆薢用于降血尿酸、治痛风及替代激素；将以消除肺部痈脓、主治化脓性肺炎和肺脓肿的金荞麦移用治痛风结石和类风湿关节炎的关节红肿热痛（参见《百年百名·治疗痛风的经验》郭某案）；将以活血化瘀为主要作用的泽兰，用于降低血尿酸治痛风或治关节肿胀变形；将鲜为人用，常被舍弃的玉米须（一般被用于消蛋白尿或降血糖）用以泄浊化瘀治痛风（参见《发挥·治疗顽痹临床经验和特色》）。其精思妙想，堪称奇绝也。

朱师对积极倡导、并躬身实践中西医结合的张锡纯的学术思想亦十分看重，曾告笔者欲写一本《锡纯效方发挥》，憾于诊务、政务过忙而未成。在对虫类药悉心研究的数十年间，他上溯《神农本草经》《伤寒杂病论》，旁涉历代医著，下至民间单验方，靡不悉心搜罗，然后结合药物基源、药理药化和实践体会，辨伪存真，以广其用。1963—1964 年，其《虫类药的应用》论文在《中医杂志》连载发表后，当即引起学术界极大反响，1978 年集结成书，1981 年梓行，极得同道好评。该书将张锡纯用虫药的思想发挥得酣畅淋漓，几达极致，虫药治痹证的经验在书中俯拾皆是，此处笔者不再赘述。但需要指出的是，今贤赵步长、吴以岭等研制的步长脑心通、血栓通脉灵等很多专治心脑血管病的系列名药，亦是学用朱师用虫药经验后研制成功的。朱师在对虫类药研用中所取得的巨大成就，将永载于我国医学史册。

（五）剂型多样，辅以外治，方便应用，提高疗效

因朱师门诊量极大，平均一上午 40～50 个号，大多为远道慕名求诊之疑难重危者，且有些患者还须当场检查肢体活动功能。为提高诊疗速度，更为了价值较昂之虫药的药效充分发挥，并减少一些虫药对胃肠道的刺激，故他将数十载经验拟成协定处方，加工成"水蛭胶囊""蝎蚣胶囊""痛宁胶囊""痛风冲剂""扶正蠲痹胶囊"等，患者直接服用，或配合汤剂合用，经治病情稳定后，改汤剂为丸、散、膏、丹，以利巩固之。

另为提高疗效，朱师又对不少病辅以外治。如皮肌炎用马钱子为主的浸渍外洗方；原发性坐骨神经痛，用生马钱子、生川乌煎汁配醋外搽，均有助内服药疗效的提高。嘱患者痛剧时用一枚消炎痛栓塞肛以收定痛之效，还可消除久服消炎痛引起胃出血和成瘾的不良反应。而对病程较长、治效较慢的顽痹，每用中药局部电离子导入或贴自制的朱氏温经蠲痛膏，或擦四生搽剂等，有时还介绍患者去推拿、拔罐或针灸，以利尽快减轻病痛，节省药费，缩短疗程（参见《发挥》《百年百名》）。足以证明其大医仁心，医德高尚！

〔原载于《国医大师学术经验研读》第一辑。北京：人民军医出版社，2010 年〕

作者简介

马继松（1943—），原安徽省中医药高等专科学校副教授。曾任世界中医药学会联合会医案专业委员会第一届理事会顾问，《我们在香港做中医》一书的学术顾问。

毛以林（1966—），主任医师，教授，医学博士，博士生导师，第三批全国优秀中医临床人才。现任湖南中医药大学第二附属医院大内科主任，兼任世界中医药学会联合会中医诊断学专业委员会常务理事，湖南省中西医结合学会风湿病、心脑血管病专业委员会副主任委员。

林波（1972—），毕业于上海中医药大学，曾任宁波中医诊所主治医师，现为新西兰中医科学联合会会员。

朱良春论治慢性乙型肝炎经验

常州市中医院 张 琪

朱良春是我国近代著名医学流派——江苏孟河医派的杰出传人。业医 70 余载,学验俱丰。近年本人有幸拜朱教授为师,收获甚丰,现将其诊治慢性乙型肝炎的经验总结如下,以飨同道。

一、察眼部血管,断病情进退

根据《黄帝内经》"肝开窍于目"的理论,《本草纲目》有秦艽治黄疸,其症"目有赤脉"的记载,朱老师深受启发。经过多年临床研究观察,总结出通过眼部血管变化的望诊,判断肝炎疾病预后转归的规律。凡眼部血管弯曲明显者,为早期征象;扩张较剧,色鲜红者,为病势演进之征;模糊或不太明显者,则为病情向愈之征;其血管末端有黑点者,表示肝区疼痛较剧;病症向愈者,肿大的肝脏已缩小或不能触及,其眼部血管变化随之逐渐消失。这种根据肝炎患者眼部血管形态色泽的变化判断肝病的进程轻重预后的方法,为中医诊断学增添了新内容。

二、辨气分血分,明病变特点

慢性乙型肝炎临床症状复杂,变化多端,治疗较为棘手。朱老师认为,临证时需详细收集四诊资料,做到"四个辨识""四个明确"，即一辨病邪深浅，明确病位在气在血；二辨病邪性质，明确虚实寒热错杂；三辨病变脏腑，明确肝、脾（胃）、肾损害；四辨病理演变，明确病变规律及特点。如此准确辨证，方可正确施治，提高临床疗效。

所谓病在气分，是指慢性乙型肝炎患者因湿热疫毒羁留体内致机体气机失调所导致的一系列病理变化，主要病变脏腑在肝和脾（胃），病变特点是湿热疫毒内蕴，肝脾（胃）功能气机失调，临床特点是胃肠道症状突出，如恶心、厌油腻、食欲减退、胸胁脘腹胀满、大便不调或干或溏等。在气分时病位尚浅，治疗得法，症状缓解较快。对于此类患者朱老师喜选用小柴胡汤加枳壳、瓜蒌皮、郁金以宣通气机；薏苡仁、茯苓、滑石以淡渗利湿，其中郁金用量宜20～30 g，有利于转氨酶的下降和肿大肝脏的回缩。若湿热壅遏明显者可合茵陈蒿汤；若脾虚表现为主者选用补中益气汤加减。朱老师认为，方中妙用升麻、柴胡二味，既有升提清阳之效，而柴胡又能疏肝理气，升麻生用又能解毒，对兼有脾虚泄泻者尤为适宜。

所谓病在血分，是指湿热疫毒病邪由气分入血分所产生的一系列病理变化。或因气滞致血瘀；或热毒炽盛入血而耗血动血；或病程已久，正气不足，湿热疫毒病邪侵入血络，均属于血分之证的范围。主要病变脏腑在肝、脾和肾，病变特点为久痛入络，湿浊热毒与血瘀兼夹为患，肝脾肾三脏功能失调。临床特点是深入血络，以瘀血和/或动血症状为显著，以疼痛、癥块、顽固性黄疸和出血等为主要表现；在血分时病多虚实错杂，病情复杂，迁延不愈，治疗棘手。对于病久入络轻症者，如表现为胁肋隐痛或刺痛，迁延不愈，舌质偏紫，肝功能长期异常者，朱老师常选用《金匮要略》旋覆花汤为主方，以茜草代新绛，加丹参、三七、柏子仁、路路通以宣通肝络、活血止痛。对于久痛入络重症者，朱老师尤擅虫类药的配伍，用之临床，每获良效，凡胁下癥块或胸胁疼痛，固着不移，舌有紫气或瘀斑者，朱老师常选用䗪虫 10～15 g 加入辨证方药中，以加强散瘀消坚活血镇痛之功；若疼痛剧烈者，伍入九香虫 6 g、全蝎粉 3 g（分冲），以增强活血镇痛之效；若癥块坚硬难消者，另加蜈蚣、炮穿山甲以增强破瘀散结之功；若病久体虚肾亏，癥块疼痛者，加蜂房 10 g，取其既解毒通络，又益肾温阳之功，临证又可加入紫河车 8 g，大补精血，以扶正消积；若疼痛伴湿热疫毒久羁，舌苔黄腻者，加蚕沙 12 g、地龙 15 g 入辨证方药中，取其泄热解毒，化浊通络之功。由于虫类药功力较峻，虑伤正气，故临证运用时需与益气养血之品同用。朱老师常选黄芪、山药各 30～60 g，当归 10 g，生地黄 15 g 以补气养血扶正。若热毒入血动血，有出血倾向者，当清营解毒、凉血止血，取犀角地黄汤为主方，犀角可用水牛角代之，用量 30～60 g，随症加大蓟、小蓟、贯众、白薇、枸杞子、女贞子、墨旱莲、炙鳖甲等。

三、治肝宜疏养，脾胃重调和

朱老师认为，疏肝与养肝是治疗肝脏疾病的基本大法，临证中对于以肝气郁结为主要表现者，朱老师多选用柴胡疏肝散以疏肝理气，加蚕沙以泄浊，薏苡仁、茯苓、半夏、大豆黄卷化湿和中；若郁久化热者去川芎，加栀子、蒲公英以清气泄热。对于肝肾阴虚为主要表现者，朱老师多选用高鼓峰的疏肝益肾汤化裁。该方由六味地黄汤加柴胡、白芍组成，有养肝益肾、疏达肝气、清泄湿热之功。朱老师认为，方中山茱萸有温助肝阳之弊，可用女贞子、墨旱莲等清滋之品代之；若阴虚不耐柴胡升疏者，可用川楝子、生麦芽、蒺藜代之。对于气血两虚，瘀阻肝络者，朱老师选用妇科常用中成药乌鸡白凤丸嘱患者常服，以达补气养血、活血和络之效。临证应用观察，对改善肝功能，提高血白蛋白、改善白蛋白与球蛋白比值，抗肝纤维化有一定作用。

鉴于慢性乙型肝炎病情复杂和治疗的长期性，朱老师认为，顾护和调理脾胃应贯穿在其治疗的始终。脾胃不虚，精气旺盛，机体祛邪抗病力强，则有利于病体康复，促使肝功能各项异常指标恢复正常，并可预防肝病的传变。在临证治疗上朱老师秉承了孟河医派轻、灵、和、缓的用药特点，善于运用益气健脾、化湿运脾、和胃助脾等法调理中焦、顾护脾胃。如选用太子参、生黄芪、党参、山药、白扁豆以益气健脾；苍术、荷叶、白术、薏苡仁、蚕沙以化湿运脾；陈皮、法半夏、砂仁、鸡内金、麦芽、谷芽以和胃助脾。

四、祛邪当扶正，补虚审阴阳

慢性乙型肝炎迁延难愈，朱老师认为其具有"久病多瘀、久痛入络、久病多虚和久必及肾"之虚实错杂的病机特点，治疗当以攻补兼施为要。祛邪应根据湿热疫毒、气滞血瘀等邪实的不同，分别采用清热解毒、利湿、行气、活血等治疗方法。清解湿热疫毒常选用黄芩、大黄、玄参、白花蛇舌草、虎杖、夏枯草、贯众、石见穿等药。扶正必须辨别气血阴阳本虚之不同而分别治之，方可达到"邪气去元气自复"和"正气足而邪气自去"之目的。朱老师指出，临证不可片面强调祛邪，选用大剂量苦寒解毒之品，一味追求降低肝转氨酶指标，而忽视中医的整体辨证论治，其结果将贻误病情，必酿后患。

此外在临床上，本病表现为肝肾阴虚，脾胃虚弱者屡见不鲜，但病程中肝肾之阳不足的证候不可忽视。朱老师认为，湿邪为阴，易耗气伤阳，加之在病初邪盛时往往过用苦寒之品，损伤中阳，抑制肝阳，或本为阴盛阳虚体质，阳虚气弱，致肝肾之用不及。若肝气虚，表现为疏泄温煦无力者，宜用当归补血汤合桂枝汤加减，重用黄芪 30～60 g，若肾阳虚弱，温煦无力者，则加鹿角胶、制附子、淫羊藿以温补肾阳。

对于无明显湿热疫毒证候的慢性乙型肝炎和早期肝硬化患者，朱老师积多年经验研制"复肝丸"，处方：紫河车、红参须各 20 g，郁金、炮穿山甲、炙䗪虫各 24 g，三七 12 g，姜黄、鸡内金各 18 g，共研极细末。另用糯稻根、石见穿、虎杖、蒲公英各 120 g，煎取浓汁泛丸如绿豆大，每服 3 g，每日 3 次，食后开水送下，或以汤药送服。方中红参须补气通络、紫河车血肉有情之品大补精血，二药相配，补气血、扶正气；三七活血化瘀定痛；䗪虫活血散瘀消癥、和营通络；郁金、姜黄疏利肝胆，理气活血；鸡内金、炮穿山甲磨积消滞、软坚散结；糯稻根甘平以养胃健脾、退虚热、止盗汗、调和脏腑阴阳之用，诸药合用，扶正祛邪、消补兼施，共奏补益气血，化瘀消癥之功。用于慢性乙型肝炎及早期肝硬化患者属肝血郁滞、瘀凝脉络者，久服缓图，每获良效。

〔原载于《中医杂志》2010，51（12）〕

作者简介 张琪（1961—），医学博士，主任中医师、教授、博士生导师。江苏省名中医，南京中医药大学附属常州市中医医院院长，常州市孟河医学研究所所长。现为中华中医药学会心病专业委员会常务委员，中华中医药学会络病分会常务委员，江苏省中西医结合学会副会长等。

学习朱良春辨治疑难重病
重视核心病机与辨病论治的体会

广州中医药大学第二附属医院　潘　峰　郭建文

辨证和辨病相结合是中医学临床诊治疾病的基本思路。尤其在诊治疑难病、危重病中如果过分强调辨证论治，削弱了辨病论治的地位，将可能影响临床疗效。我们有幸聆听国医大师朱良春的教诲和侍诊临证，体会到抓住疾病的核心病机，结合辨病论治可大大提高慢性难治性疾病的临床疗效。从某种意义上讲，认识疾病深层次的核心病机，自觉接受辨病论治的思维方法是从中级水平迈向高级水平的门槛，是取得临床疗效的关键所在。试从以下方面阐述。

一、中医学的病、证和症

（一）病

严格意义上讲，中医的"病"应代表疾病的病因、病机、发生、发展、预后的规律，反映疾病的本质。但由于历史的局限，中医学中的病名大多以"症状"代替，如眩晕、泄泻、黄疸等，只有少数反映了疾病的病因和病机，如疟疾、破伤风等。现代医学的"病"，能从病因、病理生理、病理解剖、发生发展以及预后规律的综合，反映疾病的本质。因此，我们应发掘中医理论，创立能反映疾病本质的中医新的"病"，如尪痹、癌症、肾衰竭、厥脱等。或者将现代

114

难治性疾病用中医的"病"来认识，掌握其本质，从而提高临床疗效。如治疗慢性久痢，临床表现为肛门坠胀，大便带黏液或脓血等，属于中医痢疾中久痢的范畴。该病迭治不愈，缠绵难解，病机上往往既有脾虚气弱的一面，又有湿热稽留的存在，呈现虚实夹杂之象。因此，在治疗立法上，既要补脾敛阴，又需清化湿热，方能奏效。如在侍诊中，朱老曾治疗一男性患者汤某，33 岁，2009 年 11 月 16 日初诊，因"反复腹痛、腹泻、大便带脓血 10 年"就诊，外院胃镜、肠镜诊断为胃炎、胃溃疡、溃疡性结肠炎，给予柳氮磺胺吡啶片，服中药 1 000 多剂，症状反复，不能缓解。目前胃脘部不适，纳可，时有肛门坠胀，大便溏稀，伴有脓性分泌物、无血丝，苔薄微腻，脉细弦，肛肠科拟诊溃疡性结肠炎、直肠炎，朱老拟脾虚湿滞论治。方予仙桔汤，用药为：仙鹤草 30 g，桔梗 10 g，木槿花 15 g，乌梅炭 10 g，蒲公英、败酱草、熟薏苡仁各 30 g，徐长卿 15 g，玉蝴蝶 8 g，甘草 6 g。14 剂。二诊，药后症减，偶尔脘痛，大便成形，伴有少量黏液，苔薄，脉细弦。原方加红藤 20 g。大便黏液及肛门分泌物较前明显好转，舌偏红、苔薄，脉细弦。大便正常，伴有少量黏液，偶尔腹部隐痛，口甜。上方加生白芍 15 g、广木香 8 g。此后该患者经过仙桔汤加减调理，嘱其注意起居饮食寒热，半年后症状完全缓解。1 年后带其他亲戚来诊他病，知其未再复发。

朱老抓住了"久痢"的核心病机为虚实夹杂，脾虚为本，湿热气滞血瘀为标，据此创立仙桔汤，以仙鹤草、桔梗二味为主药，仙鹤草味辛而涩，有止血、活血、止泻作用，别名脱力草，江浙民间用治脱力劳伤有效，具强壮作用，此方用之，取其强壮、止泻之功；桔梗一味，仲景以其与甘草相伍治肺痈，足证其具有开提肺气和排脓之功，移治滞下后重，是此药之活用；木槿花擅治痢疾，能泄化肠间湿热；久痢脾虚，取白术补脾助运；湿热逗留则气滞，木香、槟榔调之；湿热伤营，白芍和之；久痢则下焦气化不固，少少用乌梅炭以固之；甘草调和诸药。合而观之，桔梗伍槟榔，升清降浊；槟榔伍乌梅炭，通塞互用；木香伍白芍，气营兼调。此方无参、芪之峻补，无芩、连之苦降，无硝、黄之猛攻。盖肠道屈曲盘旋，久痢正虚邪伏，湿热逗留，一时不易廓清，进补则碍邪，攻下则损正，治宜消补兼行，寓通于补，反映了从中医传统的"病"认识现代难治性疾病的重要性。

（二）证

证，是指疾病在发生发展过程中，不同病理状态的归纳。包括症状和体征两部分。其内容可能是某一疾病本身的临床表现，也可能是包括了疾病合并症状或并发症的表现，这种证候（症状＋体征）的归纳可见于多种不同的疾病。它不同于西医的辨病，不是疾病的诊断，不反映疾病的本质，只是疾病某一阶段的状态，它从属于疾病的基本矛盾。因此在疾病的发生、发展过程中可以出现不同的证型，也可在不同的疾病中出现相同的证型。用证型去套疾病，是不恰当的。

在大多数情况下，证应从属于病。因此，根据疾病的特殊性，证有不同层次。例如同是肝阳上亢证的眩晕（高血压病）与出血中风（脑出血），同是痰湿阻肺证的支气管炎和肺癌，"证"名同而实异，在治法、临床用药上也迥然不同。

（三）症

狭义的"症"指患者的症状，广义上讲，望、闻、问、切四诊得来的信息都应归于症的范畴，现代医学的仪器设备检查属于中医四诊的延伸，也应归于症。对于无症可辨的情况，更应当从"病"的普遍共性规律把握病机的本质，指导处方用药。

二、核心病机

中医"病机"一词最早见于《素问·至真要大论》："谨受病机，各司其属，有者求之，无者求之，盛者则之，虚者则之，必先五胜，疏其血气，令其调达，而致和平，此之谓也。"《简明中医辞典》：病机学说是研究疾病发生的原因，疾病发生发展和转归的机制、一般规律及其临床联系的综合性理论。张景岳说："机者，要也，变也，病变所由出也。"因此，病机能够反映疾病发生发展的规律，能够反映疾病的本质。

所谓"核心病机"，就是指疾病发生、发展、转归中固定的病理基础及固有的演变规律。即便有兼夹症和合并症，那都从属于疾病的基本矛盾。

一般的临床医生都会遇到这样的问题：我的辨证很准确，但疗效不好，为什么呢？比如对于强直性脊柱炎的认识，患者表现为腰背疼痛，遇冷加重，疼痛固定不移，一般就按照"寒痹"来治疗，若表现为热痛、舌红苔黄腻，就按照湿热痹来辨证，"有是证用是药"本来没有错，可是对于疑难重症来讲，若不能从深层次上认识疾病的本质，抓不住核心病机，临证的疗效也就无从谈起。朱老认为，该病属于"肾痹"范畴，不同于一般痹证，具有"久病多虚、久病多瘀、久必及肾"之特点。肾督亏虚为本虚，风、寒、湿、热、痰浊、瘀血痹阻经隧、骨骱，留伏关节，为邪实。朱老把握这一基本病机，倡导"益肾壮督治其本，蠲痹通络治其标"的治疗大法，益肾蠲痹丸即是其代表方。此方以补益肝肾精血、温壮肾督阳气与祛邪散寒、除湿通络、涤痰化瘀、虫蚁搜剔诸法合用，扶正祛邪，标本兼顾，冶于一炉，临床疗效显著。因此朱老临证时贯穿这一主线，患者虽无正虚之症、证，也要根据"病"的基本规律，给予益肾壮督之鹿角胶、熟地黄、补骨脂、骨碎补、肉苁蓉、桑寄生等药味，虽无寒、湿、瘀血之症、证，也要给予蜂房、穿山甲、生南星、蕲蛇，活血通督，软坚散结，除痹起废。朱老曾治一男性，29 岁，2007 年 7 月初诊，患者自 10 年前出现腰背疼痛，膝关节以下点状疼痛，后出现双髋关节疼痛，X 线和血清学检查提示强直性脊柱炎。诊时症见：疼痛时作，患者全身酸痛，骶髂关节、颈椎为甚。颈椎活动受限，双侧直腿抬高试验（＋），双腿"4"字征（＋），纳可，睡眠正常，有遗精，牙齿疼痛，口干，小便黄，时有涩痛，大便稀薄不成形，1～2 日 1 次。苔薄黄腻、质衬紫，脉细小弦。朱老认为此乃"肾痹"之病，证属肾虚督痹，经脉痹阻，痰瘀凝络，治宜益肾蠲痹。处方青风藤 30 g，穿山龙 50 g，生黄芪、泽兰、泽泻、陈胆南星各 30 g，制川乌、川桂枝各 10 g，炒白芥子 15 g，莪术 6 g，凤凰衣 8 g，骨碎补 20 g，补骨脂、拳参各 30 g，鹿角片 10 g，姜半夏 12 g。后经服用该方加减 2 年半，2010 年 1 月 25 日复诊，药后病情稳定，现疼痛已少，恢复工作和正常生活，偶感颈背部僵硬，胃纳不佳，大便偏烂，舌苔薄腻，脉小弦。守前法治之。将陈胆南星改为制南星 40 g，加炒白术 30 g，隔日一剂，巩固疗效。若仅停留在普通辨证论治层面，或因该患者有牙痛、口干、尿黄则认为有内热，而忽视了肾督阳虚的病机根本，则不会选用鹿角片、川乌、桂枝之品，疗效将会大打折扣。此案印证了核心病机的重要性。

三、辨病论治

（一）辨病论治源流

辨证论治作为中医治疗模式的突出特点和中医学整体观和辨证观的集中体现，而被称为中医理论的精髓，地位被提得很高。其实通观中医诊断学的发展，辨病和辨证两种诊断模式一直是并存的，而中医诊疗本就始于识病，辨病论治在很长时期内也一直是主导的诊治模式。商周时期的甲骨文和《山海经》记载有瘿、瘕、痹、疥、瘅、疟等 38 种病名，《五十二病方》是以 52 类疾病为基础写成。《内经》时代，提出疾病、证候、症状三种形式，著录病名 300 余种，比证名多 10 余倍，说明古代医学对疾病认识不仅早于证候，而且内容丰富，其论病，都能从病因、病机、转归、预后诸方面加以论述。对有些病，《内经》还作了专题论述，如《疟论》《痿论》《痹论》等。《伤寒论》各篇篇名，均冠以"辨××病脉证并治"，阐述外感热病 40 多个病名。《金匮要略》提出了肠痈、肺痈、浸淫疮等 70 多个病名，全书以病名篇，以病统证，据病施方，初步确立了辨病论治体系。其后，如《肘后备急方》《诸病源候论》《千金方》《外台秘要》《太平圣惠方》等众多论著亦多是以病为纲，按病列方，或在辨病基础上辨证施方。如宋代朱肱在《南阳活人书》中说：诊治疾病必须"名定而实辨""因名识病，因病识证，如暗得明，胸中晓然，反复疑虑，而处病不差矣"，指出识病是治疗的前提，临证应以病统证。徐灵胎在《兰台轨范·序》中说："欲治病者，必先识病之名，能识病之名，而后求其病之所由生，知其所由生，又当辨其所生之因各不同，而病状所由异，然后考虑其治之法，一病必有主方，一病必有主药"，说明每个病由于基本病因不同，因此必有相应的主方主药，才能抓住纲领，有的放矢。这些都说明了中医对辨病的认识是相当深刻的。但限于历史条件，中医的病名体系相对于辨证体系来说很不成熟，名称混乱，诊断标准不清，许多病名直接取症状为名，难以概括疾病的本质特征，这种状况直至现代中医病名和诊断标准的修订才得以纠正。

（二）辨病与辨证的关系

朱良春老师指出：病是证产生的根源，证是疾病反映出来的现象，因此"证"和"病"是一种因果关系，有着不可分割的联系。辨病是前提，辨证是手段。辨证是基于疾病核心病机的分类和细化，脱离了辨病，单靠辨证就会割舍疾病的总体特征。如朱老认为痛风的病名应改为"浊瘀痹"。痛风多以中老年、形体丰腴，或有饮酒史、喜进膏粱肥甘之品、关节疼痛以夜半为甚、结石，或溃流脂液等为特征。这都说明该病正是因浊瘀滞留于经脉，则骨节肿痛、结节畸形，甚则溃破，渗溢脂膏；或郁闭化热，聚而成毒，损及脾肾为痛风的发病机制。凡此皆浊瘀内阻使然，实非风邪作祟。浊瘀是内因，是主因。受寒、受湿、饮食等因素只是体内病变前提下的诱发因素。因此，高尿酸血症期，属湿浊内蕴。急性发作期，为湿热瘀毒，缓解期为瘀血阻络，脾肾两虚。治疗时无论临床"证"如何变化，总以泄浊化瘀为大法，即使临床无舌苔厚腻，或疼痛固定、唇舌青紫等表现，也应使用土茯苓、萆薢、泽兰、泽泻化湿浊，用桃仁、赤芍、地龙、僵蚕活血通络。同时根据阴阳气血的虚衰，注意培本，补养气血，调补脾肾。

（三）辨治疑难重病应重视辨病论治

辨病是临床的需要，因为治病是临床的目的。目前临床辨病主要是辨西医之病，这的确可帮助我们从病理生理、病理解剖、转归预后诸方面更好地把握疾病本质，但并不意味着从中医角度辨病没有意义。强调中医辨病，是强调从中医理论角度认识和把握疾病的本质性病机，在此基础上，或辨证论治，或专病专方，临床才能取得根本疗效。另外，疑难重病如风湿免疫性疾病、恶性肿瘤、神经系统变性疾病需要长期乃至终生服药，把握正确的病机后，才不会因暂时的取效不捷，怀疑药不对症而频频改方，使功亏一篑。

比如慢性肝炎、肝硬化早期，一般的医生从肝气郁结、肝胆湿热、肝郁脾虚等论治，"有是证用是药"，本无可厚非，但认识不到疾病本质，就难以把握核心病机。朱老认为，本病属于"肝着"之病。其临床表现虽然多变，但核心病机却不变。肝炎病毒导致肝细胞变性坏死、结缔组织增生和肝小叶结构的改变，使肝内血管网减少和血管网发生异常吻合，导致肝功能不全和门静脉高压。朱老认为这与中医肝郁血滞、瘀凝络脉的病机颇相一致。慢性肝炎和某些肝硬化的形成均与自体免疫有关，在病程中均有细胞与体液免疫功能异常的表现，而活血化瘀法可抑制成纤维细胞的形成，减少胶原物质的分泌，促进细胞免疫功能和抑制体液免疫。因此，针对肝硬化肝郁血滞、瘀凝络脉、虚中夹实的核心病机，着手于扶正祛邪、消补兼施的治疗原则，予以益气活血、化瘀消癥，拟复肝丸：紫河车、红参须各 20 g，炙䗪虫、炮穿山甲片、广郁金各 24 g，三七12 g，生鸡内金、广姜黄各 18 g。共研极细粉末。虎杖、石见穿、蒲公英、糯稻根各 120 g，煎取浓汁，泛药末为丸绿豆大。使补不壅中，攻不伤正，以冀癥积潜移默消，促使肝脾病变的改善和恢复。可见若仅见"症"辨"证"，则蜻蜓点水，不能识别深层次的疾病核心病机，则难以获效。

四、结　语

从跟师朱老学习的过程中，切实感受到老师精湛高超的临证和理论功力，体会到了自己的差距在于对疾病的核心病机认识不深，把握复杂病机的能力欠缺。因此在诊治疑难重病时，应学会把握核心病机，在重视辨证论治的同时，也应重视辨病论治，以提高临床疗效。

〔原载于《中医杂志》2011，52（14），收入时作部分修改〕

作者简介

潘峰（1977—），医学博士。广州中医药大学第二附属医院风湿科副主任中医师。为广州市医学会风湿病学会委员，广东省风湿与关节康复专业委员会常委。

郭建文（1975—），医学博士，博士生导师，主任中医师。广州中医药大学第二附属医院科研处副处长，同济大学"中医大师人才传承培养计划"高级访问学者，第三批全国中医临床优秀人才，中华中医药学会脑病分会副秘书长兼常委，广东省中西医结合学会卒中分会副主任委员。

朱良春病证结合学术思想浅析

中日友好医院　史载祥

一、难能可贵的原创

国医大师朱良春早在 52 年前就提出"中医辨证与西医辨病相结合"的学术观点（《江苏中医》1961 年 1 月），相继又对"辨证与辨病相结合的重要性及其关系的探讨"（《中医杂志》1962 年 3 月）作了全面论述，这一业医者耳熟能详，乃至普通患者家喻户晓的学术思想，具有高度科学概括性，先进且可操作性强，至今仍为指导临床实践，最有实用价值、应用最广泛的中医理论创新。"创新是民族的灵魂"，朱老在《中医药的现代化要突出原始创新》一文中指出，"突出原始创新精神，中医药学才能得到突破性的发展，才能屹立于世界医学殿堂。"饮水思源，朱老在半个多世纪前首先倡导的"病证结合"就是现代中医界的原始创新，是继《伤寒论》六经辨证，温病学派卫、气、营、血辨证以及近代祝味菊《伤寒质难》中正式提出"八纲辨证"之后的又一座丰碑。

二、病证结合的宗师

朱老早年在上海中国医学院学习，师从章次公先生，章次公先生办学的主张（也即给朱老的题词）是"发皇古义，融会新知"。朱老曾给我们讲述，跟随章次公先生侍诊时所在的上海世界红卍字会医院，章次公任中医部主任，李帮政先生任西医部主任，是留学德国的医学博士，但中西之间不但不相互排斥，而且相互交流，互相学习。章次公先生所主张的"双重诊断，一重治疗"，也就是中西医分别诊断，然后用中医药辨证治疗。朱老"证病结合"的创见与这段工作积累是分不开的。朱老称章次公先生是"能发挥自由思想，所谓独立思考者也"。受章次公先辈影响，朱老治学兼收并蓄，与时俱进，思想前卫，注重实践，且信息意识强，不断积累创新。宗"勤求古训，博采众方"，多能提出独立见解。已故中医学家姜春华先生评朱老治学"中西理论湛深"。记得早年跟朱老学习时，指导我们在熟读中医经典基础上，还要求必读的书目中最主要的有《医学衷中参西录》《经方实验录》等，跟朱老抄方、实习中也常见朱老应用张锡纯所创方剂加减，每获卓效而印象极深，如用"秘红丹"治疗肺结核咯血久治不愈，"解毒生化丹"治疗阿米巴痢疾等。气管白喉是危急的病候，常因假膜堵塞气管和喉组织水肿致窒息死亡，朱老运用蠲痰（促进呼吸道分泌亢进使假膜易于脱落）、泻水（改善喉间水肿）拟订病证结合的"利气夺命散"（猪牙皂、礞石、硼砂、明矾、芫花），使Ⅰ°～Ⅱ°气管白喉患者避免手术痛苦。中毒性心肌炎中心肌受损、呈断裂状为致死的主要原因，朱老从病证结合应用"七厘散"取得显著疗效。朱老对虫类药治疗疑难性疾病的临床研究，如"益肾蠲痹丸"治疗类风湿关节炎，著《传染性肝炎的综合疗法》，创"复肝丸"治疗肝硬化，更是辨病论治与辨证论治相结合的典范。

朱老提出"辨证与辨病相结合，从临床到理论，探索其内在统一的规律，创造新的诊疗体系"。并认为"中医辨证、西医辨病各有短长，因此必须给予有机结合，证候是机体的病理反应，疾病是症状产生的原因，两者有因果关系，临床实践证明，证病紧密结合，具有重要意义。辨证论治是中医药学的精髓，应重点掌握，但它还有一定的局限性，我们不要国粹主义，隐讳自己的缺点，有破才有立"。可见如果没有博大的胸襟、包容开放的心怀，以及高瞻远瞩的目光，认真实践勇于革新的精神，是难以提出这一影响深远的时代命题的。

三、经典的传承与发挥

朱老既倡导"病证结合"，也注重中医经典学习。他在《对〈金匮要略〉两个方证之我见》（《江苏中医杂志》1982 年 5 期）中指出："仲景学说是伟大的真理，科学的预见，为中医学术的发展应深入探讨，从中找出规律性东西，从而和现代医学结合，使之出现一个新飞跃。"

《金匮要略》黄疸篇载"男子黄，小便自利，当予虚劳小建中汤"，此条所指之"黄"是"黄疸"还是"萎黄"历代医家纷争诸多，当今教科书也认为"属虚劳范围的萎黄证"，但仲景为何不将此条列入虚劳篇？是错简？抑或他故？朱老从病证结合考虑，发现部分黄疸患者，临床并见心动过缓，当属胆红素刺激迷走神经之故，多见于黄疸后期、黄退而未净，乏力神疲，心悸怔忡，脉细缓而迟，或结代，心电图出现心律失常，颇合胆-心综合征诊断。从中医辨证认识，是肝病传脾，胆邪及心，苦思对证方药确以小建中汤较为恰当，此方建中益气，调和营卫，兼可治心，颇合"损其心者，调和营卫"（《难经·十四难》）。朱老曾治疗一 32 岁男性患黄疸性肝炎 3 个月，经治疗黄疸大部消退，但目黄仍较明显，唯感心悸不宁，胸膺刺痛时作，舌苔花剥，脉细缓而结代，心电图示窦性心动过缓及室性早搏，肝功能轻度损害，脉证合参，乃肝邪犯脾，气血亏虚，脉络瘀阻。予益气化瘀，建中和营。药用桂枝、白芍、生黄芪、当归、丹参、红花、天花粉、生地黄、淮小麦，服 20 剂，脉转调匀，目黄渐退，精神趋振，复查肝功能正常。故朱老认为此处小建中汤所治之"黄"仍为黄疸而非萎黄（不排除异病同治），乃治黄疸的变法。受此启发，我们在治疗胆囊疾病引发胆绞痛并通过神经反射引起冠状动脉供血不足导致心绞痛，心律失常，面色萎黄，心悸怔忡，脉细缓乏力，应用小建中汤可有助缓解症状。还有反复心力衰竭所致之"心源性黄疸"，症见胆红素增高，肝功能异常，乏力困顿，心悸脉缓，面色萎黄者，应用"损其心者，调和营卫"之小建中汤亦往往有效。

朱老对《金匮要略·水气病脉证并治第十四》"气分"证和桂枝去芍药加麻黄附子细辛汤也有独到见解，认为此方证为寒邪凝聚，气滞不通之候，实基因于心阳式微，心气内结，在肺源性心脏病及风湿性心脏病心力衰竭患者中最易发生。曾治 61 岁女性，凤患肺源性心脏病，3 个月前因咳喘、心悸腹水治疗月余，诸恙已平。近因受寒、劳累，诸恙复发，咳喘剧烈，夜不能卧，心下坚满，按之如盘如杯，腹大如鼓，下肢浮肿，小便不利，面色灰滞，舌质紫暗、苔薄，脉沉细。辨证为心阳不振，大气不运，水邪停聚不化，予桂枝去芍药加麻黄附子细辛汤原方，连进 5 剂，咳喘遂平，心下坚满已软，腹水渐退。

继承经典是创新的基础，但经典也不是真理的终结。朱老从病证结合出发，从民间发掘出金荞麦治疗肺痈（肺脓肿），挽救了数以千万计患者的生命，改写了《金匮要略·肺痿肺痈咳嗽上气病脉证治第七》所载"始萌可救，脓成则死"的记载。而且金荞麦治疗肺痈的疗效远超过《金匮要略》所载的葶苈大枣泻肺汤、桔梗汤以及《千金方》所载之"苇茎汤"（包括当代教科书），成为当代治疗本病的首选，西药抗生素更不可同日而语。这是病证结合的集中体现及更高层次，是对经典的发扬及超越。

总之，朱老精研传承经典，首创"病证结合"。卓越的继承，成就了超群的创新。正如我南京中医药大学已故江育仁老师对朱老的评价："才智天生，思维超人；善于继承，勇于创新；病证结合，见解英明；虫类研究，誉满杏林。"朱老所创病证结合，概言之，是中医辨证与西医辨病相结合，强调"辨证是绝对的，辨病是相对的""中医辨证为体，西医辨病为用"。尤其在充分了解西医学的长处之后，更要充分认识到西医的局限性。不过分强调西医病名之下，简单分型，而背离中医辨证论治的精髓。应突出有机结合，防止将鲜活的辨证论治，变成僵死的教条，使之机械化、庸俗化。让"病证结合"学术思想发扬光大，为中医学事业的发展及人类健康作出更大贡献。

〔原载于"国医大师朱良春学术思想暨临证经验学习班（2013）"讲义〕

朱良春治疗上消化道肿瘤临证经验
及其学术思想

南通市良春中医药临床研究所门诊部　朱剑萍

广东省中医院　潘　峰

南通市良春中医药临床研究所门诊部　郁兆婧　吴艳秋

　　恶性肿瘤始终伴随着人类而生，是一种自古以来就有的疾病。从世界范围来看，在 21 世纪，恶性肿瘤仍然是极大危害人类生命健康的严重疾病，其发病率逐年上升，已从少见病转而为常见病、多发病；病死率也跃居单病种疾病的首位。在我国，目前恶性肿瘤发病谱中位于前四位的是胃癌、食管癌、直肠癌和肺癌。而治疗方面，多以西医的手术和放疗化疗为主。上述方法虽能一定程度上控制病情，减缓症状，但仍存在着选择性差、价格昂贵、多药耐药以及对患者心、肝、肾、肺、消化道、骨髓和免疫系统等造成损伤，以至降低生活生存质量等种种不足。加之早期胃癌、食管癌常多无症状和体征，有些即使出现某些消化道症状也无特异性，因此常被忽略。一旦发现，也已近中晚期，错过了手术根治的最好时机。而中医治疗肿瘤有其独到之处，故此，人们开始把目光转向了传统中医的联合治疗。

　　世界卫生组织就曾预言："癌症最终会被中国的中医所征服。"朱良春教授从医 70 余年，在治疗恶性肿瘤，尤其是上消化道肿瘤方面积累了大量的临床经验。我们有幸一直随诊朱老身边，对于朱老治疗上消化道肿瘤的思路、经验有一定体会和心得，现将其总结如下，以飨同道。

一、中西结合治疗肿瘤的思想

朱老年届 97 岁，胸襟博大，视野开阔，中西医兼收并蓄，学识与时俱进。在肿瘤的治疗过程中，他一贯提倡中西医相结合的治疗原则。这里的中西医结合治疗并非搞中医西化。众所周知，就杀灭癌细胞而言，西医的手术、放疗、化疗三大手段很有力度，这是中医药在这方面短时间内不可比拟的。但肿瘤的治疗目标是阻止和减轻患者痛苦，提高其生活质量，延长较高生存质量条件下的生存期。而西医上述治疗可能不同程度地给患者的生活和生存质量带来损害。中医药则从整体观出发，辨证论治，提倡扶正祛邪，与瘤共存，减轻痛苦，提高生活质量，延长寿命等法则。朱老指出，在术后及放疗化疗中配合中药可以增效减毒，有效地控制肿瘤复发转移。同时有资料报道：肿瘤患者体内的癌细胞数在 10^6 个以内是放疗、化疗和手术无法清除的，这些癌细胞在 5 年内有转移的可能，而癌细胞在这种水平状态下，用中药可调整人体的自身免疫功能，使之有能力将癌细胞抑制甚至杀灭。在近十年，越来越多的患者已开始主动愿意接受中医药治疗。中医药在中晚期肿瘤治疗中起着重要的作用，在这一阶段，西医已缺乏有效的治疗手段，此时消除肿瘤已不是治疗的主要目的。中医中药在稳定瘤体，最大限度地减少肿瘤复发转移，调节免疫功能，改善临床症状，减轻放疗和化疗毒性及不良反应，与瘤共存延长生命等多个方面发挥了独特的优势，彰显了中医药在肿瘤治疗中的自身价值，而且确实使很多的患者在治疗中受益。

二、肿瘤治疗中的辨证与辨病相结合

早在 1962 年，朱老就提出了辨证与辨病相结合的观点，这在肿瘤的治疗中也始终贯穿其中。他精辟地指出，辨证论治是中医学的精华，也是治疗取效的关键因素，更是中医治疗肿瘤的优势所在。在肿瘤的中医治疗中要注重辨证，从整体把握人体的阴阳失调、邪正斗争的状态。借助于现代医学的诊病技术，了解消化道肿瘤有鳞癌、腺癌、管状腺癌、髓样腺癌、弥散腺癌、黏液腺癌和高分化、低分化等之分，这些现代辨病诊断知识可知病情的演变、发展、转归，但却不能指导中医去辨证论治，所以必须将辨证与辨病相结合，特别是对辨病尚未细分明确又不能进行放疗化疗者，辨证论治尤为重要。朱老很赞同郭博信教授的观点：中医要想治好病，最关键的就是不能受西医思维影响，如见炎症就消炎，见癌症就抗癌等，按照西医的思维用中药，你很难治好病。不管西医说的什么病，你永远要抓住脉证这个核心，要善于透过纷繁复杂的临床表现，审明主证，找到疾病的症结，用宏观辨证，微观辨病，立法方药，切中肯綮。

上消化道肿瘤在中医属噎膈、反胃、癥积、伏梁、胃脘痛等范畴。朱老将其主要分为气滞痰阻、痰瘀交阻、脾虚痰阻、气阴两虚四型，正邪之强弱在治则上区别很大。例如我们曾亲见朱老治一食管癌患者。患者曾于别处服用一段时间抗肿瘤的大队寒凉药，进食梗阻、恶心呕吐持续不解，朱老从其面色㿠白，痰稀如饮，神疲怯冷，舌淡暗等症着眼，断其为脾阳衰惫，痰湿中阻之噎膈，予红参、蜂房、制附子、干姜等寥寥几味，数剂后呕吐止，食管通，饮食畅，诸症得以控制。说明前医只辨病，却未辨证。抗肿瘤草药多为寒凉之性，虽为常法，然久服寒凉，阳气衰惫，为病之变，现补偏救弊，在病情的转变之中不断地辨证论治，谨察阴阳而调之，则效果立见。

三、肿瘤治疗中的整体观念

整体观包括了两个方面的含义，一是人体本身的统一性、完整性；二是人体与自然界的相互关系。中医学认为，人体是一个有机整体，构成人体的各个组成部分之间在结构上不可分割，在功能上相互协调、互为补充，在病理上则相互影响。而且人体与自然界也是密不可分的，自然界的变化随时影响着人体。正是遵循这样的指导原则，朱老对肿瘤的治疗也一直强调要从整体出发，而非仅仅局限在肿瘤病灶本身。他指出，局部病灶与机体之间存在着对立统一的关系，肿瘤的发生、发展与机体的抗瘤能力相互制约，互为消长。局部的肿瘤灶可以对全身各系统产生广泛的影响。所以肿瘤治疗中不但要消除肿瘤灶，而且更要重视机体的抗瘤能力。肿瘤灶的消除或控制可以改善全身状况，而全身状况的好转及抗瘤能力的增强又可抑制肿瘤细胞的增殖、浸润与转移。因此恶性肿瘤的治疗，一是调二是治：调整体与局部的统一，调全身脏腑的功能，调气血阴阳的平和，调气机升降的平衡，使之有机地统一，维持一个动态的平衡，以达治疗的目的。平衡才是中医愈病的大道理，也正是中医道法自然的重要精髓。

四、注重扶正与祛邪的微观变化，强调顾护脾胃正气

李中梓《医宗必读》曰："积之成也，正气不足而后邪气踞之。"正气虚贯穿肿瘤始终，正气不足，免疫功能失调，细胞增殖凋亡异常，才会导致肿瘤的发生。而中医学认为，脾胃为后天之本、气血生化之源，脾旺则不受邪。其主要功能有消化吸收、运输敷布、摄

纳水谷精微。人体正气的强弱，虽在一定程度上取决于先天，但后天水谷精微的滋养也是生命活动的重要保证，是人体正气之原动力。所以脾胃功能之强弱，决定着人体正气的盛衰和抵御疾病的能力。只有改善脾胃功能，才能使机体的营养状况从根本上得到改善，从而保证正常的免疫功能，发挥抗癌作用。故朱老指出，顾护脾胃正气必须贯穿于上消化道肿瘤治疗的始末。同时朱老还指出，在治疗该病的过程中需把握好正邪的微观变化。他认为该病的病理性质为本虚标实、虚实夹杂，初期邪盛而正虚不显，治疗以祛邪为主，以通为用；中期邪盛正伤，邪气损伤人体气血津液，邪愈盛而正愈虚，病势日渐加重，此时需扶正祛邪并重；后期正虚邪盛，需以扶正为主，兼治其标。

五、擅用、巧用虫类药，以虫消瘤

朱老为用虫类药大家，在上消化道肿瘤治疗中亦不例外。有不少人认为肿瘤治疗就应以毒攻毒，只要是肿瘤，就会堆砌大队寒凉之性抗肿瘤药、大量虫类药来以毒攻毒。也有医家认为虫类药素来有毒，肿瘤患者体虚正弱，难以承受虫类药之攻逐。其实不然，这些都是对虫类药应用的偏见。朱老指出，虫类药乃血肉有情之品，性喜攻逐走窜，通达经络搜剔疏利，无处不至；另一方面虫类药又系高蛋白、高能量之品，可激活体内能量，扶助正气而调节免疫功能，故其效用佳良而可靠，能起到力挽狂澜之功。药如补益培本之冬虫夏草、紫河车、阿胶、鳖甲等；攻坚破积之壁虎、蜈蚣、穿山甲、蛞蝓等；活血化瘀之水蛭、鼠妇虫、䗪虫等；行气和血之九香虫、刺猬皮等；搜风解毒之蜂房、地龙等；收敛生肌之凤凰衣、鸡内金、五倍子等；利水通淋之蝼蛄、蟋蟀等都是朱老在治疗上消化道肿瘤的常用之药。只要辨证准确，临床配伍得当，即可取得良效，此非草木、矿石之类所不能比拟的。

20世纪80年代有李建生教授创建的北京建生药业，它遵循《神农本草经》中提出的"生者尤良"之意，原始创新研制出"金龙胶囊"和"金水鲜胶囊"两种鲜药制剂。这是中药学虫类药史上的创举，也是获得国药准字号的第一家虫类药鲜药制剂。它是取鲜活动物经超低温冷冻技术及生化技术加工成的冷冻干粉，较好地保留原动物药材中的天然生物活性成分，根据清华大学生命科学与工程研究院检测：鲜活动物冷冻干粉活性成分大于干品五六倍甚至近十倍。它在治疗癌症和免疫性疾病方面具有卓越的疗效，许多濒临死亡的患者出现了起死回生的奇迹，这就充分说明了鲜药的疗效。我们在近二十年的临床使用中游刃有余、体会深刻。

六、上消化道肿瘤治疗中的服药特色

朱老在使用中药治疗上消化道肿瘤时的服药方法也有别于其他肿瘤。初始手术后或进食梗阻，无论是因为肿瘤压迫梗阻还是术后瘢痕萎缩而进食困难者，前3个月多以汤剂、散剂为主，每次5～15 mL，含服慢饮，每日数次，1剂中药可根据患者情况服1～3日，待能进半流食物后逐渐加量，约1个月或可达到每日1剂，待半年后视患者体质恢复的程度，肿瘤控制的进度，肿瘤标志物下降的速度来决定递减中药。由每日1剂减至1剂药服1周以巩固之。一般以3～5年以上为妥，从我们近7年观察的48例食管、胃肿瘤的患者中可以看到，服中药需要耐心，坚持服用，其生存率还是很高的。

壁虎又名守宫，临床显示对食管癌、胃癌等具有较好的疗效，然而于大队汤剂之中，常规剂量则显病重药轻，超剂量又畏其毒性致害，口腔距食管、贲门都很近，壁虎研极细末，以蜂蜜调之，用蜜丸之意，缓缓含化。一则可使药力直达病灶，就近祛邪，而不伤无过之地；二则用蜜调之可缓和壁虎峻烈之性；三则可使药物黏附于病灶局部，充分发挥药力。临床上，晚期上消化道肿瘤患者，一般都以进食困难为主症，故在临床上我们多采用中药保留灌肠方法，每日2次，每次100～200 mL，静脉滴注半小时，一般患者能保持1～2小时甚至半天。通过1～2周治疗后，大多能缓解病情，特别是肠梗阻的患者效果更是明显。对晚期患者大量胸腹水时，对一般口服中药不太显效时，用朱老经验方"消胀逐水散"装在药布袋里，用麝香少许放在神阙穴，药包覆盖其上，再加湿热毛巾加热，20分钟后麝香带着药力由肚脐传入，感到肠鸣辘辘10分钟后取下，排尿增多。坚持一日两次外敷，尿量渐增，腹水渐退。对肝转移疼痛剧烈者服用吗啡类镇痛药，易见恶心、呕吐、便秘之弊，朱老自拟"消癥缓痛散"醋调外敷神阙穴，覆盖保鲜膜后再加热毛巾使药力渗透于内，每日2次，镇痛效果明显。

〔原载于《中国中医药报》2013-08-16〕

作者简介

朱剑萍（1953—），国医大师朱良春学术经验继承人，南通市名中医，南通市老中医药继承工作指导老师。现任南通市良春中医药临床研究所门诊部所长、副主任中医师，南通中医药文化博物馆馆长，南通市良春国医堂副主任，章朱学术流派传承研究室副主任。为中国癌症研究基金会鲜药学术委员会委员，澳门中国中医药文化研究促进会委员，南通市中医药学会常务委员。

郁兆婧（1986—），南通市良春中医药临床研究所门诊部主治中医师，南京中医药大学在读硕士研究生，国医大师朱良春学术经验继承人，兼任世界中医药学会联合会亚健康专业委员会理事。

朱良春应用"见痰休治痰"理论的临床经验浅析

杭州市中医院　何迎春

　　朱良春是我国首批国医大师之一，师承一代名医、孟河医派传人、丁甘仁入室弟子章次公先生，继承孟河前辈的不拘一格、广采众长的治学精神，治疗内科杂病，能不执一家之见，兼采金元以来各家之长，又尽力避免其片面性，善于结合现代医学研究结果，发皇古义，融会新知，以其独到的辨证思路和精当的用药绝技以及超越前人的老药新用经验，名驰南北，蜚声海外。本文将笔者随从朱老临证学到的关于应用"见痰休治痰"理论治疗痰证的经验总结如下，以飨同道。

一、顽痹多因痰瘀起，虫类"对药"不可缺

　　顽痹是因风寒湿久羁，或因劳累损伤、肌肉骨骼失去精血充养，经气痹阻所致，症见皮肤肌肉麻木不仁、疼痛酸困等症状，严重者可见肢体痿废不用。其病名首见于《诸病源候论·风痹候》。朱师认为，顽痹有类风湿关节炎、风湿性关节炎、强直性脊柱炎、痛风、骨质增生及坐骨神经痛等顽疾。"肿胀"是痰、湿、瘀交阻不消，化痰祛湿并用能提高疗效，肿胀早期除常用苍术、黄柏对药外，尤喜用防己、土茯苓为对；对肿、胀、痛因关节积液久不除者，每用泽

135

兰、泽泻为对，一以活血祛瘀见长，一以利水渗湿化痰功胜，活血利水，相得相助，屡收佳效。肿胀中后期朱师除制南星、白芥子配对和虫类对药之外，常选用刘寄奴、苏木为对以助肿胀的速消。"僵直拘挛"乃痹证晚期之见症，不仅痛胀加剧，且功能严重障碍，生活不能自理，朱师在细辨阴阳、气血、虚实、寒热之偏颇后，常用山羊角、蜂房为对，蜣螂、水蛭为对以清热止痛，缓解僵挛。肢节拘挛较甚者选蕲蛇、穿山甲为对，疗效确切。此外还喜用青风藤、海风藤为对，和鸡血藤、忍冬藤对药同用，以助养血通络，舒挛缓痛。对伴见肌肉萎缩者，均重用生黄芪、生白术为对，熟地黄、蜂房为对，并用蕲蛇粉，收效颇佳。当然以上对药均需辨证选用上述之益肾壮督养血之培本药对，始可标本同治。对长期使用激素且用量较大的患者，常呈阴虚火旺痰热征象，如面部烘热，烦躁易怒，夜寐不安，易汗出，口干舌绛红等，朱师常重用生地黄、知母为对和玄参、甘草为对相助而收佳效。激素减量后，出现精神不振、纳呆、呕恶或怯冷、便溏、阳痿、溲频等脾肾阳虚、痰湿内壅之症时，常用熟地黄、附子为对，合用淫羊藿、仙茅，并选补骨脂、蜂房为对，以温经化痰、通络止痛。治"痛风"尿酸性关节炎，属代谢障碍性关节病，朱师均从辨病角度加土茯苓、萆薢为对，对降低血尿酸有特效。治增生性关节炎、关节软骨退行性病变，抑制骨质增生，延缓关节软骨退变，加用骨碎补、鹿衔草"对药"有显效，又拟附子、白芍为对；此外治颈椎病加制南星、半夏为对，葛根、片姜黄为对，全蝎、蜈蚣为对，均为辨病使用对药的经验，具有搜风祛痰之功。治肩周炎，宣痹定痛用川乌、延胡索为对，蜈蚣、全蝎为对，徐长卿、片姜黄为对亦为辨病通用的药对。

　　总之，朱师认为痹证多由痰凝瘀阻经络所致，治疗多以温通经络、搜风止痛为主，虽未直接应用化痰药，却达到了化痰、通经、止痛的目的。

二、咳痰多宜辨证医，"对药"应用效神奇

朱师在总结前人用药经验基础上，结合自己多年临床经验，归纳了诸多对药用于治疗咳喘病，收效颇丰。他常用治肺心病宣肺祛痰之对药，有炙麻黄、杏仁为对，以降气化痰，宣肺平喘；苏子、葶苈子为对，一以温肺下气以开痰，一以泻肺定喘以行水，对肺水肿者，颇为合拍；桃仁、冬瓜仁为对，一以化痰血凝瘀，一以清肺热以化痰浊；旋覆花、代赭石为对，以降逆宣中，通络祛痰，降痰涎黏阻气管有特效；远志、酸枣仁为对或酸枣仁、磁石为对，以镇静强心并化痰；百部、橘红为对，车前草、甘草为对，以利水排痰并镇咳；发热加金银花、白薇以清透；痰稠黄加黄芩、鱼腥草以清化；痰黏不利加浙贝母、南沙参以清润；支气管痉挛加地龙、玉蝴蝶以解痉；痰涎壅厥危象时，加鲜竹沥或猴枣散以解急；心气不足，虚气上逆，时时欲脱者加人参、蛤蚧尾或黑锡丹平逆以缓急；阳虚汗出发冷加附子、干姜以回阳；痰涎壅盛，闭结不通、内热口渴加礞石滚痰丸以泻痰通腑。

此外，朱师自拟的"定喘散"，对心源性喘息症状缓解后的善后巩固疗效较为理想，药用人参、蛤蚧、北沙参、五味子、麦冬、橘红、紫河车，共研粉末备用，对增强体质、控制复发颇有效验。

总之，朱师治疗咳喘病用药相当灵活，充分体现了中医辨证与西医辨病相结合的原则，不只是单纯化痰，临床疗效甚佳，值得借鉴。

三、失眠乃由痰热生，仔细辨证是关键

朱师认为，失眠多由胆虚痰热或者湿热内蕴而致，临床常以"甘麦芪仙磁石汤"治之，药用甘草、淮小麦、炙黄芪、淫羊藿、五味子、磁石、枸杞子、丹参、远志、茯苓、蝉蜕。此方治疗顽固性失眠虚多实少、脾肾两虚或心脾两虚或痰火扰心之失眠，似现代医学所谓之神经衰弱、夜难入寐，或多梦易惊，或彻夜不眠之症，疗效颇为满意。朱师治痰热内蕴，或郁怒后不寐，症见郁郁不舒，虚烦惊悸，口苦呕涎，或触事易惊，梦寐不祥，或短气悸乏，自汗肢肿，饮食无味，心虚烦闷，坐卧不安等。此乃胆虚痰热或者湿热内蕴不寐为其一；胆寒虚烦，心胆虚怯不寐为其二；气郁生痰，痰气相搏不寐为其三。朱师均以温胆汤加味治之，一者温胆汤加龙胆，每收佳效，能提高疗效；二者用温胆汤加钩藤、葛根、紫苏叶、龙骨、牡蛎，散敛升降，临床疗效满意。三者施治，朱师均拟温胆汤加龙骨、牡蛎，疗效颇佳。

由上看出，朱师治疗失眠多从痰热入手，分为虚实两端，虚则健脾利湿、养血安神，实则清胆泻火、解郁安神，适当加入重镇安神之品，虽未直接化痰，却达到了理想的祛痰安神的目的。

四、癫痫多因痰作祟，丸散久服疗效奇

朱师认为，癫痫可选"顺气导痰汤"加减，自拟"加减顺气导痰汤"，药用制半夏、陈皮、茯苓、白矾、郁金、石菖蒲、陈胆南星、制香附、炒枳壳。病久心脾两虚者，选"养心汤"加减。抓住痰、气、郁治疗癫证乃是朱师活用张景岳治癫之法，所拟"加减顺气导痰汤"是仿前贤之法而不拘泥其方，历年来，朱师用此方愈癫

疾者甚众。朱师擅用虫类药。20 世纪 80 年代初,自拟"涤痰定痫丸",药用炙全蝎、炙蜈蚣、炙僵蚕、广地龙、陈胆南星、川石斛、天麻、青礞石、天竺黄、炒白芥子、化橘红、石菖蒲,共粉碎,水泛为丸,临床疗效较好。

总之,朱师治疗癫痫多在辨证基础上加入了虫类搜风豁痰之品,而且多以丸散剂为主,并嘱其长期服用,疗效奇特。此法虽未直言化痰,但却达到了治痰目的。

五、肢体痿废缘痰生,扶助正气建奇功

肢体痿废多由肝肾亏虚、经脉失养所致,临床多以补益肝肾、濡养经脉入手治之。朱师喜用张锡纯之振颓汤(丸)加减治疗肢体痿废、痰浊壅塞经络、血脉闭阻的偏枯证,药用红参、炒白术、当归、杜仲、淫羊藿、巴戟肉、肉苁蓉、制乳香、制马钱子、制附子、炮穿山甲、鹿茸、蜈蚣、乌梅肉,共粉碎蜜丸。

实践证明,虚证阳痿因于阳虚者少,因于阴虚者多,朱师一扫时医将"阳痿"和"阳虚"混为一谈之偏见,集温肝、暖脾、滋阴、补肾、壮阳多法于一炉,于 20 世纪 70 年代自拟"蜘蜂丸",由花蜘蛛、炙蜂房、熟地黄、紫河车、淫羊藿、肉苁蓉组成。此方有返本还原之功,疗效卓著。

综上所述,痰为病之标,而非病之本,欲清其流,必先澄其源。痰之源不一,或由外感,或由内伤,有因热而生者,有因寒而生者,有因风而生者,有因惊而生者,有积饮而生者,有多食而生者,有因暑而生者,有因食生冷物而生者,有饮酒而生者,有因郁而生者,有因虚而生者,而虚者尤多。因而痰有热痰、寒痰、风痰、湿痰、燥痰、酒痰、郁痰、惊痰、老痰、食积痰、虚痰等之异。在治疗上,

应遵循中医八纲辨证而治之，表者宣之，里者化之，寒者宜温，热者宜清，虚者补益，实者攻逐，若虚实夹杂、表里同病、寒热互见则应分别主次轻重以治之。如喻嘉言主张"治病必先识病，识病然后议药"，反对见痰治痰，不分寒热虚实而一概疗以辛燥之剂。

综上可见，国医大师朱良春应用健脾化瘀、搜风通络、温阳利水等方法，治疗类风湿关节炎、癫痫、失眠、哮喘等疾病，虽未用单纯的化痰之法，但却达到了治痰的目的，实属"见痰休治痰"之典范。因此，如何"随证辨治"以提高临床疗效是我们今后应当努力的课题之一。

〔原载于《中华中医药杂志》2013，28（1）〕

作者简介　何迎春（1964—），博士，硕士生导师，主任中医师，杭州市中医院老年病科副主任。曾任浙江省中医学会老年分会副主任委员、脑病分会副主任委员，杭州市中医学会老年分会主任委员。

朱良春应用痹通汤方治疗疑难杂症经验

广东省中医院　潘　峰

南通市良春中医药临床研究所门诊部　朱剑萍

广东省中医院　郭建文

　　辨证论治是中医认识疾病和处理疾病的基本法则，据此立法用药，不论病情如何复杂、隐蔽，都可以通过观察致病因子刺激机体所引起的反应性变化来推测机体内在的状态，正所谓"有诸内，必形诸外"。朱良春教授从医70余载，临床善治各类疑难杂病，屡获奇效。其治病强调辨证，认为如能掌握好辨证论治的规律，世界上就没有绝对的"不治之症"，而只有"不知之症"。随诊中，我们发现老师临床常用自拟"痹通汤"方加味治疗多种顽痹，如类风湿关节炎、强直性脊柱炎、硬皮病等，效果显著。而近年老师又将其运用进一步拓展，加减辨治于各类疑难杂症，亦收佳效。现将我们临床随诊学习痹通汤在疑难杂病中的运用经验，以及对中医临床诊治疾病基本思路的领会总结一二，以飨同道。

一、痹通汤组方解析

　　《中藏经》曰："痹者，闭也。五脏六腑，感于邪气，乱于真气，闭而不仁，故曰痹。"朱老师认为，正气不足，腠理疏松是为痹证发生的内在原因。正气不足则难于抵御外邪和祛邪外出，腠理疏松则外邪乘隙而入，正如《灵枢·五变》曰："粗理而肉不坚者，善病

141

痹"。经络闭阻，气血不通，则又为痹证发病之病理关键。外邪入侵，闭阻经络，气血运行不畅，甚则不通而发病。如《景岳全书·风痹》云："盖痹者闭也，以血气为邪所闭，不得通行而病也"，又云："唯血气不足，故风寒得以入之；唯阴邪留滞，故经脉为之不利，此痛痹之大端也。"由上可见，老师之所以将治疗痹证的自拟方取名为"痹通汤"，正是以名字点出了痹证"正气不足，气血闭阻不通，不通则痛"之病机，又阐明了以通为用的治疗方法，即流通经络气血，开其闭阻。痹通汤组方：

当归 10 g	鸡血藤 30 g	威灵仙 30 g	炙䗪虫 10 g	炙僵蚕 10 g
乌梢蛇 10 g	地龙 10 g	蜂房 10 g	甘草 6 g	

诸药合用，共奏扶正祛邪，标本兼顾，补益气血，化瘀通络之功。而该方之所以能由治疗痹证推广至诸多疑难杂症中，其根本是与其组方特色息息相关的。

首先，正邪兼顾，标本同治。老师在疑难杂症的辨证中提出了"久病多虚，久病多瘀，久痛入络，久必及肾"的理论。指出疑难病的治疗需扶正与逐邪并重。鉴于多数慢性久病多会出现肾阳虚衰的征象，故扶正不仅要着眼于气血，更要考虑督脉与肾。肾藏精主骨生髓，而督脉总督一身之阳气，"益肾壮督"可谓是治本之道，同时亦可起到调节机体免疫功能之效。方中扶正使用当归、鸡血藤补益气血，蜂房固本壮督、温煦肾阳。而逐邪则多用乌梢蛇、䗪虫、僵蚕、地龙之类虫蚁搜剔之品，配合威灵仙软坚化瘀通络。整首方剂扶正与祛邪并重，标本同治，使正气充足，邪无容身之所，则阳得以运，气得以煦，血得以行，顽疾斯愈矣。其次，本方善用虫药，搜剔通络。老师可谓临床运用虫类药的大家，他不仅喜用，而且擅用虫类药治疗疑难杂症，对虫类药有深入的研究。老师临床将虫类药广泛运用于神经系统、循环系统、呼吸系统、消化系统、泌尿生殖系统、骨与关节、肿瘤、外科等8大系统88种疾病中，归纳总结了虫类药具有破积消癥、活血祛瘀、宣风泄热、搜风剔络、消痈散肿、生肌收敛、行气和血、补益培本等十大功效。老师常言虫类药为血肉之品，有情之物，性喜攻逐走窜，通经达络，搜剔疏利，且能深入经络、骨骱、脏腑气血痰瘀胶结处，以通闭解结，扫除病邪；又与人类体质比较接近，容易吸收和利用，效用佳良而可靠，能起到挽澜之功，乃草木、矿石之类所不能比拟。另一方面，虫类药又系高蛋白、高能量之品，可激活体内能量，扶助正气而抗御病邪。最后，本方组成从现代药理学研究角度来看，功效全面，可兼治多种疾病。现代研究显示：方中乌梢蛇、僵蚕、地龙、䗪虫、蜂房、当归、鸡血藤均有增强机体免疫力之功；而乌梢蛇、地龙、䗪虫、蜂房、鸡血藤、当归、威灵仙又有镇静消炎止痛之效；同时地龙、䗪虫、当归能抗凝、降低血黏度；鸡血藤、当归则可促进红细胞造血，以有效实现补血功能。因此，本方既能全面调节机体神经-内分泌-免疫功能，又有局部镇静、抗炎、消肿、止痛、抗凝、补血之作用。

二、临床应用举例

【病例1】男，62岁。2010年10月9日初诊：背部皮肤僵硬1个月。刻诊：面部表情淡漠，胸闷胸痛，胸前皮肤麻痹，后背部皮肤自觉增厚僵硬，纳食欠馨，二便尚调，舌胖衬紫，脉细小弦。实验室检查：抗可溶性抗原（ENA）系列（+），类风湿因子（RF）（+），红细胞沉降率（ESR）62 mm/1h末。胸部CT示左肺上叶舌段纤维化病灶、左侧局部胸膜增厚。西医诊断：硬皮病。中医诊断：皮痹。辨证气血两虚，瘀血阻络。治以补益气血，蠲痹通络。方药痹通汤加生黄芪、猫人参各30 g，蜣螂10 g，川芎15 g，炒赤芍、炒白芍各20 g，水煎服。并加炮穿山甲末6 g，分2次吞服。共14剂。

二诊：患者服药2周后精神较前好转，皮肤僵硬及胸闷胸痛症状逐渐缓解，唯面部麻木感仍在，舌脉同前。原方加生地黄、熟地黄各15 g。再服14剂后面部表情较之前丰富，后背僵硬感明显减轻。续服药巩固6个月，后背僵硬感逐渐消失，原有症状均缓解。

【病例2】女性患者，33岁。2012年9月7日初诊：头痛反复10余年。刻诊：患者额顶部疼痛重压感，持续不解，痛甚牵及双侧太阳穴。纳可，二便尚调，夜寐不佳、多梦。平素脾气较急，易焦虑，月经周期不准，经量少、色暗，经前有乳房胀痛及少腹隐痛。舌淡暗、舌底脉络迂曲、苔薄白，脉细小弦。实验室检查：头颅磁共振成像（MRI）未见明显异常。西医诊断：紧张性头痛。中医诊断：头痛。辨证肝郁气滞，瘀血阻络。治以补益气血，疏肝解郁，通络止痛。方药痹通汤加生黄芪30 g，醋炒柴胡15 g，炒赤芍、炒白芍各20 g，焦栀子6 g，淡豆豉15 g，川芎10 g，葛根20 g，夜交藤30 g，水煎服。30剂。

二诊：患者服药后头痛发作次数较前减少，纳可便调，夜寐欠佳，舌脉如前。原方加刺五加15 g，生地黄、熟地黄各10 g。经上方治疗1个月来诊，头痛发作已不显，嘱其放松情绪，调畅情志，坚持治疗半年，头痛未再发作。

【病例3】邵某，女，29岁。2011年4月11日初诊：月经先后不定期3年。患者3年前因人工流产后出血较多致高热，静脉滴注抗感染药物，热退后月经不潮，闭经4个月余，后靠黄体酮周期疗法维持，因不愿再用黄体酮，求治于中医。刻诊：消瘦，神疲乏力，时觉头晕目眩，心悸失眠，月经先后不定期，经前少腹坠胀隐痛，色暗量少，本次月经已过4日未至，纳差便溏，舌淡暗、舌底脉络迂曲紫暗、苔白，脉细小弦。中医诊断：月经先后不定期。辨证气血亏虚，冲任失调，瘀阻脉络。治以补益气血，调理冲任，通络化瘀。方药痹通汤加生黄芪 30 g，炒白术、党参各 15 g，肉桂、鹿角胶（烊化）各 10 g，水煎服。另紫河车粉 3 g，分 2 次吞服。共 14 剂。

二诊：服上药 10 剂后月经来潮，经前少腹坠痛有所改善。上方加用刘寄奴 15 g，再服 14 剂。后在原方基础上随症加减继服半年，月经基本正常。

三、讨 论

上述 3 个病例分别为风湿免疫类之硬皮病、神经类之头痛、妇科类之月经不调。随疾病病名不同，临床表现各异，但老师均使用了痹通汤为主方加减，且效如桴鼓。究其原因，不外两点：

1. 重视辨证，抓住核心病机 老师正是抓住了"久病多虚，久病多瘀，久痛入络，久必及肾"以及"气滞血瘀，气血不通"这些核心病机，才能临床运用自如。病例 1 患者因年老体弱，致气血两虚，无以荣养皮肤，则见皮肤麻痹；气虚无以推动血行，瘀血阻络，故皮肤增厚僵硬，胸闷不舒。痹通汤用于此正可补益气血，蠲痹通络。病例 2 患者头痛日久，又平素脾气较急，易焦虑，根据"久病多虚，久病多瘀，久痛入络"之理论，考虑患者头痛为肝郁气滞，瘀血阻络，不通则痛所致，痹通汤用于此有调畅气机，活血化瘀，通络止痛之功。病例 3 为年轻女性，冲任不调日久，气机阻滞，血行不畅，故痹通汤于此有调理冲任，补益气血，通络化瘀之效。以上 3 例正体现了异病同治的原则。治疗疾病不是着眼于病的异同，而是着眼于病机的区别，病机相同，则可采用相同的治法。而找对证，临床就往往能使治疗事半功倍。

2. 强调辨证，重视病证结合 老师常言，证候是疾病发展的现象，疾病是证候发展的根源。"证"和"病"互为因果，是不可分割的有机整体。只有将两者紧密结合，方能更大地提高临床疗效。病例1硬皮病属自身免疫性疾病，临床多以皮肤坚硬、萎缩为主要表现。药理学提示痹通汤正有增强机体免疫功能之功效。同时，随症加味的黄芪、猫人参可进一步增强机体免疫力；炮穿山甲、蛴螬则重于软坚散结，有利于改善硬皮病的临床症状。病例2为顽固性紧张性头痛，此类疾病多与情绪紧张焦虑有关。痹通汤中大部分药物都有镇静止痛之效，加之患者头痛多以额顶部为主，痛甚会牵及双侧太阳穴，辨证同时加用葛根、柴胡、川芎等阳明、少阳引经药，可使药效直达病所，增强痹通汤之功效。病例3为女子月经病，该病多为冲任失调而致，除痹通汤外，加用的鹿角胶、紫河车、刘寄奴均有针对病变本身，补益肝肾，固养冲任，活血化瘀之功能。可见，临床治疗只有抓住辨证之根本，病证结合，方能显示中医之良效。

四、心得体会

老师一直强调中医之生命在于学术，学术之根源本于临床，临床水平之检测在于疗效，所以临床疗效是迄今为止一切医学的核心问题，也是中医学强大的生命力之所在。但临床中患者病情往往较复杂，青年医生在遇到疑难杂症时，如果不能谨守病机，切中要害，从纷繁复杂的临床症状中抓住核心，则临床疗效就会大打折扣。除了汲取前辈们的经验，我们还要在临床中不断实践体会，疗效才能有所提高。如我们后来在临床上遇到一张姓老年男性患者，脑梗死后遗症半年。临床见患者易疲劳，左侧肢体活动自如，但遗留麻木不适感，舌淡、边有齿痕、舌底脉络迂曲紫暗、苔薄白，脉细。感觉异常是脑梗死后遗症的一个常见症状，临床常顽固难愈，考虑患者年老久病，正气不足，气血亏虚，气滞血行不畅，无以濡养肌肤，致使其麻木不仁。我们正是抓住其病机与痹通汤组方相契合，使用该方随症加味治疗半年，患者麻木感明显缓解。可以说，通过对老师痹通汤方的学习，使我们对中医临床诊治疑难杂症的基本思路有了更清晰和深层次的体会。只有学会把握"核心病机"，重视病证结合，才能更好地探索临床诊治规律，掌握中医治疗疾病的真谛，提高临床疗效。

〔原载于《中医杂志》2013，54（16）〕

朱良春治疑难病思路探析

福建中医药大学附属厦门市中医院　万文蓉

国医大师朱良春教授系第一批全国 500 名老中医之一，从医 70 余年，以治学严谨、经验丰富而著称。临证善于将辨证与辨病有机结合，遣方用药丝丝入扣，治疗疑难病疗效卓著。笔者有幸拜师学习，随师临床，聆听教诲，受益匪浅。现将朱老治疗疑难病的思路整理如下。

朱老认为，疑难病是指目前医者在临床上感到棘手的疾病，问题在于"辨证"之"疑"，"论治"之"难"。要掌握"辨疑不惑，治难不乱"，关键是我们要加强基础理论的熟练掌握，临床实践的灵活应用，不断探索总结辨证论治的方法与技巧，找到"证"的本质，自可得心应手，发挥中医药的特色和优势。

一、怪病多由痰作祟，顽疾必兼痰和瘀

"痰"是体内的病理产物，多由机体功能失调，气道闭塞，脏腑不和，津液凝聚，水湿停留，气化不利而成痰，痰可随处而窜，无处不到。如痰涎窒塞，气道不畅，神明之府为痰困蔽，上不能通，下不能达，则癫、狂等怪病以作。如反复缠绵，癫、狂患者舌质可见紫色或瘀斑，精神症状呈周期性加重，此缘于兼有瘀血之故。因为痰气凝滞，气病及血，气血瘀阻，蒙蔽灵窍，而致精神失常，症

状顽固不愈。所以朱老在治疗神经精神疾患时，主要是抓住"痰""瘀"两端，以涤痰化瘀作为神经精神疾患的重要治则，灵活化裁，往往取得明显疗效。

朱老认为，"痰"除有形之外，多为无形，其具有明显的特征，主要表现为：①眼神呆滞，面色晦暗，或眼眶周围青暗。②形体丰腴，手足作胀。③皮肤油垢异常，或面色光亮如涂油，其两颊色红者，多为痰火；面呈灰滞，恒为痰湿。④神志恍惚或抑郁，或烦躁不宁。⑤舌体胖大、苔白腻如积粉，或灰腻而厚，脉沉或弦或滑或濡缓。⑥易惊悸，烦懊不眠，或昏厥、抽搐，或神志失常。这些痰病的特征，显然是与神经精神疾患的症状密切相关。以上辨痰要点，不必悉俱，只要见其一二，即可参用治痰之法。对于痰饮的治法，朱老汲取了前人有益的经验，如蒋宝素《问斋医案》指出："痰本津液精血之所化，必使血液各守其乡，方为治痰大法，若但攻痰，旋攻旋化，势必攻尽血液脂膏而后已。"提出了"治痰要治血，血活则痰化"的原则，达到了"将化未化之痰"行之归正，"已化之痰"攻而去之的目的。

朱老曾多次采用王清任之癫狂梦醒汤化裁治疗周期性精神疾患，该方在化痰活血之中，兼寓养心安神之功，方中桃仁、红花、木通、赤芍活血化瘀，通络宣窍；柴胡、青皮、香附、远志疏肝理气，通络开郁；丹参、酸枣仁养血安神，滋阴降火；佐磁石宁心安神，又可防柴胡之升举太过；茯苓健脾化痰，宁心安神。全方相辅相成，则痰化瘀散而神安。经临床实践证实，每日1剂，连服1个月后，症情好转；再服1个月，周期性发作即可控制。

二、久病多虚，久病多瘀，久痛入络，久必及肾

朱老经过几十年的临床探索，在应用中医药诊治慢性病方面独

树一帜。如痹证的治疗，若只从关节肿痛这一标象着眼，而片面采用祛风、散寒、燥湿之法，殊欠理想之效果，尤其对顽痹疗效更差。因患者阳气虚弱，致使病邪乘虚袭踞经络，气血为邪所阻，阻滞经脉，留滞于内，深入骨骱，胶着不去，痰瘀交阻，凝滞不通，邪正混淆，如油入面，肿痛反复发作。所以此证既有正虚的一面，又有邪实的一面，且其病变在骨，骨为肾所主，故朱老创立益肾壮督之法，认为这是治本之道，对根治本病起着决定性的作用。

此外，朱老在治疗多种慢性疑难病的过程中，认识到虽然在辨证论治上涉及多个脏腑，但患者每多出现肾阳虚衰之证，经采用培补肾阳法，创制验方"培补肾阳汤"（淫羊藿 15 g，仙茅、枸杞子、紫河车各 10 g，炙甘草 5 g）治疗，均历验不爽。

【病例】林某，男，1 岁。初诊（2010 年 3 月 11 日）：家长诉腹泻 1 个月，大便日行 5～6 次，质稀如水样，经西医门诊与住院治疗罔效。近日症状加重，伴精神萎靡不振，肢末不温，囟门下陷明显。查：大便可见脂质（++）、白细胞（++）。遂来中医门诊求治。中医诊断：腹泻，辨证为脾肾阳虚。治宜培补肾阳，健脾止泻。处以培补肾阳汤加补骨脂、益智仁、鹿角霜、炒白术各 10 g。2 剂，2 日 1 剂，水煎服，每日分 4～5 次温服。

二诊：服药后，即告之患儿腹泻已止，大便每日 2 次，质成形。守方继服 4 剂后，患儿精神转佳，眼睛有神，囟门下陷已有改善，复查大便常规均正常，病告愈。

三、上下不一主从下，表里不一主从里

疑难病病情千变万化，错综复杂，既有上下不一的病况，又有表里不一的病况。在辨证过程中，除了要注意抓住主要矛盾外，还要注意辨明真伪，只有这样，才能在证候分析发生矛盾时，辨证得到比较正确的结论，从而明确治疗。

如慢性肾炎肾病期患者，往往既有畏寒、神疲、腰酸、两腿酸软、纳呆等阳虚气弱的一面，又有头眩而胀、面赤口干、烦躁等阴虚阳亢的一面。在这种"上下不一"的情况下，治疗上既要突出中心，又不能顾此失彼，其重点当以温肾扶阳治"下"为主，佐以育阴潜阳而获效。某女性患者，以头眩而胀，口渴欲冷饮，烘热烦躁，需裸卧冷地得爽为主诉，一派阳亢燥热之象，中西医迭治无效。细察舌苔色白微黄而腻，边有白涎两条，诊其脉弦滑，乃痰浊内阻之证。合而观之，证属肝阳挟痰，当以清热化痰治"里"为主，乃予黄连温胆汤治之，效如桴鼓。

四、中药剂量恰到好处

前人曾说："中医不传之秘在于用量"，确实是经验之谈。在临床上，朱老强调即使辨证用方无误，但如果处方中药味的用量不恰当（太轻或太重或配合失当），必然会影响疗效。可是这个量的衡定是否恰到好处，与医生的经验是分不开的。

如就益母草而言，不同疾病中用量不同。在治疗高血压时，朱老指出："益母草有显著的清肝降逆的作用，对产后高血压尤验，但用量必须增至 60 g，药效始宏。"曾创制"益母降压汤"，处方由益母草 60 g、杜仲 12 g、桑寄生 20 g、甘草 5 g 组成，伴头痛甚者加夏枯草 12 g、钩藤 20 g、生白芍 12 g、生牡蛎 30 g；阴伤甚者加女贞子 12 g，石斛、生地黄各 15 g。在治疗肝硬化腹水，症见腹大如鼓、腹壁青筋显露之鼓胀时，恒以益母草 120 g（煎汤代水）加入辨证方药中，常可减缓胀势，消退腹水，因此证乃气血水相因为患，恒多"瘀积化水"之候，而益母草具有活血、利水之双重作用。

另外，朱老常用豨莶草 100 g，配合当归 30 g，治风湿性、类风湿关节炎效果很好。随着风湿活动迅速控制，抗链球菌溶血素"O"每见下降。又如用细辛治疗痹证疼痛，无论风湿、风热均可用之，但是寒证用量宜大（10～20 g）、热证用量宜轻（3～5 g）。

曾治一结节病患者，以周身出现皮下结节、不痛不痒、推之能移、逐渐增多至 80 多枚已 1 年有余为主诉，伴胁痛脘痞等症。病由气结痰凝所致，治宜活血散瘀，软坚消核。处方：生半夏 7 g，白芥子 10 g，制海藻、昆布、夏枯草、茺蔚子、天葵子、炙僵蚕各 12 g，生牡蛎 30 g（先煎），川白芍 5 g，红枣 5 枚。服 10 剂尚未见动静。二诊时守上方，生半夏改为 15 g。服 10 剂后痰核逐渐减少，至 30 余剂后痰核基本消失，转予益气养阴、软坚消核之品善后。朱老认为，凡顽固性痰核症，非生半夏不为功，生半夏的用量对疗效也起着关键性的作用，从而证明对药量的把握也是提高治疗疑难病的途径之一。根据朱老经验，含生半夏方须大火煮开，小火煎煮 1 小时以上。

五、辨证与辨病相结合

中医以辨证论治为核心，但并非不辨病。朱老结合西医的辨病，创制了临床行之有效的经验方。如治疗冠心病心绞痛的"心痹汤"，治疗慢性痢疾及结肠炎的"仙桔汤"，治疗类风湿关节炎的"益肾蠲痹丸"，治疗痛风的"痛风冲剂"，治疗慢性胃炎及消化道溃疡的"胃安散"，治疗慢性乙型肝炎及早期肝硬化的"复肝胶囊"，等等，均屡建殊效，并为后学开发利用提供了系统的指导，造福百姓，功留千秋。

朱老所创新方，组方缜密，遣药灵巧，寓意深远。如"益气消癥汤"是治慢性前列腺增生的经验方，由黄芪 30～45 g、莪术 10～

15 g、鳖甲 15 g、皂角刺 12 g、益母草 20 g、䗪虫 10 g、泽兰 15 g、苦参 15 g 组成。治此朱老始终抓住肾气不足，气虚瘀阻这一关键病机。采用黄芪与莪术相配以益气活血、化瘀生新，张锡纯《医学衷中参西录》指出"参、芪能补气，得三棱、莪术以流通之，则补而不滞，而元气愈旺。元气既旺，愈能鼓舞三棱、莪术之力以消癥瘕，此其所以效也"。配合益母草和营祛瘀；䗪虫化瘀通淋，因其性味咸寒，入心、肝、脾三经，是一味最平和的活血化瘀药，凡血瘀经闭、癥瘕积聚、跌打损伤、瘀血凝痛用之均有良效，其特点是破而不峻，能行能和，《长沙药解》说它"善化瘀血，最补损伤"。鳖甲、皂角刺软坚散结；泽兰行下焦气滞，芳香以开膀胱之气闭；苦参泄化瘀浊，以清下焦湿热。全方合用共奏"消坚去积，扶正祛邪"之并驾齐驱的作用。因此在临床上融会贯通，举一反三，抓住该方益气补虚、活血消癥的治法特点，根据异病同治的理论，运用益气消癥汤治疗因阴阳俱损，肾气亏虚，气化不行，瘀阻逗留，呈现本虚标实之证，如闭经、子宫肌瘤等疑难病亦疗效卓著。

综上，朱老论治临床疑难病思路开阔，层次分明，注重经典理论指导下，理法方药一脉相承，值得吾辈细细揣摩。

〔原载于《万文蓉临证心悟》，北京：中国中医药出版社，2015〕

作者简介 万文蓉（1964—），福建中医药大学附属厦门市中医院主任医师、教授、硕士生导师。中华中医药学会主办系列期刊《中医药通报》杂志编委及编辑部主任。北京中医药大学及福建中医药大学兼职教授。兼中华中医药学会内经学分会常务委员，中国中医药研究促进会期刊图书编辑与信息专业委员会副秘书长，福建省中医药促进会副会长，厦门市中医药促进会会长，厦门市针灸学会副会长。

朱良春治疗肺系难治病的理论与经验述要

南通市中医院　　朱金凤

肺系难治病常见的有慢性阻塞性肺病、支气管哮喘、间质性肺炎、肺癌等。因病因多样，发病机制复杂，而发病率、死亡率日益上升，临床缺乏有效治疗方法。几千年来中医药在治疗肺系难治病方面有其独特的疗效和优势，多年来国内围绕中医药治疗肺系难治病也开展了一系列基础及临床研究，取得一定的成就，但尚未见有突破性进展。近年来，随着应用中医络病学说治疗疑难病所取得的显著疗效，肺系难治病和络病理论的关系逐渐引起学术界的重视，并形成研究热点。认为肺络是络脉的一部分，肺络病主要因外感、内伤、久病等致络脉中气血不畅或津液痰瘀痹阻。朱良春教授运用痰瘀毒阻络理论治疗肺系难治病有较好的经验和临床心得，总结如下，为肺系难治病的治疗提供理论基础及用药经验。

一、肺系难治病与络病理论的关系

（一）从中医角度认识肺系难治病与络病理论

朱师认为肺络病形成的病因广泛，是多种肺系病变发展的结局，也是恶性循环的中间病理环节，病证涉及中医"咳嗽""喘证""哮证""肺胀""肺岩"等范畴。络脉具有满溢灌注和双向流动的动力是络中之气，而宗气、肺气是肺中络气之源。宗气聚于胸中，一方面上出于肺，循喉咙而走息道，推动呼吸；一方面贯注心脉，推动血行。血气在宗气、心肺等脏共同作用下循环于经脉之中，溢入于络脉，而"肺朝百脉"，使百脉中的血气朝还于肺。而宗气充足又有赖于营、卫、肺脾肾之气的壮旺。肺脾肾亏虚，宗气生成不足，呼吸无力、气血运行缓慢；同时水津代谢失常，痰饮瘀血内生，且互为影响，积久蕴毒；或外感、毒邪侵袭肺络及肺络本身的病变，均导致肺络结构、功能异常，致肺络痰瘀、气滞、毒凝，且相互影响，恶性循环，咳痰喘丛生，久治不愈。因此肺络病的病理主要为络虚致痰、瘀、毒，痰瘀毒阻络是表象，正气不足、肺络亏虚是根本。

（二）从现代医学角度认识肺系难治病与络病理论

现代医学认为，肺系很多难治性病变是由多种免疫细胞、细胞因子和炎性介质、黏附分子等参与并介导的肺部病变。多种免疫细胞和炎性介质、黏附分子等作用于呼吸道，导致气道炎症渗出，炎性细胞浸润和内膜损伤、微小血管病变及细胞异常增生、增殖等。持续存在的气道炎症，可能为中医痰、瘀、毒病机的现代医学解释。另中医还有"有形之痰"和"无形之痰"。炎性细胞浸润、呼吸道分泌物增多是为"有形之痰"；参与发病的免疫细胞、细胞因子和炎性介质、黏附分子等是否可理解为中医之"无形之痰""毒邪"。中医认为，痰、瘀、毒的产生责之于肺脾肾功能不足，气虚失于运化，与现代医学研究发现慢性阻塞性肺病、支气管哮喘、间质性肺病、肺癌患者免疫功能失调，对炎性细胞、细胞因子、炎性介质甚至肿瘤细胞抑制作用减弱，有相通之处。持续的气道炎症激活神经可塑性，成纤维细胞和胶原蛋白增生，致气道重塑、解剖结构和功能改变，以及小血管、淋巴管病变、微循环障碍可用中医"久病多虚、久病多瘀、气虚血瘀、痰瘀毒互结"阐述。而痰瘀毒阻滞日久，正气益虚，恶性循环，毒损络脉，或外感、毒邪侵袭肺络，败坏形体，瘀痰毒聚，阻滞肺络，日久亦可成肺积，发为肺岩。现代医学的抗气道炎症，抑制炎性细胞的趋化与活化，干扰细胞因子、炎性介质等的合成、释放，防治气道重塑、改善微循环、免疫疗法、抗肿瘤等，与中医涤痰祛瘀、解毒通络抗肿瘤，并补益肺脾肾等亦有相通之处。近年来，从现代医学角度对中医药治疗肺系难治病进行了大量的基础和临床研究，表明很多化痰活血解毒及补益肺脾肾中药可使患者咳痰喘症状减轻，化"有形之痰"；并使炎性细胞凋亡增加，炎性细胞因子如白介素（IL）-4、IL-5、肿瘤坏死因子等表达减少，从而抗气道炎症，化"无形之痰"，并解毒通络；另很多化痰定喘活血经方及中药如定喘汤、桂枝加厚朴杏子汤、小青龙汤、川芎等可抑制神经生长因子、转化生长因子等防治气道重塑，保护肺功能。很多涤痰活血解毒虫类药，如蜈蚣、全蝎、僵蚕、地龙、蜂房等临床用于慢性阻塞性肺病、哮喘、间质性肺炎及肺癌等，对缩短病程、提高疗效大有裨益。很多清热解毒、活血化痰软坚药物有抗炎、抗肿瘤作用等。这些研究成果都阐述了化痰活血解毒中药的现代医学作用机制，提供了这些药物疗效的有力证据。

二、基于痰瘀毒阻络理论治疗肺系难治病经验与用药特色

基于肺系难治病与络病理论的关系，朱师认为，痰瘀毒阻络、肺络亏虚可视为很多肺系难治病的共同病机，比一般意义上的"痰瘀阻络"更为深伏难解、沉痼，致病情反复、缠绵难愈。故治疗肺系难治病，需注意化痰活血，解毒通络，因正气不足，肺络亏虚是根本，应分清气血阴阳亏虚的不同，时时注意扶正通络，并结合辨病，治疗肺络病变的其他致病因素，以及肺络病变引起的继发性其

他病理变化，分清主次，孰轻孰重，才能有的放矢，取得良效。因络病痼疾，寻常化痰祛瘀解毒药难以深达络脉，须借助通络之药，在普通化痰活血、解毒散结药物基础上加用辛味通络、虫类通络及藤类通络药物，如乳香、没药、三七、桂枝、细辛、薤白、当归、炮穿山甲、水蛭、蜂房、蜈蚣、全蝎、蝉蜕、僵蚕、地龙、鸡血藤、丝瓜络等。虫类药在治疗这类疾病的处方中使用频率较高。朱师指出，这些药物既是祛邪药，又具有一定的增强体质作用，其祛风化痰、钻透剔邪、开瘀散结的作用，不仅能松弛气道，舒展肺络，改善循环，促进炎症的吸收，而且还含有蛋白质、微量元素等丰富的营养物质，起到了寓攻寓补、攻补兼施的作用，非一般植物药所能及。对肺络亏虚，朱师喜在朱氏定喘散（朱师经验方：红参、北沙参、五味子各15 g，麦冬、橘红各9 g，紫河车20 g，蛤蚧1对，共研末，每服1.5 g，每日3～4次）基础上加减，扶正化痰，标本兼治，取得佳效。

（一）慢性阻塞性肺病、支气管哮喘

朱师认为此类病变多病程日久，反复发作，致阳气虚衰，阴精暗耗，痰瘀毒深伏于肺络，复因外邪触动内疾而致。由于肺脾肾俱虚，气化不行，痰瘀毒阻络，呼吸无权，证属标本俱急，当标本同治。在化痰平喘、逐瘀解毒基础上，需注意温肾暖脾，补肺通络，喜用紫菀、款冬花、杏仁、苏子、葶苈子、鹅管石、半夏、陈皮等理气化痰，止咳平喘；地龙、水蛭、蜂房、当归、桃仁、红花、僵蚕活血化瘀通络；且鹅管石、蜂房能温肾助阳；白花蛇舌草、金荞麦、射干、鱼腥草、天葵子解毒化痰；定喘散、黄芪、白术、茯苓等益气养阴，化痰平喘，燥湿健脾；附子、肉桂、熟地黄、牛膝等补肾助阳。以阴阳同调，痰瘀毒同治，标本兼顾，达益肾健脾补肺、

化痰逐瘀、解毒平喘之功。

（二）间质性肺炎

该肺炎病因复杂，有外感病毒感染引起，也有全身疾病累及肺部及药物所致等，发病后病情复杂，预后欠佳，与中医的"肺痹""肺痿"表现相似。肺痹是肺被邪痹，气血不通，痰瘀毒阻络，其证属邪实为主，兼有本虚；肺痿是因五脏气热，从而导致肺热叶焦，痿弱不用，气血不充，络虚不荣，并有痰瘀毒阻络，是以本虚标实为主的证候。本虚多为气阴两虚，亦有表现为阳虚者。朱师在辨别气血阴阳亏虚的不同，扶正通络基础上，加用化痰活血、解毒通络、虫类药物，并喜用穿山龙、鬼箭羽。他认为，穿山龙既能化痰又能活血通络，既有肾上腺皮质激素样作用，却无激素样的不良反应，临床亦证明穿山龙对咳、痰、喘、炎均有良效。但用量宜大，一般 30～50 g 起用。配合鬼箭羽的活血化瘀，咳痰、气短等症状能明显得到缓解。

（三）肺癌

朱师认为肺癌是一种"全身属虚，局部属实的疾病"，符合正虚，痰瘀毒邪阻滞肺络，其虚以气虚、阴虚多见，所以重在扶正，配以化痰软坚，活血破瘀、解毒散结通络，就成为朱师治疗肺癌的有效方法，临床注意分清正虚邪实轻重。常用金荞麦、鱼腥草、石菖蒲、贝母、牡蛎、半夏、薏苡仁、白芥子、天葵子、甜葶苈、白花蛇舌草、龙葵、猕猴桃根、半枝莲、山慈菇、山海螺、猫爪草、重楼等化痰软坚，清热解毒通络。丹参、桃仁、莪术、䗪虫、炮穿山甲、水蛭、蜈蚣、全蝎等活血化瘀通络。用黄芪、沙参、百合、石斛、麦冬、当归、熟地黄、山茱萸、枸杞子、女贞子、鸡血藤、朱氏定喘散等益气养阴、养血生血、扶正通络；有阴阳亏虚的分别予以燮理阴阳。肺癌伴骨转移，朱师认为其骨质侵蚀破坏，在化痰活血、解毒散结、虫类药等的应用基础上，根据"肾主骨""不通则痛，痛则不通"，治以益肾蠲痹通络，予骨碎补、补骨脂、续断、杜仲、熟地黄等补肾壮督；制南星透骨走络、涤痰化瘀，以治骨痛，且制南星用量宜大，从 30 g 用起，逐渐加至 50 g，止痛效果较佳，但需煎煮 1 小时以上，临床未发现毒性及不良反应。

朱师基于痰瘀毒阻络理论治疗肺系难治病的丰富经验及用药特色，在临床上有较好疗效，我们将进一步从临床症状评分、肺功能、细胞因子等多个层面开展临床研究，以更深层次揭示朱师治疗肺系难治病经验及用药特色的现代医学作用机制，以推广国医大师经验，造福于百姓。

〔原载于《中国中医基础医学杂志》2015（1）〕

作者简介　朱金凤（1975—），女。南通市中医院副主任中医师。在读医学博士，呼吸内科方向。全国第五批老中医学术继承人，师从国医大师朱良春。

朱良春学术思想与临证特点述要

南通市中医院国医大师朱良春学术经验传承研究室

吴　坚　高　想　朱建华

国医大师朱良春在偏于东南一隅的江苏南通近 80 年的行医生涯中，独树一帜，声誉遍及国内外。他早年师从孟河马惠卿和上海章次公名医大家，尤其受次公先生亲炙，学乃大进。章师提倡的"发皇古义，融会新知"治学主张对朱师影响最深，惠及其一生。朱师一生好学多思，他遍览群书，博采众家，善于汲取他人的经验和理论，并结合现代医学的研究，为我所用。朱师深研经典，强调继承和创新，认为继承是基础，创新是发展。学习中医必须读经典，深入钻研，精思敏悟，并通过临床实践，融会贯通，方能得其精髓而有所造诣。

兹将朱良春学术思想与临证特点介绍于下。

一、论治急性热病，创立"先发制病"论点

朱师对急性热病的治疗，提出了"先发制病"的论点。"先发制病"是从各种热病独特的个性出发，见微知著，发于机先，采用汗、下、清诸法，从而控制病情发展，达到缩短疗程提高疗效的目的。热病起病急骤，变化迅速，其传变大多由表入里，由卫气到营血，治疗在于早期正确辨证，"截断扭转"，使邪去病缓。朱师对通利疗法在温热病的应用尤有体会。温热病是多种热性病的总称，许多急

性传染性热性病都概括在内，也包括了具有卫、气、营、血证，而又不属于急性传染病的感染性疾病，如败血症等。在《内经》中，对热性病的治疗原则就提得很明白；汉代张仲景所著《伤寒论》对热性病用六经来归纳分析，从理论和实践上发展了热病治则；金元四大家中刘河间对热病治疗主张辛凉法以表里双解，这是温热病学发展过程中一个重大转折点；明清两朝众多医家对温热病的理论和临床治疗方法又有了推进和发展，特别是吴又可的《温疫论》，提出了一整套治疗瘟疫的理法方药，指出："瘟疫以祛邪为急，逐邪不拘结粪"，对后世医家治疗瘟疫病具有重要的指导意义。

朱师认为：温热病之应用下法，作用主要是逐邪热，下燥屎，除积滞在于其次。但不能妄用、滥用下法，要下得其时，下得其法，根据缓急虚实斟酌适度，才能发挥下法特有的作用。他指出：温邪在气不从外解，必致里结阳明，邪热蕴结，最易化燥伤阴，所以及早应用下法，最为合拍。通下岂止夺实，更重要的是邪热去而阴津存。通利疗法在于迅速排泄邪热毒素，促使机体早日康复，可以缩短疗程，提高疗效，这是清热祛邪的一个重要途径，无论邪之在气、在营或在表里之间，只要体质壮实，或无脾虚溏泄之象，或有可下之症，或热极生风，躁狂惊厥者，均可通下逐秽，泄热解毒，选用承气、升降散之类，或于辨证论治之中加用硝黄，达到釜底抽薪之效。既能泄无形之邪热，又能除有形之秽滞，一举数得，诚治本之道。但纯属卫分表证，恶寒较著而热势不盛，或年老体弱、孕妇或妇女经期，则宜慎用。在民国时期及20世纪60～70年代，朱师即将通利疗法用于治疗流行性乙型脑炎（以下简称乙脑）、伤寒、副伤寒、肺炎、细菌性痢疾（以下简称菌痢）等温热病。乙脑极期，纷纷出现痰浊阻塞气机，蒙蔽心窍，高热稽缠，神昏惊厥，痰鸣如嘶，舌苔厚腻，便秘或便通而不泄泻者，均可使用夺痰定惊散，药后往往一泄而解，痰消神清，热亦下挫。而朱师采用聂氏以《寒温条辨》之"升降散"（生大黄、僵蚕、姜黄）为主而制订的"表里和解丹"和"葛苦三黄丹"治疗伤寒、流感等温热病，收效显著，疗程多在3～10日之间，剂量小，服用方便，无任何不良反应。在肺炎的治疗中，于辨证论治方药中加用大黄，肠腑疏通，上焦壅遏邪热、痰浊自有出路，且大黄有多种成分，能抑制细菌生长。凡痢疾初起，因宿有积滞，里热较甚，通利疗法的应用更可缩短疗程，提高疗效，常用生大黄、熟大黄为主药的痢泻散治疗痢疾及泄泻，服用方便，价格低廉，奏效显著，可以推广应用。

二、倡导中西结合，力主辨证辨病融会

早在1962年朱师在全国率先提出了辨证与辨病相结合的主张。朱师认为辨证论治是中医学理论和体系的精髓，是针对机体各部分以及整体的主要功能状态与病理活动，区别证候的属性，辨识邪正的盛衰，推测疾病的转归，从而确定治疗原则与具体治疗措施。辨证论治的优点，是不论多么复杂的病情，都可依据症状，从阴阳消长，五行生克制化的规律中，运用四诊八纲的方法归纳分析，提出综合治疗的措施。但也存在一些不足之处，如微观、定量、静态方面的研究不够，对微观的"病"认识有时失于笼统。而西医的"辨病论治"则是在寻找病源，明确诊断的基础上，针对病源用药。朱师强调辨证与辨病相结合，主要指的是辨中医的"证"与辨西医的"病"相结合。随着科学技术的发展，学习现代医学知识，借助各种先进的仪器和检测手段，把疾病的症结真正搞清楚，有利于疾病的早期发现、早期诊断，防止误诊与漏诊，从而提高医疗质量，这与

中医的辨证论治并不冲突。如直肠癌的症状，早期往往与痢疾、痔疮的表现差不多，如果不运用现代医学检查手段早期确诊，就可能延误病情。而一些隐匿性肾炎、慢性肝炎、冠心病、糖尿病及肿瘤等，都不仅仅是靠望、闻、问、切四诊所能确诊的，必须借助现代的检测手段。辨证与辨病两相结合是病情的要求，也是观察疗效的需要，不仅要看症状是否消失，还要看各种检查数据是否正常，从后来的医学发展过程中看，是时代的要求，也反映出朱师提出的"辨证""辨病"相结合的论证是具有远见和临证指导意义的。仅是辨病不辨证，就会走上"对号入座"的狭路，把中医灵活的精髓变成僵死的教条。中医辨证，西医辨病，各有所长，宜证病紧密结合。朱师认为：宏观辨证用药与微观辨病不应该是机械的两者相加，而应当是有机的结合，必须全面掌握阴阳消长的情况，有分寸、有选择地使用，才能发挥中西医诊治疾病的集合优势，探索临床诊治规律，提高治疗效果。

三、临床探索规律，自创诊断治疗新法

朱师认为中医学有许多理论、方法是前人摸索出来的。如何进一步探索新规律，更好地提高辨证察病的水平，是当代中医的职责。朱师躬身实践，善于继承前人的经验，结合自己的临床，加以提高升华，颇多创见。朱师以"肝开窍于目"为理论基础，同时又受到《本草纲目》秦艽条下引崔元亮《海上方》用秦艽治黄疸，述其症状"目有赤脉"的启示而认识到肝脏的病理变化可以通过眼睛观察。朱师曾系统地观察肝炎患者眼底血管的变化，进行综合分析，结果发现随着肝炎病情的加剧、好转或恢复，眼血管的色泽、扩张、弯曲按照一定的规律变化，凡肝炎患者，其球结膜血管不仅充血，而且

还有如锯齿状的弯曲出现；病症向愈的患者，眼血管变化亦随之消失。又如朱师根据《灵枢·五色篇》"面王以下者，膀胱子处也"之启示，认为子处不仅指子宫，且包括男性生殖系统，创"观人中的色泽与同身寸长度之差距"来诊察男女生殖系统病变的方法，并经300例临床观察，发现正常人"人中"长度与中指同身寸基本相等。凡是不相等的，无论男女生殖系统均有病变，且差距越大，症状亦愈明显。"人中"短于同身寸长者较为多见，在男子往往有阳痿、早泄、不育、不射精、子痈、狐疝等病，在女子则有经、带、胎、产诸多病变；"人中"长于同身寸者常为子宫下垂；若兼人中沟深者，常为子宫后位；浅者多为子宫前倾；宽阔者多为子宫肌瘤。人中部位的色泽亦有诊断价值，凡色黧黑者，多为肾阳亏虚；色青者多见腹痛有寒；色赤者内有郁热。"人中"诊法包括其颜色诊及人中与中指同身寸之差距，对临床辨证论具有一定的指导意义，朱师的探索，丰富了诊断学的内容。

四、首创顽痹病名，确立益肾蠲痹新论

痹证是一种以关节、肌肉疼痛、肿胀、麻木为主要症状的疾病。与现代医学的风湿病中大多数疾病相类似，与自身免疫有关的结缔组织病也类似。数十年来，其发病率有日益增高之趋势。朱师将类风湿关节炎、强直性脊柱炎等病程较长、症情顽缠、久治不愈的病称为顽痹。他认为顽痹其病变在骨，骨为肾所主，患者多有肾虚的因素，若肾督亏虚，则卫阳空疏，屏障失固，病邪遂乘虚袭踞经隧，气血为邪所阻，壅滞经脉，留滞于内，深入骨骱，胶着不去。肝肾精亏，肾督阳虚，使筋挛骨弱而邪留不去，痰浊瘀血渐生，痰瘀交阻，凝涩不通，邪正混淆，如油入面，肿痛以作，关节变形，活动

受限，顽痹成矣。治疗颇为棘手，朱师通过长期实践认识到，此证久治不愈者，既有正虚，又有邪实，故朱师确定并倡导顽痹的治疗法则："益肾壮督治其本，蠲痹通络治其标"。益肾壮督是治本之道，可以增强机体免疫功能，调整骨质代谢，使正胜邪却，对根治本病起着决定的作用。益肾壮督，包括滋养肝肾精血和温壮肾督阳气两个方面，朱师临床常常选用生地黄、熟地黄、当归、淫羊藿、肉苁蓉、巴戟天、鹿角胶、补骨脂、紫河车、鹿衔草、骨碎补等药，温柔通补。益肾壮督法，不仅适用顽痹稳定期、恢复期的治疗，即使在起病期、发展期也可采用，临床贵在灵活。蠲痹通络是治标之法，痹证日久，邪气久羁，深入经隧骨骱，绝非一般祛风、燥湿、散寒、通络等草木之品所能宣达，必借血肉有情之虫类药搜剔穿透，方能使浊去凝开，经行络畅，故朱师治疗痹证，喜用虫类药。这是他治疗痹证的特点之一。治标可以减轻症状，改善关节肿胀、疼痛和活动不利。"益肾蠲痹丸"即是益肾壮督治其本，蠲痹通络治其标的代表方。处方：生地黄、熟地黄、当归、淫羊藿、鹿衔草、肉苁蓉、鸡血藤、徐长卿、老鹳草、寻骨风、炙全蝎、炙乌梢蛇、炙蟅虫、炙僵蚕、虎杖、甘草等。此方以补益肝肾精血、温壮肾督阳气与祛邪散寒、除湿通络、涤痰化瘀、虫蚁搜剔诸法合用，扶正祛邪，标本兼顾，冶于一炉。此药是朱师几十年治痹经验的结晶，临床上用于治疗类风湿关节炎、系统性红斑狼疮、皮肌炎、硬皮病、干燥综合征、结节性动脉炎、强直性脊柱炎、骨性关节炎、痛风等取得良好效果，影响广泛。

五、倡慢病"从肾论治"，创制培补肾阳汤

中医所称的慢性久病包括多种病程较长、体气偏虚的疾患。朱

师认为：这些疾病在辨证论治上虽涉及的脏腑较多，但在久治不愈、缠绵难愈的情况下，有不少患者每多出现肾阳虚衰的征象，经采用"培补肾阳"法后往往取得显著的效果。

朱师指出：肾为先天之本，受五脏六腑之精而藏之，所以它是调节各个脏器功能的中心，平衡维系机体矛盾统一的主宰；而肾中真阳，更是生命活动的生化之源，即命门，它能温养脏腑，煦缩百骸。其命门真火的盛衰，对机体、发病、疗愈及生殖、发育、成长、衰老等过程，都具有重要的作用与密切的关系。肾阳振，肾气足，则精力充沛，百病不生。倘肾阳衰，肾气虚，必然神气衰惫，倦怠无力，百病丛生。同时慢性久病，体气亏虚，传变及肾，也必然耗损肾之阴阳，所谓"穷必及肾""久必及肾"。因此，朱师指出许多慢性久病都与肾阴阳亏损有关，如果"从肾论治"，培补肾之阴阳，往往能起到比较显著的作用。在临床上遇到不少劳倦内伤之症，从辨证上来说有阴虚的一面，如专事滋阴补肾，则恢复甚慢；倘以培补肾阳为主，佐以滋肾，则阳生阴长，奏效殊速。所以用"培补肾阳"法在一些慢性疾病的治疗上常可收到满意的效果。朱师创制的基本方"培补肾阳汤"，由淫羊藿、仙茅、怀山药、枸杞子、紫河车、甘草组成，全方以温补肾阳，培补命门为主，辅以滋养真阴之品，使阳强阴充，合和缩照，临床上以此方为主方随症加味，可广泛地用于治疗高血压、顽固性头痛、劳倦虚损、慢性泄泻、慢性肝炎、顽固失眠、月经不调、更年期综合征、阳痿早泄、腰痛、浮肿、慢性肾炎、哮喘等慢性久病，业界反映均历验不爽。

朱师还告诫我们，阴阳的偏盛偏衰，在疾病的发展变化过程中，是会相互转化的；阳损故能及阴，而阴损亦可及阳。过度执着"阳常有余"或"阴常不足"的论点，都是片面的，所以临证之际，必须详审辨证，药随证变才能收到预期的疗效。由于温阳补火之品，其性多燥，特别要注意掌握"勿使过之"的原则。肾阳渐复，即宜将温肾之药减少其剂量；阳既振复，即宜撤去补阳药，倘有阴伤之征者，更宜立即增益顾阴之剂。这样才能阴阳平衡水火相济，疾除病愈。

六、考证痛风病因，独推"浊瘀痹"新名

痛风是一种以关节红肿疼痛发作性的疾患，根源在于嘌呤代谢紊乱，有原发性和继发性之分。古代亦有痛风之病名，金元时期著名医家朱丹溪就明确提出痛风之病名，其多部著作中均有痛风的论述，《丹溪心法·痛风》篇中对痛风的病状作了生动的描述，与现代痛风病的描述非常相似，并阐述痛风的病因病机，提出了治疗原则。

朱师对经典及诸学百家关于痛风的论述详加分析，并在长期的临床实践中探索研究，提出了"浊瘀痹"新病名。朱师认为：中医之痛风是广义的痹证，其病名与现代西医的痛风相同，但概念有异，如以此诊断，易于中西混淆。朱师认为痛风性关节炎多见于中老年人，形体丰腴，或有饮酒史，喜进膏粱肥甘之人，关节疼痛以突发、红肿、夜半为甚为特征，且有结节，或溃破溢流脂液。受寒受湿是诱因之一，但不是主因，湿浊瘀滞内阻，才是其主要病机，且此湿浊之物，不受之于外，而生之于内。因为患者多为形体丰腴之痰湿之体，并有嗜酒、喜啖之好，久则导致脏腑功能失调，升清降浊无权，因之痰湿滞阻于血脉之中，难以泄化，与血相结而为浊瘀，闭留于经脉，则见骨节肿痛，结节畸形，甚则溃破，渗溢脂膏；或郁闭化热，聚而成毒，损及脾肾，初则腰痛、尿血，久则壅塞三焦，见恶心呕吐、头昏、心悸、尿少、肤痒、衄血等症，甚呈"关格"

危候，即"痛风性肾病"而致肾衰竭之症。凡此种种，皆因浊瘀这种特殊的病理产物内阻使然，并非外风所为，故称"浊瘀痹"。朱师首创的"浊瘀痹"理论形成于 20 世纪 80 年代，此与我国改革开放，人民生活水平不断提高，饮食结构逐渐改变，病因亦改变有关。此理论和病名的提出，是对痛风学说的创新，是在继承中的发展，为本病的临床研究提供了宝贵的依据，指导着临床痛风性关节炎的治疗。依此理论、病因，创立痛风的治则，那就是泄化浊瘀，调补脾肾，浊瘀得以逐渐泄化，血尿酸亦随之下降，从而使分清泌浊之功能恢复，而趋康复。所用痛风方中：土茯苓、萆薢、薏苡仁、威灵仙、泽兰、泽泻、秦艽是泄浊解毒，健脾祛湿之良药，伍以赤芍、䗪虫、桃仁、地龙等活血化瘀之品，则可促进湿浊泄化，溶解瘀结，推陈致新，增强疗效，能明显改善症状，降低血尿酸浓度。而以上方制成的"痛风冲剂"，经多年来系统观察，大多数病例在服药 2～3日后，症状有显著改善。中国中医研究院基础研究所实验证明，痛风冲剂对因微结晶尿钠所致大鼠实验性痛风观察，给药组 2 小时后大鼠的足踝肿胀的消退，明显优于模型组，类似于秋水仙碱对照组。毒性试验证明，痛风冲剂对机体是安全可靠的。"浊瘀痹"理论是朱师在古代中医痹证理论基础上进一步的发展与创新，使痛风理论和实践更符合当代临床实际。

七、继承拓展虫药，研究成就永载史册

虫类药是动物药的别称，乃"血肉有情""虫蚁飞走"之品，具有独特的生物活性，所以历代医家都较重视。朱师潜心研究虫类药数十年，是国内较早系统研究虫类药的学者，他是在学习、继承他的恩师章次公先生临床应用基础上，广泛收集有关虫类药的古籍史

料，汲取张仲景、叶天士、张锡纯等医家使用虫类药的经验，在临床实践中不断应用、观察疗效、认真思考、辨伪求真、引申发展、勤于总结所得。他在 1963—1964 年于《中医杂志》连载发表了《虫类药应用之研究》，1981 年编著出版国内第一部虫类药专著《虫类药的应用》（江苏科学技术出版社），一经出版即销而空，应广大同道需求，1994 年增订重版（山西科学技术出版社），2011 年再次修订出版《朱良春虫类药的应用》（人民卫生出版社）。该书系统论述了虫类药物的发展历史，应用部位，加工炮制，功效主治等，归纳为攻坚破积、活血祛瘀、行气活血、宣风泄热、搜风解毒、熄风定惊、开窍慧脑、清热解毒、消痈散肿、收敛生肌、利水通淋、化痰定喘、补益培本、壮阳益肾等 14 类，极大地丰富了虫类药物的理论，拓展了虫类药物应用范围。

朱师将虫类药广泛应用于临床各科疾病的治疗中，特别用于恶性肿瘤、血液病、心脑血管病、结缔组织疾病、肝肾疾病、神经精神疾病、内分泌系统疾病等诸多疑难杂症、沉疴痼疾，使虫类药别开生面，大大地扩展了它的应用范围，积累了丰富的临床经验，其研制的以虫类药为主的中药制剂"心痹汤""益肾蠲痹丸""复肝丸""痛风冲剂"等蜚声海内外，使很多患者获得康复。其著作对中医界影响巨大，为更多的医务工作者使用虫类药提供了一整套成熟的经验，极大地推动了中医界对虫类药的广泛研究和应用，硕果累累，造福百姓。

虫类药具有药源丰富，品种繁多，功效独特，疗效卓著的特殊优势，但在使用虫类药时，决不是堆集叠加，朱师指出应辨证明确，选药精当，注意配伍、剂量、疗程，特别是对毒性较大的斑蝥、蟾酥等，使用应当谨慎，掌握"邪去而不伤正，效捷而不猛悍"的原则，以免产生不必要的不良反应。

虫类药因其含有较多的动物异体蛋白质，少数过敏体质者，有时服后有过敏现象，如皮肤瘙痒、红疹，甚则头痛、呕吐时，朱师嘱应立即停服，并用徐长卿 15 g，地肤子、白鲜皮各 30 g，煎汤内服，多数均可缓解。极个别严重者，则需中西药结合以救治之。

朱师还告诫我们，虫类药其性多为辛平或甘温，其中熄风搜风之药，其性多燥，宜配伍养血滋阴之品，如以地黄或石斛同用；攻坚破积之药多为咸寒，应伍以辛温养血之品，如当归、桂枝等，这样才能制其偏而增强疗效。虫类药使用宜改革剂型，尽可能制成丸、散、片及针剂，既可节省药材，提高疗效，又可减少患者不必要的恐惧心理，而便于服用。

朱师指出：虫类药的应用具有十分广泛的前景，通过不断地实践探索，发掘新药，改良剂型，提高疗效，定能拓宽虫类药应用之新途径。

八、自创"复肝丸"方，开中药抗肝纤维化先河

朱师认为：慢性肝病多从急性肝炎等演变而来，由于病程较长，肝功长期损害，正虚邪恋，往往不易骤效。他认为临证必须重辨气血，疏养结合，扶正祛邪并施。要紧紧把握病机，知常达变，方能提高疗效，缩短疗程。

朱师重视对慢性肝病之各种证候，指出辨证要点首先是区别在气分或在血分，这样才有利于把握病理层次。所谓在气，指慢性肝病因气机失调所致的一系列病理变化，如肝郁气滞，湿热壅遏；或脾虚气弱，湿浊不化等。分别选用柴胡汤类方和补中益气汤出入为主方。所谓在血，是指病邪由气入血所产生的一系列病理变化，或

气滞以致血瘀，或热毒入血而耗血动血。病程日久，正气不足，湿热病邪混入血络之中，亦属于血分之证治范围。慢性肝病以肝脾虚损为本，血瘀为标，其血瘀之表现，主要有气虚血瘀和阴虚血瘀之不同，朱老对气虚血瘀，喜用黄芪配莪术、山药配鸡内金为对药，黄芪、山药均用 30～60 g。随症加用丹参、石见穿、三七、郁金等化瘀之品。阴虚血瘀，当养阴化瘀，软坚散结，一贯煎加丹参、泽兰、牡蛎、莪闾子等。热毒入血，有出血倾向者，亟当清营解毒，可取犀角地黄汤为主方，其中犀角用水牛角 30～60 g 代之，其效始显。若热毒耗灼真阴，大便干结，可酌加大黄泄热通腑。久痛入络，肝功能长期不正常，朱师选用《金匮要略》旋覆花汤为主方，以茜草代新绛。

朱老提出对慢性肝病须疏肝与养肝结合的治疗原则。肝为藏血之脏而体柔，但为病则显露刚强之性，故有"体阴用阳"之说。肝主疏泄，喜条达，肝血充沛，肝体不燥，则疏泄有度；若肝血不足，肝气有余，则易于横逆致变；"肝体愈虚，肝用愈强"，疏肝即疏理肝"用"，养肝即濡养肝"体"；"疏"与"养"是中医治疗学动静观的体现，具体运用时则应各有侧重。朱师认为"四逆散"和"一贯煎"是疏养结合的代表方剂。四逆散以疏为主，柔肝为次，并行不悖，开合有度，在疏泄中不忘柔养。而一贯煎是柔养肝体之要方，又有疏泄之特性。朱师还认为柴胡与川楝子虽同为疏肝药，但柴胡其性升疏，川楝子功在泄降，当肝气郁结，阴伤未著时宜取柴胡；若肝郁化热，肝阴已伤时则用川楝子。当然若肝阴已伤，肝郁较甚时，若需用柴胡，当伍以滋养（补）肝阴（血）之品，如柴胡与生地黄并用。肝失疏泄，中州失运，湿浊内阻，气机不畅，须遵古人"疏肝毋忘和胃"之说，以疏肝为主，参用健脾和胃之品，选柴胡疏肝散化裁。若久病伤阴，当以柔养为主。因肝肾同源，肝阴受损日久，势必下汲肾阴，养肝需参益肾，尝以高鼓峰疏肝益肾汤化裁。

慢性肝病病机复杂，往往湿热深伏，或残留不尽，祛邪是慢性肝病治疗中的重要环节。但实邪留连日久，其治亦须扶正以祛邪，或祛邪不忘扶正，只有扶正祛邪，攻补兼施，权衡适度，始收佳效。朱师认为慢性肝病之用补法，必须明确病位，分别阴阳之虚，方能对症用药。凡阴虚者，宜补而兼清；阳虚者，宜补而兼温。病由肝而起，传脾而盛，传肾更剧。从肝、脾、肾损伤之程度，可以测知病情之轻重。如肝脾阴伤，则当养肝濡脾，参以和中助运，取大剂黄精（一般用 30 g）配合枸杞子、沙参、山药、首乌、鸡血藤等，佐以川楝子、木瓜、生大麦芽等为基本方，既可制肝，且能入脾消胀。慢性肝病虽伤阴居多，但亦有伤及肝阳者，阳虚气弱，则肝用不及，功能低下，精神不振。朱师治肝气虚以当归补血汤合桂枝汤加味；若阳虚者，则加鹿角胶、淡附子、淫羊藿；如患者既有肝阳虚衰，又有郁毒深藏，则温阳与解毒并举。

肝病日久，肝肾精血受损，致生癥块癖积，症情顽缠，久而不愈，朱师认为单纯扶正或攻坚破积，皆不能贴合病机。"久病多瘀，久病多虚"，朱师在 20 世纪 60 年代初自创"复肝丸"，补不壅中，攻不伤正，寓攻于补之中。对慢性肝炎之癥块癖积及早期肝硬化，确有改善症状与体征，促进肝功能好转之疗效，曾被同道赞之为"开中药抗肝纤维化之先河"。但肝胆湿热壅遏，肝功能检查示转氨酶明显增高者，此丸不宜早用，必待湿去热清，方可斟酌用之。

九、肾病肾虚湿瘀，治须推陈致新

朱师认为：慢性肾病病程较长，致病因素复杂，水肿长期不退，因肺不能布化，脾不能运化，肾不能气化，三焦之气壅闭，决渎之官自废，上下出入之机皆不通利而致，但其本在肾。先天肾气不足，后天劳伤过度及久病之后，均可导致肾虚。温补脾肾之法是为正治，但仍有部分病例之水肿，终难消退。患者不仅表现面目浮肿，便溏畏寒等脾肾阳虚之候，且常伴口干或苦，尿少赤热，苔腻薄黄等湿热征象，蛋白尿缠稽难消，病情经常反复，易于感冒，究其根源殆由正虚而邪着未去，可见慢性肾病以肾虚为本，邪实为标，脾肾阳虚，湿热相合，致使疾病缠绵难愈。朱师每取益肾清利并进，在补益脾肾之剂中掺入清利湿热之品，如白花蛇舌草、六月雪、菝葜、漏芦、荠菜花、薏苡仁、石韦等标本兼顾。

临证强调审证求因，灵活变法。慢性肾病，蛋白尿长期不消者，乃因肾主蛰藏，气虚则固摄失常而精微外泄所致；然则不尽如此，亦有湿热内蕴，肾失固摄，精关开多阖少而致，临床所见，往往肾虚精关不固与湿毒久羁不去混杂之候难以截然分开。此时单补不泻，则愈补愈涩，正不得安；单泻不补，则愈泻愈虚，正气不固，邪毒逗留。朱师对此固摄清利并用，补中寓泻，泻中寓补，而成通补开阖之剂，尝以益智仁、金樱子、南芡实、乌梅炭、五味子补涩，配合六月雪、菝葜、玉米须、泽泻、土茯苓、车前子等清利。久病多虚，气虚血滞，则治予益气化瘀。水肿，仲景称"水气病"，盖示人治水应治气，寓意深刻。然气病日久，未有不病血者。气血循行不畅，渐成络脉痹阻不通，血水同源，血不利则水液聚而致水肿。所以朱老认为慢性肾炎患者病久不愈，水肿顽缠，温肾、健脾、固摄、清利之法不效，乃气虚血瘀也，必掺入益气化瘀之品。自拟"益气化瘀补肾汤"：生黄芪、丹参各 30 g，地龙、全当归、川芎、红花、川续断、怀牛膝各 10 g，淫羊藿 15 g，石韦 20 g，益母草 90～120 g

（煎汤代水）。重用黄芪、丹参、益母草，全方以益气补肾为主，化瘀祛邪为辅，推陈致新，如斯则肾气得充，气旺血行，瘀阻得除，肾病自愈。

慢性肾衰竭与中医学"关格""癃闭""虚损""肾风"等证类似，斯时脾失健运，肾失开阖，浊邪壅塞三焦，清气不能上升，浊气难以下降，邪浊上逆，甚则蒙蔽清窍或陷心包。朱师认为病虽以肾虚为本，然湿热、水毒、浊瘀交错为患，二便闭塞，邪无出路，是为危笃之证。在补肾的同时，必须配合化湿热、利水毒、泄浊瘀之品，才能清泄毒素，有利于危机的逆转。尿毒症阶段由于频繁呕吐，症情危笃，服药困难，朱师常以中药保留灌肠，称为"中药肠道透析法"，采用清泄、解毒、化瘀之中药，使邪从下泄，邪有出路，则病有转机。灌肠方药物组成：生大黄 10～20 g，白花蛇舌草、六月雪各 30 g，丹参 20 g，生牡蛎 30 g。阴凝征象者加熟附子 15 g、苍术 20 g；血压较高或有出血倾向者，加生槐米 45 g、广地龙 15 g；湿热明显者加生黄柏 20 g；阴虚者加生地黄、川石斛各 20 g。煎成 200 mL，待温，以每分钟 20～80 滴的速度保留灌肠。同时予温肾解毒、化瘀利水之品：熟附子 10～20 g，生白术 20 g，姜半夏 10 g，紫丹参、六月雪、接骨木各 30 g，党参 15 g，绿豆、白花蛇舌草、半枝莲各 30 g，黄连 2 g，以益母草 120 g 煎汤代水煎药，每日 1 剂口服。

十、论治恶性肿瘤，强调扶正消癥

朱师认为：正虚是肿瘤发生发展的重要原因和病机，正气不足，气血阴阳亏虚，导致脏腑功能失调，因而出现气滞、血瘀、毒邪、湿聚、痰结等一系列病理变化，最终形成肿瘤。对于恶性肿瘤的治疗朱师提出了"扶正消癥"的原则和大法，强调分阶段，视病情，灵活论治肿瘤。中医药有补益气血，调和阴阳之功效，对于肿瘤患者能够扶正祛邪，提高免疫功能，控制癌的发展。对早期癌症根治术及进行放疗、化疗的患者，可以抗转移、复发；对中、晚期癌症患者可延长生存期，提高生活质量。

朱师认为：任何肿瘤中医中药均可在多阶段、多层次参与其中，为主或为次，都可收到不同程度的效果。临床上，朱师特别重视扶正消癥法的应用。他认为正邪的消长决定了肿瘤发生和发展转归。在肿瘤早期，患者正盛邪实之际，应祛邪为先为主，扶正可在后为辅。在疾病中期，视正邪消长，或补略重于攻，或攻略重于补。当肿瘤进入晚期呈现邪盛正衰之势，应扶正为主，酌情祛邪，放疗化疗后一般扶正为主。总之，在肿瘤的治疗过程中时刻不忘扶正，朱师认为在临证时要做到具体分析，既要看到整体，又要注意到局部，视病情权衡缓急，掌握演变情况，统筹兼顾。朱师指出：扶正包含两层含义，一是补助正气，补益气血阴阳；二是调整脏腑功能。补益脏腑气血，是根据不同病情补益不同脏腑，如补肺、补脾、补肾等；调整脏腑功能包括健脾行气，宣肺化痰，疏肝解郁，祛湿利水等。抗癌毒，即祛邪毒，包括清热解毒、化痰软坚、以毒攻毒、活血祛瘀等法。

朱师临床治疗多种肿瘤常常用自拟"扶正消癥汤"加味，亦为"异病同治""养正积自消也"。扶正消癥汤由壁虎、僵蚕、龙葵、白花蛇舌草、黄芪、莪术、白毛藤、半枝莲、甘草 9 味药组成，具有益气扶正，消癥散结之功效。临床随症加味：扶正药常常选择滋阴养血的珠子参、生地黄、石斛、天冬、麦冬、白芍、西洋参、阿胶、枸杞子等。温阳益气的人参、太子参、党参、黄芪、仙鹤草、附子、肉桂、白术、干姜等。补脾健脾常选怀山药、薏苡仁、鸡内金、红枣等。滋阴补肾常选熟地黄、山茱萸、女贞子、墨旱莲等。抗癌解毒，视不同肿瘤，灵活加减。清热解毒常选择冬凌草、白花蛇舌草、白英、龙葵、石见穿、七叶一枝花、半枝莲、半边莲、金荞麦。涤痰散结常选半夏、白芥子、川贝母、制南星、海藻、昆布、天葵子、夏枯草。软坚散结常选浙贝母、生牡蛎。活血化瘀常选三棱、莪术、丹参、红花、桃仁、水蛭、赤芍。同时，朱师治疗肿瘤大多必选虫类药，他认为虫类药在治疗肿瘤中有不可替代的优势。常用虫类药有蜂房、僵蚕、蟾皮、壁虎、地龙、䗪虫、九香虫、穿山甲、鼠妇虫、水蛭、全蝎、蜈蚣等。

朱师治疗肿瘤，强调的是辨证论治为主的诊治思路，临床往往也视不同肿瘤加入辨病治疗之品。如肺癌常用壁虎、蜂房、干蟾皮、金荞麦、鱼腥草、山海螺，有胸腔积液加葶苈子。食管癌常用壁虎、僵蚕、蜈蚣、水蛭、炮穿山甲。鼻咽癌常用苍耳子、辛夷、蜈蚣、壁虎。肝癌常用炮穿山甲、蜈蚣、䗪虫、白英、龙葵、石见穿，有腹水加莪闾子、楮实子、泽泻。胃癌常用蜂房、猕猴桃根、预知子、蒲公英、珠子参。肠癌常用炮穿山甲、蜈蚣、莪闾子、猫人参、肿节风、蛇六谷等。乳腺癌、甲状腺癌常用玄参、生牡蛎、夏枯草、天葵子、肿节风、猫爪草、僵蚕等。脑瘤用三棱、莪术。癌肿疼痛明显常用全蝎、金钱白花蛇、六轴子、蜈蚣、鼠妇虫、延胡索等。化疗后白细胞下降、贫血，加仙鹤草、牛角腮、松节、鸡血藤等。

肿瘤的治疗需要综合的、多方面共同调治。其中朱师认为心理疏导很重要，他在给肿瘤患者治疗时，总是耐心解释、鼓励安慰、情绪疏导，他把这称为"话疗"，对每个来诊的患者都首先进行"话疗"，还有饮食宜忌以及生活起居都一一嘱咐，很好地提高了临床疗效。

十一、攻克疑难杂症，抓痰瘀虚关键

朱师认为：疑难病是指在临床上，对大多数医生而言，在病因、诊断和辨治上感到困难，难以明确诊断或治疗效果不佳的一类疾病的统称。对于中医而言，有时诊断并不困难，难的是辨证分析不准确，难的是治疗不见效果。朱师指出：所谓疑难病，由于其病理特点的错综复杂，问题在于辨证之"疑"，论治之"难"。因此对于疑难病的辨证，朱师要求充分运用中医四诊，结合现代医学检查，详细、全面了解病史，包括饮食、起居、情志、时令等，了解既往检查、治疗等情况，才可以发现真正病因，结合辨病，谨察病机所在，以抓住辨证关键。"怪病多由痰作祟，顽疾必兼痰和瘀""久病多虚，久病多瘀，久痛入络，久必及肾""上下不一应从下，表里不一当从里"，则是朱师对疑难病在辨证论治上遇到困难时的一种思路和钥匙。

朱师认为：痰瘀虚是疑难病三大病理特点。对于多系统疑难病而言，病机上抓住了痰瘀虚三大特点，就是抓住了重点和主线，抓住了治疗的关键。

对于疑难病的治疗，朱师强调要辨证和辨病相结合，才能使患者得到及时、正确的治疗。根据多年的体会，十分重视燮理阴阳，灵活组方，法活机圆。

对疑难病朱师认为要掌握"持重"和"应机"，所谓持重就是辨证既明，用药宜专；所谓应机就是证情既变，病机也变，立法用药亦随变。朱师指出有些疑难病，乃邪气久羁，深入经隧骨骼，气血凝滞不行，湿痰瘀浊胶固，经络闭塞不通，非草木之品所能宣达，必借虫蚁之类搜剔窜透，方能使浊去凝开，经行络畅，邪除正复。如治疗顽痹、肿瘤时，多用虫类药如蜂房、䗪虫、僵蚕、地龙、全蝎、蜈蚣、九香虫、乌梢蛇、穿山甲、壁虎等。久病体虚，用紫河车；久病阳虚，气血不足，用鹿角片或鹿角胶。合理使用虫类药，注意配伍，大多无特殊不良反应，能收到良好的治疗效果。还要根据病情，调整药量，对药量的把握也是拓宽治疗疑难病的途径之一，如大剂量应用土茯苓、益母草、胆南星等，但是，用药剂量较大，也不是盲目使用，首先要辨证正确，还要视有无不良反应，如出现则应减量或停止使用。朱师认为对疑难病的治疗除药物外还要综合调理，恒久收效。疑难病的治疗需要结合诸多方面，包括情绪的疏导，饮食、起居的宜忌，还包括可以配合针灸、推拿、足浴、熏洗等疗法。

综上可见，朱师在理论上勇于探索，锐意创新；学术上治学严谨，建树颇多；临床上思维敏捷，勤于实践，不愧是一位理论联系实际的中医临床大家。

〔原载于"国医大师朱良春学术思想暨临证经验学习班（2013）"讲义，收入时作补充修改。〕

作者简介

吴坚（1963—），主任中医师，第二批全国老中医药专家"国医大师"朱良春教授学术经验继承人，第三批"全国优秀中医临床人才"。现任南通市中医院医务科长、南通市中医院国医大师朱良春学术经验传承研究室主任、风湿病专科主任。兼任江苏省中医药学会理事、江苏省中医药学会风湿病专业委员会副主任委员、江苏省中西医结合学会风湿病专业委员会副主任委员等。

高想（1964—），南通市中医院主任医师，南京中医药大学硕士生导师，南通市中医院心内科学科带头人，南通市名中医，南通市中医院国医大师朱良春学术经验传承研究室副主任。曾任南通市中医院内科主任、心内科主任等。兼任世界中医药学会联合会中医药文献与学术流派专业委员会常务理事，江苏省中医药学会名家流派研究专业委员会副主任委员和心系疾病专业委员会常务委员、中西医结合学会理事和心血管专业委员会委员。

"章朱学派"的渊源与特点初探

南通市中医院国医大师朱良春学术经验传承研究室　高　想　吴　坚　郑晓丹

南通市良春中医药临床研究所"章朱学派"研究室　朱建华　朱剑萍

　　中医学术流派是中医学在长期历史发展过程中形成的鲜明学术思想或学术主张、独到临床诊疗技艺的学术派别，具有清晰的学术传承脉络和一定的历史影响与公认度。中医学形成发展的历史规律表明，"一源多流、流派纷呈"是中医临床与学术传承创新的基本特征，是贯穿于中医发展史的一个突出现象，是中医临床特色优势的体现，也是打造名医和培养高素质中医人才的重要途径。

　　近年来，著名中医学者孟庆云教授提出以章次公、朱良春先生为学术宗师的"章朱学派"概念。从中医学术流派的形成和分类看，"章朱学派"来源于地域性流派孟河医派，又具有世医流派的特点。

一、渊源和脉络

　　章朱学派的渊源和传承脉络清晰可见。

　　章次公（1903—1959），名成之，号之庵，镇江丹徒大港村人。其父名峻，字极堂，前清秀才，清末参加江苏省新军，隶属革命志士赵声（伯先）部下，同盟会会员，辛亥革命失败后隐居乡里，郁郁离世。章次公先生幼年遵父庭训：不过问政治；学问从医；强健体格，习文练武。12岁时起学习《内经》《伤寒论》等中医经典著作，1920年考入上海中医专门学校，1925年毕业后在上海广益中医院从事诊疗及教学工作三年；嗣后，任上海世界红卍字会医院中医部主任，并与王一仁创办中国医学院；1929年和徐衡之、陆渊雷共同创办上海国医学院，以"发皇古义，融会新知"为院训。中华人民共和国成立后，1955年，章次公先生应召赴京工作，任卫生部中医顾问，并担任党和国家领导人保健医生、第三届全国政协委员等职，曾两次与毛泽东主席彻夜长谈，为中华人民共和国成立初期中医药的改革出谋划策，被毛泽东誉为"难得之高士"。

章次公先生就读于上海中医专门学校时，深受丁甘仁先生器重。丁甘仁先生是常州孟河人，与次公先生的故乡镇江大港相距不远，可谓同乡。历史上，孟河名医辈出，形成了以"费、马、丁、巢"为代表的孟河医派，清末民初，马培之、费伯雄、余听鸿、丁甘仁诸贤纷纷著书立说，熔经方、时方于一炉，而又有创见。章次公先生最服膺的是丁甘仁和余听鸿两位医家，身处这样的学习环境，自然从孟河医派汲取了丰富的营养。毕业后，章次公先生又师事江阴经方大家曹颖甫，曹颖甫先生毕生研习仲景学说，著有《伤寒发微》《金匮发微》《伤寒实验录》等，临证应用经方，大刀阔斧，对章次公先生影响颇深。次公先生还是晚清国学大师章太炎的学生，章太炎大师对岐黄之术、仲景之道的研究，朴实无华的治学方法，也使章次公先生受益匪浅。

朱良春（1917—2015），字默安，号伦，镇江丹徒人。朱老幼读私塾与小学、中学，中学时期因病延医而立志学医，1934年赴武进孟河，师从清代御医马培之后人马惠卿习医，侍诊抄方，诵读《内经》《难经》《伤寒论》《金匮要略》等经典，"书读百遍，其义自见"，对四大经典进行了深入的学习和研究；在跟随马惠卿先生临诊之余，能够亲眼看到马培之先生的日记《记恩录》和手书方笺，耳濡目染，启迪良多。一年后，朱良春考入苏州国医专科学校，抗战伊始，转入上海中国医学院，受业于恩师章次公门下，受先生亲炙，学乃大进。朱良春先生一生谨记恩师教诲，行医做人，1939 年 2 月，悬壶南通，适逢疫病流行，因治愈大量登革热和霍乱患者而享誉一方；1945 年，创办南通中医专科学校，延请章次公先生为校长，培养了一批中医骨干人才；中华人民共和国成立后，1952 年牵头组织成立"中西医联合诊所"，后更名"南通市联合中医院"，1954 年将医院无偿交给政府，成立南通市中医院并任院长，为南通市中医院的诞生和发展倾注了毕生心血，在任期间，医院 1959 年被评为"全国红旗单位"，1978 年获"全国医药卫生先进单位"称号。改革开放后，朱良春先生敢为天下先，培育杏林"朱家军"，创办中医药临床研究所，成立良春中医医院。2009 年，朱良春先生被人力资源和社会保障部、卫生部、国家中医药管理局评为首届"国医大师"。

朱良春先生对恩师章次公推崇备至，章次公先生视弟子为"得人乃传"的知己，师生之谊，延续了近 80 年，成为中医史上的一段佳话。1938 年朱良春毕业，章次公先生赠予"儿女性情，英雄肝胆，神仙手眼，菩萨心肠"寿山石印章一枚，并手书"发皇古义，融会新知"条幅，赠"良春贤弟"。章次公先生逝世 20 周年时，朱良春在上海玉佛寺举行追思会，并率弟子整理、出版《章次公医案》（江苏科学技术出版社，1980）；章次公逝世 40 周年之际，朱良春出版《章次公医术经验集》（湖南科学技术出版社，1999），同时举行纪念会；2003 年，朱良春率弟子在上海集会，纪念章次公 100 周年诞辰，缅怀先生的硕学盛德；2013 年，章次公 110 周年诞辰之际，96 岁高龄的朱良春先生广为搜集先生遗著，再次出版了《章次公医术经验集增补本》（科学出版社，2013）。

在近 80 年的行医生涯中，朱良春先生继承和发展了章次公先师的学术思想，培养了遍及海内外的大批高徒。

20 世纪 60 年代，中国中医科学院何绍奇，中日友好医院史载祥，《中医杂志》社朱步先等人跟随朱良春先生学习，成为朱良春先生的第一批高徒，业已成为海内外医学大家。1980 年代起，朱良春先生多次赴全国各地讲学，并在中国中医科学院、广东省中医院、上海市中医文献馆、河南省中医院、河北省中医药研究院设立研究站，在南通市中医院建立全国名老中医工作室和国医大师朱良春学术经验传承研究室，培养了第二批学术继承人，深入继承、学习、整理和挖掘了章朱学派的学术思想和临证经验；与此同时，朱良春先生悉心培育子女成为"朱家军"，担纲"章朱学派"的主要传承任务。如今，新一代传承人已经崭露头角。

综上所述，"章朱学派"的宗师是近代中医大家章次公、当代国医大师朱良春先生。朱良春先生近 80 年不懈努力，立足临床，勤于科研，著书立说，乐育后生，培养了几代学术传人，延续了章朱学术特点，逐步形成了卓然自立的章朱学派。

二、学术特点

（一）"发皇古义，融会新知"的学术主张

章次公先生所处的 20 世纪 30 年代，正是西风东渐，中医前途渺茫的时代，他将"发皇古义，融会新知"作为上海中国医学院的校训，令人耳目一新，颇具创新精神。

章次公先生悉心研习《内经》《伤寒论》《金匮要略》等经典，对仲景学说颇有研究，在《张仲景在医学上的成就》一文中，对仲

景在医学上的贡献总结为：①张仲景是掌握主诉诊断的第一人；②在临床上不仅诊断详细，而且是指出辨证用药、因人而施的整体性综合疗法的第一人；③在急性传染病中，张仲景是注意循环系统的第一人；④如大陷胸汤、承气汤、抵当汤的应用，又说明张仲景是倡导排毒疗法的第一人；⑤张仲景用人参、水蛭、虻虫等药物，也标示着在药治上，他是创用高级植物和动物的第一人；⑥他应用小建中汤、人参汤、薯蓣丸等方，在营养疗法上，张仲景是展开它的应用和肯定它的价值的先导者。章次公强调应该用唯物的历史观点认识《伤寒论》，从临床实际出发，用现代病理学、药理学、治疗学等方法进行研究，既不能漠视仲景以后各代医家的积累经验，也不能停留在他的时代。他认为，"各家学说，互有短长，治学者不应厚此薄彼，能取长补短，其庶几矣！"对于当时中西医互相攻讦的状况，他指出，"如果依旧深划鸿沟，互相攻短，那无疑是开倒车，阻碍医学发展"。倡导"双重诊断，一重治疗"，主张运用中医四诊八纲及六经、卫气营血、三焦等各种辨证，着眼整体，兼采西医诊断手段，加强对疾病的认识；但强调治疗则以中医手段，经方时方，民间单方，皆可采用。

朱良春先生高举"发皇古义，融会新知"的大旗，提出"经典是基础，师传是关键，实践是根本""任何一门科学都是需要继承、创新两个方面，历代卓有成就的医家，没有一个不是在学术上精研经典、勤求古训，才有所创新的"。在精研经典的基础上，通过老师的领路，多临床、多实践、多体会、多心悟，才能把理论实践融会贯通，得到飞跃、提高，三者不可或缺。对于中西医的关系，1961年7月朱良春先生率先在《江苏中医》提出自己的观点，并于1962年第3期《中医杂志》发表《辨证与辨病相结合的重要性及其关系的探讨》一文，提出了中医辨证与西医辨病相结合的主张，认为证候是疾病反映的现象，疾病是证候产生的根源，"证"和"病"是一种因果关系，具有不可分割的有机联系，否定或肯定证和病的任何一方面，都是片面的、不完整的，提出宏观辨证，微观辨病，有机结合，相得益彰。这在当时是颇具新意的认识。

章次公和朱良春先生的这些观点，既强调精研经典，继承前人的经验，又注重汲取现代知识，充分体现了创新意识。"发皇古义，融会新知"的学术主张是章朱学派最鲜明的特点。

（二）推究病因，穷其本源的辨治思路

章次公先生临证推究病因，务求实效；遣方不落俗套，出奇制胜。对于温热病寒温之争，他摈弃门户之见，"宗仲景者，每歧视清代温热家言，而温热家亦诋毁经方，互相水火，历三百年而未已，其实均门户之见而已"，认为温病学说乃《伤寒论》之延伸与发展，寒温是外感热病的完整体系，绝无不可逾越的鸿沟，"数百年伤寒温病之争，喋喋不休，既不能了解仲景，亦不能了解天士者也"。其治热病，全凭察症审因，熔寒、温于一炉，或辛温，或辛凉，风格独特，经验丰富，并十分注意顾护心力，甘寒、甘温并用，挽救危亡，胆识过人。朱良春先生一脉相承，对于急性热病的治疗，提出"先发制病"的论点，从热病的个性出发，见微知著，发于机先，采用汗、下、清诸法，"截断扭转"，控制病情发展，缩短疗程，提高疗效。尤对通利疗法的应用，了然于心，认为"温热病之应用下法，主要目的是逐邪热，而下燥屎、除积滞在其次"，下得其时，下得其法，"就不是扬汤止沸，而是釜底抽薪。既能泄无形之邪热，又能除有形之秽滞，一举数得，诚治本之道"，岂止夺实，更能存阴。

对于慢性久病，章次公先生则穷其本源，细别主次，明辨阴阳，而后谨守病机，法随证立，药随证转，常从肾、从风、从痰、从瘀论治，如咳喘之纳气归肾、中风之搜风通络、痹病之祛痰蠲痹、胃痛之化瘀护膜等，皆是真知灼见，跳出常法，自有创获。朱良春先生强调"肾中真阳"是人体生命活动的原动力，五脏六腑的功能得以正常运转，有赖于命门真阳的温养煦蒸，在机体生长、发育、成长、生殖、衰老以及发病、疗愈等过程，具有重要的作用与密切的关系。倘若命门火衰，真阳不振，不仅将出现一系列阳虚征象，而且还会影响整体病变，因此对于慢性杂病，提出培补肾阳论。认为劳倦内伤之症，如专事滋阴补肾，则恢复甚慢；倘以培补肾阳为主，佐以滋肾，则阳生阴长，奏效殊速。这一学术主张，充分体现在对痹证的认识和治疗原则上，提出"顽痹从肾论治"的概念，创制"益肾蠲痹丸"，"益肾壮督治其本，蠲痹通络治其标"已经成为痹证治疗的共识，朱良春先生也因此蜚声海内外，享有"南朱（良春）北焦（树德）"之称誉。

朱良春先生云："中医之生命在于学术，学术之根源本于临床，临床水平之检测在于疗效，所以临床疗效是迄今为止一切医学的核心问题，也是中医学强大生命力之所在。"阐述了章朱学派求实效的务实精神。

（三）选药精当，直达病所的用药特色

章次公先生对本草素有研究，早年在中医学院即教授药物学，教学、诊余之暇，奋笔著述，著有《药物学》四册，后又续编两册，大部分内容被收入前世界书局所编《中国药物大辞典》。他首开病机论药性之先河，突破四气五味，以临床为主旨，以病机药性为重点，用药精专，又乐于使用民间单方、验方和现代药物研究成果，注重实效；剂量或轻或重，切合病机；一些药物的作用，诸家之说难以互相印证，则经实践后予以确定。如治胃痛，章次公先生创造性地将杏仁等富含油脂的药物用于胃脘痉挛疼痛；白螺蛳壳、煅瓦楞子等含钙质的药物用于制酸；凤凰衣、玉蝴蝶等用于护膜等。这些经验在次公先生的医案中俯拾皆是。

章先生深受张仲景、叶天士等医家影响，对于虫类药物研究良多，尤有心得，认为虫蚁搜剔、祛风通络，介石重镇、潜阳熄风，虫尾活血、破积祛瘀等，用途甚多，常以虫类药物入复方，以增强疗效，如用僵蚕、蝎尾治中风，地龙治咳喘，九香虫治胃痛，蜘蛛、䗪虫治痿症，蟋蟀、蝼蛄治肿胀等，都是对前贤宝贵经验的发挥。

朱良春先生继承章次公先生的用药特点，临证选药精当，力专效宏，剂量超常，直达病所，如以制南星治痹证之痰瘀深入经隧骨骱者，用量30～40 g，甚则用量至50 g；又擅用药对，执简驭繁，得心应手，如蝉蜕、僵蚕治喉痹，黄芪、莪术治胃痞，太子参、合欢皮治心悸，穿山龙、当归治顽痹，等等。他潜心研究虫类药数十年，1963—1964年在《中医杂志》发表《虫类药应用之研究》的连续报道，1981年编著出版国内第一部虫类药专著《虫类药的应用》（江苏科学技术出版社），1994年增订重版（山西科学技术出版社），2011年再次修订出版《朱良春虫类药的应用》（人民卫生出版社），该书系统论述了虫类药物的发展历史、应用部位、加工炮制、功效主治、现代研究、前贤论述、临床应用等，按照虫类药物主要功效，将虫类药物总结归纳为攻坚破积、活血祛瘀、行气活血、宣风泄热、搜风解毒、熄风定惊、开窍慧脑、清热解毒、消痈散肿、收敛生肌、利水通淋、化痰定喘、补益培本、壮阳益肾等14类，极大地丰富了虫类药物的理论，拓展了虫类药物应用范围。对虫类药物的研究，屡有新得，如蜂房，《名医别录》谓其"治恶疽、附骨痈"，可使"诸毒均瘥"，能治"历节脱出"，朱良春先生发现它能温阳益肾，用治清稀带下和阳痿不举，屡获佳效，创订的"蜘蜂丸"〔花蜘蛛（微焙）、炙蜂房、紫河车、淫羊藿、肉苁蓉、熟地黄〕为治疗劳倦伤神，思虑过度，精血亏损，下元不足而致阳痿不举之良方。

三、结　语

章朱学派具有明晰的学术渊源，鲜明的学术主张，卓显的临床疗效，对近代中医学的发展作出了重要贡献，诚如原国家中医药管理局局长诸国本先生所言，"发皇古义凭底气，融会新知不染尘，薪火相续明艳处，章门立雪到朱门"。深入、系统地研究章朱学派，对于研究近现代中医流派的形成和发展轨迹，传承和发扬老一辈医家的学术思想，具有十分重要的意义，也是章朱学派门人应当承担的历史使命。

〔原载于《世界中医药学会联合会中医药文献与流派专业委员会首届国际大会论文汇编》（2016，10）〕

作者简介

高想（略）

郑晓丹（1972—），医学博士。南通市中医院副主任中医师，第三批江苏省中医临床优秀人才研修项目培养对象，兼任世界中医药联合会中医药文献与流派专业委员会理事、江苏省中医药学会心系病专业委员会委员。

下篇

临证体悟，诊治特色

传承的终极目标是提高临床疗效。本篇乃余治疗肿瘤、痹证及其他内、儿、皮肤疾病之点滴经验，由门人弟子总结撰写并各有心得发挥。若能对同仁有所启迪，则为余之幸也。

一、抗瘤撷精

朱良春治疗妇科肿瘤的经验和特色选析

杭州市广益中医门诊　邱志济

南通市良春中医药临床研究所　朱剑萍　马璇卿

　　吾师朱良春教授深究近代医林精英张锡纯临床经验和用药特色，师法而不泥，且颇多创新。张锡纯效方发挥是朱师临床经验的精华部分，笔者已在卒中、高血压、肺结核等篇中选析朱师师其法而不泥其方的创新经验。今选析朱师仿张锡纯"理冲法"治疗妇科癥瘕肿瘤经验，以证老一辈临床医家继承创新法不离宗，更证中医治疗妇科肿瘤的优势。

一、通补兼施仿"理冲"，妇瘤论治不离宗

　　朱师治疗子宫肌瘤善用张锡纯"理冲汤"加减。基本方：

生黄芪 30 g	党参 15 g	生白术 15 g	怀山药 18 g
鸡内金 18 g	三棱 6～10 g	莪术 6～10 g	天花粉 30～60 g
海藻 20 g	甘草 6 g	生贯众 25 g	穿山甲粉（装胶囊）4.5 g

　　经行崩冲加花蕊石 30 g，且以自拟"外治妇瘤散"（由阿魏、生南星、三七、海藻、当归尾、王不留行、炒小茴香组成，共研粗末，将粗末装入长 15 cm、宽 10 cm 细白布袋内，干敷神阙穴偏小腹，外用绷带固定）配合内服汤药提高疗效，速其消瘤，疗效卓著。笔者

191

历年来仿朱师之法，验证临床，经治多例，屡屡获效。张锡纯论女子癥瘕治法云："女子癥瘕，多因产后恶露未净凝结于冲任之中，而流走之新血又日凝滞其上以附益之，遂渐积而为癥矣。"张锡纯又云："若其病已逾年，或至数年……唯治以拙拟理冲汤。补破之药并用，其身形弱者服之，更可转弱为强。即10余年久积之癥瘕，硬如铁石，久久服之亦可徐徐尽消。"张锡纯理冲法之特点是消补兼施，扶正祛瘀。其方论中盛赞三棱、莪术既善破血，又善调气。善消冲任中之瘀血，又能开胃进食。"方中用三棱、莪术，非但以之消癥瘕也，诚以此证廉于饮食，方中鸡内金固能消食，而三棱、莪术与参芪并用，实更有开胃健脾之功。脾胃健壮，不但善消饮食，兼能运化药力使病速愈也。"张锡纯调治奇经，首重冲脉，以冲脉论治妇科疾病，创理冲汤（丸）、固冲汤、安冲汤、温冲汤等法。尤以理冲法之通补兼施治疗妇科癥瘕、肿瘤、闭经等见解堪称独到。朱师在继承张氏理冲法的基础上又有创新：

其一是重用天花粉，张锡纯谓："天花粉味苦微酸、性凉润，清火生津，善通行经络。解一切疮家热毒，疗痈初起者与连翘、穿山甲并用即消"。《日华子本草》云："通小肠、排脓、消肿毒、消仆损瘀血"。临床报道天花粉用于引产，对中期妊娠、死胎、过期流产的引产具有疗效高，方法简便，出血少等优点。故朱师取其通经消肿，通补俱备之性而用大剂量，临床证之对肌瘤患者偏湿热者颇能提高疗效，虚寒者亦可伍用肉桂反佐，未见不良反应。

其二是朱师拟内外合治之法，提高治愈率，取"味腥气秽，善走奇经之意"，在自拟"外治妇瘤散"中用辛烈、臭秽、窜透之力极强之阿魏等药外敷神阙穴，配合内服气味腥秽其走窜之性无处不至的穿山甲直达病所，宣通脏腑，贯彻经络，散结除癥。颇能提高

"理冲汤"治疗子宫肌瘤的疗效，大大缩短疗程。且对治愈子宫黏膜下及子宫浆膜下之较为难治之肌瘤另辟一途。神阙穴与全身经络相通，与脏腑相连。神阙穴敷药即可激发经气，神阙、关元属任脉，又为冲脉循行之地，带脉维系之处。且冲为血海，任主胞胎而总司一身之阴。任督相表里，冲任督"一源而三歧"，三脉经气相通，内联五脏六腑，外接四肢百骸。由于外敷辛烈、臭秽、窜透之药的向内辐射、渗透，穴位刺激等作用，药物分子从俞穴循经络入血脉，直达病所，加上内服中药的相互作用，对肌瘤软坚消散颇能加速。笔者治黏膜下或浆膜下肌瘤剂量加至 200 g 以上，3 天换药，冬天晚间用热水袋加温亦能提高疗效，须知干敷对皮肤过敏者较为适应，无不良反应，且均能接受。

其三是治肌瘤力避化瘀动血，加重经行崩冲，慎用桃红、水蛭、䗪虫之峻攻，喜取"反者并用，其功益烈"之对药，处方中多加海藻、甘草同用以激其溃坚，速其消瘤。笔者体会临床中所治之子宫肌瘤病例主诉中多有接触出血，子宫增大，月经来潮如崩下，必须服止血药才能缓解；或月经紊乱、量多、提前、经期延长等症，这种经行崩冲之象，用药必须化瘀不动血，故朱师慎用桃红、水蛭、䗪虫之属，乃防其有化瘀动血之弊。朱师常用之穿山甲、贯众、三七均属通中有涩之品，穿山甲、贯众、三七、花蕊石既能收缩子宫，又能止血。贯众除清热止血外，《名医别录》言其有"破癥瘕"之功，海藻功能消痰软坚，《神农本草经》言其"主瘿瘤结石，癥瘕坚气"，临床体会"反者并用，其功益烈"之说，千真万确。笔者仿朱师法曾治林氏农妇，38 岁，主诉经前腹痛，带下黄秽，小腹胀坠，月经紊乱、经期延长、量多色暗有血块，有接触出血，大便秘结，腰腿酸痛。妇检发现左侧子宫角突出、质硬、活动，子宫增大、前倾，宫颈轻度糜烂，B超显示子宫底左可见 3.5 cm×8 cm 低回声反射，诊为浆膜下子宫肌瘤，舌黯红、苔薄黄腻，脉细软，证属湿热交阻，聚而成癥。治以消补兼施加清湿热，投"加减理冲汤"基本方内服，并以师拟之"外治妇瘤散"外敷神阙穴合治，坚持内服外治 3 个月（一疗程），诸症消失，妇检子宫左角平正，B超复查子宫回声正常，追访 3 年无复发。

二、活用理冲汤丸意，囊肿妇瘤均能理

卵巢肿瘤是妇科常见病，其种类较多，肿瘤由鸡蛋大乃至胎头大，圆形或形状不规则，呈囊性感，活动良好，双侧或单侧，患者多发生于青壮年妇女，均合并月经不调，带下较多，小腹胀痛，触之有块。且青壮年患者多数不孕，中医历代文献所述属于癥瘕之肠覃症，《灵枢·水胀》篇云："肠覃如何？……寒气客肠外，与卫气相搏，气不得荣，固有所系，癖而内著者，恶气乃起，息肉乃生，其始起者，大如鸡蛋，稍以益大至其如怀子之状。久者离岁，按之则坚，推之则移。月事以时下，此其病也。"西医治疗本病至今仍以手术为主，无特效西药。中医则历来多能治愈，自近代张锡纯创"理冲汤（丸）"之后，使妇科肿瘤的治愈率大为提高。吾师朱良春先生深究张锡纯之"理冲汤（丸）"之意。合二为一，加减创新，自拟"归桃理冲汤"：

生黄芪 30 g	党参 20 g	当归 20 g	炒白术 15 g
鸡内金 15 g	怀山药 15 g	炒白芥子 10 g	三棱 10 g
莪术 10 g	桃仁(连皮尖)18 g	刘寄奴 18 g	
水蛭粉 1～2 g(装胶囊分3次吞)			

同时配合外治妇瘤散治疗各种卵巢囊肿，多收满意疗效。笔者历年来仿朱师之法，验证临床，治愈者甚众。临床体会，卵巢囊肿患者下焦虚寒者十有七八，经行崩冲者病例甚少，其肿块经B超显示多为液性暗区，盖液性肿块属中医阴邪之类，质本沉寒，故朱师在理冲汤丸合二为一的择药中去掉寒凉药知母、天花粉，加入辛温走窜，通经达络，专入皮里膜外，涤痰利气，消肿散结之白芥子及刘寄奴，笔者临证中还常加肉桂、附子，实践证明液性肿瘤必须温散。朱师擅用刘寄奴和生黄芪相伍，以益气化瘀，通补同用。《本草从新》载其"除癥下胀"，朱师言有"利水之功"和"消食化积，开胃进食"之用，临床广用于肝硬化腹水，黄疸肝炎的退黄、消肿、降酶及瘀阻癃闭（即前列腺肥大引起之溺癃）等证。且刘寄奴、桃仁善走下焦。张锡纯谓："三棱、莪术性近和平，而以治女子瘀血，虽坚如铁石亦能徐徐消除，而猛烈开破之品绝不能建此奇功。此三棱、莪术独具之良能也。"《神农本草经》云：水蛭"气味咸平，主逐恶血、瘀结、月闭，破癥瘕、积聚，无子，利水道"。临床体会水蛭并非《神农本草经》所言之"气味咸平"，笔者广用水蛭治杂病20余年，实践证明水蛭性味咸寒，微苦，尤对沉寒固结或脾胃虚寒者必须谨用或少用，或加热药反佐。有医者加水蛭恐开破之力太过，有化瘀动血之忧，然治囊肿不能苟同，要知卵巢囊肿患者大多年轻，体质尚可，且无经行崩冲之象，更有大剂量参芪归术扶正，久用无损正气。张锡纯指出"世俗医者，不知此理……不审方中用意如何，君臣佐使何如，但见方中有三棱、莪术，即望而生畏，不敢试用"。用实践经验点出时弊，诚属可贵，此乃经验家之独识卓见也。朱师于上案用穿山甲胶囊内服助汤散治子宫肌瘤，本案则用水蛭胶囊助汤散治卵巢囊肿，其实朱师除取"味腥气秽，善走奇经"之说外，亦已权衡参芪术归之补力，与三棱、莪术及穿山甲、水蛭、刘寄奴、桃仁之破力。补破之配合，如何才能恰到好处。已在加减配伍和剂量方面给吾辈以原则上的鉴别和示范。笔者每忆及张锡纯用药珍句"盖虚弱之人，补药难为功，而破药易见过也。若其人气壮而更兼郁者，又必须多用三棱，莪术，或少用黄芪，而后服之不致满闷"，这些来自反复临床实践验证的真知灼见实属宝贵之至。故笔者在整理朱师经验中力求选析朱师在广泛继承前人经验的基础上如何探索创新，总结提高。尤对张锡纯效方的发挥，给吾辈受益颇多。仅举笔者仿朱师之法治卵巢囊肿一例以举一反三：曾治傅氏少妇，23 岁，患者婚后 3 年不孕，月经紊乱，前后无定期，白带量多，左少腹胀痛，触之有块，大便溏薄。经某医院妇检，发现左侧卵巢囊性肿块约鹅蛋大、质软、活动良好，经 B 超证实为卵巢囊肿（左侧可见一个 6 cm×5.5 cm×3.8 cm 液性暗区）。舌淡苔白薄，脉弦细。西医建议手术，患者不愿造成手术切除后的终生遗憾，前来求治，笔者诊为虚寒型妇瘤，投朱师"归桃理冲汤"原方加肉桂 15 g，制附子 10 g。合外治妇瘤散敷神阙穴，内外合治 60 天，妇检肿块缩小至小核桃大，再合治一个月，B 超复查囊肿消失。翌年怀孕，顺产一女。

【按】《中医药学刊》2002 年 2 期上，刊载国家中医药管理局李振吉副局长的讲话："必须既善于继承，又勇于创新，通过创新来实现中医药的发展。没有继承，中医药的发展就没有基础；而没有发展，中医药就会停滞不前。"并指出，一方面必须高度重视中医药理论的研究和发展，另一方面也要坚决摒弃那种忽视中医药临床实践和临床研究的倾向。须知实践出理论，实践出真知，只有切实加强中医药的临床实践和研究，才有可能促进中医药理论的突破与创新。朱师的学术经验和特色与中国其他老一辈的临床专家相似，同样是在保持中医特色的前提下，经过长期和艰苦的实践，才创造出光辉灿烂的医学成果，吾辈借国家振兴中医药的东风整理发表朱师系列的医学成果，旨在论证中医药在治疗疑难杂症中的种种优势，以期望中医严重西化的重灾之地能循着党的中医政策，制定符合国情，对得起列祖列宗的振兴中医的各项有效措施。

〔原载于《辽宁中医杂志》2002（6）〕

作者简介

邱志济（1941—），主任中医师，原杭州市广益中医门诊部技术顾问、《辽宁中医杂志》编委，现任世界中医药学研究会终身荣誉教授。

马璇卿（1972—），主治中医师，全科医师，现任芜湖市镜湖区天门山社区卫生服务中心副主任，中医馆主任。

朱良春海马犀黄颗粒治疗化疗失败的非小细胞肺癌的疗效

广东省中医院

徐凯 陈达灿 李柳宁 罗海英 朱迪盈 陈春永 刘宇龙

笔者于 2002 年 2 月至 7 月用朱老创制的海马犀黄颗粒治疗化疗失败的非小细胞肺癌 （NSCLC） 34 例，取得一定效果，现报告如下。

【临床资料】 本组 34 例中，男 21 例，女 13 例；年龄 56～75 岁，平均 66 岁。病理分型：腺癌 20 例，鳞癌 14 例；临床分期：ⅢB 期 14 例，Ⅳ期 20 例；KPS 评分 40～80 分，平均 55 分。所有患者至少接受过 3 周期的顺铂 （CDDP） 加依托泊苷 （VP-16），或紫杉醇 （TAXOL） 加 CDDP，或吉西他滨 （GEM） 加 CDDP 化疗，无效后改用中药海马犀黄颗粒治疗。

【方法】 于化疗结束后 1 个月给予海马犀黄颗粒（药物组成：犀黄丸加海马、三七等），每次 4 粒，1 日 3 次，连用 3 个月为 1 个疗程。治疗前后检查血常规、肝肾功能、胸部 X 线、CT 及淋巴细胞亚群。观察咳嗽、咳痰、咯血、胸痛、气促、发热、神疲乏力和食欲减退等症状的缓解以及癌灶变化情况。进行生存质量（按 Karnofsky 体力状况计分评定）、T 淋巴细胞亚群变化、药物的不良反应等评定。疗效评定标准按 WHO 制定的实体瘤近期疗效标准和 WHO 临床试验常见毒性及不良反应分级标准。

【结果】

1. 治疗后临床症状缓解情况

如表 1 所示治疗后患者在咳嗽、咳痰等方面均有明显缓解。

表 1　34 例治疗后症状缓解情况

症状	治疗前病例数	治疗后病例数	缓解率/%
咳嗽	26	6	76.92
咳痰	21	5	76.19
咯血	14	3	78.57
胸痛	19	11	42.10
气促	17	6	67.70
发热	5	2	60.00
神疲乏力	28	5	82.14
食欲减退	29	6	79.31

2. 治疗后癌灶变化　34 例中部分缓解 3 例，无变化 25 例，进展 6 例。

3. 生存质量评定　Karnofsky 评分从治疗前的平均 55 分升至 75 分。

4. T 淋巴细胞亚群变化　如表 2 所示治疗后患者外周血 CD4、CD4/CD8 和 NK 细胞活性升高，CD8 下降，患者免疫功能增强。

表 2　治疗前后 T 淋巴细胞亚群的变化（$n=34$）

分组	CD3	CD4	CD8	CD4/CD8	NK 细胞活性
治疗前	48.9±10.81	32.30±6.34	46.67±9.74	0.72±0.21	20.71±2.17
治疗后	58.95±9.74	37.00±5.83	40.75±6.17	0.92±0.16	23.92±2.49

5. 药物不良反应　治疗前后肝、肾功能无明显变化，未发现骨髓抑制，无胃肠道反应。

【讨论】临床上肺癌患者就诊时常失去手术机会，一些新的化疗药物的问世，如紫杉类药物、吉西他滨、长春瑞滨等药物的应用，进一步提高了晚期肺癌的生存率，1 年生存率为 32%～54%，2 年生存率 20%，效果几乎是旧的含铂方案的两倍，但这些药物不但较昂贵，而且NSCLC有多药耐药性，选择性差，常对患者心、肝、肾、肺、消化道、骨髓和免疫系统等造成损伤，从而降低患者生存质量，使部分患者难以完成化疗。有报道化疗完成率（通过率）为67.74％，特别是化疗失败的患者，全身状况差，免疫功能显著下降，通常难以耐受新的化疗方案或者加大剂量的化疗，失去治疗的机会。因此，有必要开展有效、低毒、提高晚期NSCLC患者生存质量、延长带瘤中位生存期的抗癌新药研究。

肺癌属中医咳嗽、胸痛等范畴，古又有肺积、痞癖、息贲、肺壅之称。清代顾松园认为，"烟为辛热之魁"，长期吸烟使火热邪毒侵袭肺脏，致"火邪刑金""肺热叶焦"。肺脏气机升降失调，宣降失司，水道不通，脉络瘀阻，痰浊、瘀血、毒邪相互壅结于肺，终致肺癌的发生。正如《杂病源流犀烛》所云："邪积胸中，阻塞气道，气不得通，为痰……为血，皆邪正相搏，邪既胜，正不得制之，遂结成形而有块。"因此，肺癌整个发病过程中始终贯穿着痰浊、瘀血、毒邪等病理产物。随病情的发展，"久病及肾""母病及子"或"子盗母气"，则表现为肺、脾、肾均虚。

我们采用朱良春教授的经验方——海马犀黄颗粒，针对晚期肺癌痰、瘀、毒互结于肺，脾肾两虚的病机，以化痰祛瘀、解毒消痈为主，并佐以健脾补肾之法，攻补兼施。本方以犀黄丸为主，活血化瘀、化痰散结、解毒消痈；以海马调气、和血、补肾，使攻邪而不伤正，既能消癥块又可助攻邪；以三七止血化瘀、消肿定痛。方中又加入攻积祛瘀、消坚散结、化痰解毒之品共为臣药，助犀黄丸攻克痰瘀毒结；加健脾益胃、利水渗湿、清热排脓、除痹止痛、和中行气、下气止咳之品共为佐使，既助攻邪，缓解药性，又可扶正。上药共用，可起活血祛瘀、化痰散结、解毒消痈而抗癌的作用。本方以攻为主，兼以扶正，有攻邪而不伤正之妙。对晚期肺癌正虚邪实，邪毒较盛，正气亏虚等有治疗作用。

结果表明：本组临床症状缓解，Karnofsky 评分升高，且外周血中 CD4、CD4/CD8、NK 细胞活性明显增加，与治疗前相比差异有统计学意义（$P<0.01$）。该药不良反应轻微，无肝肾功能损害，无骨髓功能抑制，尤其适用于有严重肝肾功能损害及骨髓造血功能抑制而不宜继续化疗或晚期恶病质不适合化疗的 NSCLC 患者选用。因此，笔者认为，海马犀黄颗粒可作为晚期 NSCLC 化疗失败后的补救治疗药物。该药经济实用，疗效较好，值得临床推广使用。

〔原载于《湖北中医杂志》2003，25（5）〕

作者简介

徐凯（1958—），主任中医师、教授，硕士研究生导师。第三批全国老中医药专家朱良春学术经验继承人。曾任广东省中医院肿瘤科主任，广东省及国家级重点专科肿瘤专科学术带头人。现任香港大学中医药学院首席讲师，世界中医联合会肿瘤经方专业委员会副会长、医案专业委员会常务理事，香港中医药学会肿瘤专业委员会副主任委员。

李柳宁（1969—），广东省中医院主任中医师，科主任。兼广东省中西医结合学会肿瘤免疫专业委员会主任委员，广东省中医药学会肿瘤专业委员会副主任委员，广东省中西医结合学会肿瘤康复治疗专业委员会副主任委员。

朱良春治疗骨转移癌痛 32 例分析

广东省中医院 罗海英 徐 凯 陈达灿

骨转移是癌症患者常见并发症之一，其发生不但随着癌症发病的增加而增加，同时伴随癌症患者寿命的延长，骨转移癌发生的机会也随之增多，据统计，骨转移癌的发生率是原发性恶性骨肿瘤的35~40倍。骨转移临床表现多为骨骼的持续性疼痛，患者常难以忍受，还可引起病理性骨折，甚至截瘫，严重影响了患者的生存质量。朱良春教授擅长疑难杂症的治疗，对包括骨转移癌痛在内的各类痛证、顽痹的治疗有着丰富的经验，作为广东省中医院的名誉教授，他经常百忙之中亲临我科指导临床诊疗工作。笔者有幸受教于朱老，运用他治疗骨转移癌痛的经验方——仙龙定痛饮，治疗观察了骨转移癌痛患者共 32 例，收到较好疗效且无不良反应，现报告如下。

【临床资料】32 例门诊或住院患者均经病理、细胞学诊断或经临床确诊为恶性肿瘤（具有原发灶），并经影像学（X 线、CT、MRI 或骨扫描）确诊有骨转移。其中男 21 例，女 11 例，平均年龄63 岁；按恶性肿瘤原发部位分，肺癌 18 例，乳腺癌 5 例，鼻咽癌、肾癌各 3 例，肝癌 2 例，前列腺癌 1 例；骨转移部位 1 处者 8 例，2处者 11 例，3 处以上者 13 例。所有观察对象均符合以下条件：

1. 纳入标准 疼痛部位以骨转移部位为主，已停放疗化疗 1 个月以上，并已不能再耐受手术或放疗化疗（包括核素治疗），或不愿意手术或放疗化疗者；能口服药物，并愿意接受中药汤剂止痛，不再服用其他止痛药者；或难以耐受止痛西药的毒性及不良反应而停药；年龄 15～80 岁，无药物、食物过敏反应；Karnofsky 评分≥40，预计生存期达 1 个月以上者。

2. 排除标准 肝肾功能严重障碍；有智力障碍，自身判断疼痛程度有困难者；治疗前 24 小时或治疗观察期间使用其他镇痛药者；治疗期间未能按医嘱口服药物者。属于上述 4 种情况中其中 1 种者，予以排除。

【**治疗方法**】仙龙定痛饮组成：制南星 20 g，补骨脂、骨碎补各 15 g，淫羊藿 10 g，地龙 20 g，全蝎 9 g。上方 1 剂加水 600 mL 猛火煮开，文火煎成 200 mL，滤出药汁后，再同法二煎滤出 200 mL 药汁，两次药汁混合后，分两半，上下午各服 200 mL（均温服为宜），共服 15 天。观察 3 天、7 天、15 天时的疼痛反应，并作疗效评定；治疗前后按 Karnofsky 评分标准评价生存质量的变化，并检测肝肾功能，观察有否不良反应。

【**结果**】

1. 疼痛分级标准 按 WHO 疼痛分级标准。

0 级：无疼痛。

Ⅰ级：轻度疼痛，即虽有疼痛感仍能正常工作，睡眠不受干扰。

Ⅱ级：中度疼痛，疼痛明显不能忍受，要求服用止痛剂，睡眠受干扰。

Ⅲ级：重度疼痛，疼痛剧烈，可伴自主神经功能紊乱，睡眠受到严重干扰，须服用止痛剂。

按上述标准，本组病例轻度疼痛 6 例，中度疼痛 15 例，重度疼痛 11 例。

2. 疗效评定

显效：治疗后较治疗前下降 2 级或疼痛消失。

有效：治疗后较治疗前下降 1 级。

无效：治疗后疼痛无缓解。

32 例患者均能按上述要求完成治疗观察。服药后，大多数患者自觉疼痛逐渐减轻，随着服药时间的延长，止痛效果进一步提高。第 3、7、15 天时总有效率（显效＋有效）分别为 71.88％、78.13％、84.38％，提示本方起效较快，作用稳定而持久（表 1）。32 例治疗前 Karnofsky 评分为 48.33±8.33，治疗后为 68.28±12.56，经 t 检验，$P<0.01$，提示服本方后能明显地提高患者的生存质量。本研究未发现任何不良反应。

表 1　治疗后止痛疗效

分级	例数	3 天				7 天				15 天			
		显效	有效	无效	总有效率/%	显效	有效	无效	总有效率/%	显效	有效	无效	总有效率/%
Ⅰ	6	4	2	0		6	0	0		6	0	0	
Ⅱ	15	3	7	5		5	5	5		6	5	4	
Ⅲ	11	2	5	4		2	7	2		2	8	1	
合计	32	9	14	9	71.88	13	12	7	78.13	14	13	5	84.38

【讨论】对骨转移癌痛的患者，西医多采用手术、放疗、化疗、内分泌治疗、免疫治疗及止痛药物对症治疗，但骨转移意味着癌症已发展到晚期，此时患者一般情况多较差，许多患者难以忍受手术或放疗化疗；也有采取上述治疗而没有取得令人满意的止痛效果者。止痛西药虽有明显镇痛疗效，但常合并各种毒性及不良反应，如吗啡（美施康定）作为 WHO 推荐治疗中重度癌痛的首选药物，大量的文献均表明该药治疗中重度癌痛的疗效较好，但对骨转移癌痛疗效欠佳。不容置疑的一点是，该药会产生较多的毒性及不良反应，

最常见的是便秘、恶心呕吐和神经系统症状，也有排尿困难、皮肤顽固性瘙痒、性欲减退等不良反应，最严重的则是呼吸抑制。

这些毒性及不良反应从一定程度上又相对降低了患者的生存质量，有时因这些毒性及不良反应患者被迫采用其他止痛途径。因此，寻找一种对癌痛治疗既安全，又有效，且疗效稳定，患者易于接受的治疗途径十分必要。

朱老认为：骨转移癌在古籍虽无专指的病名，但其持续性疼痛的特点或昼轻夜重、缠绵难愈的表现，与"顽痹"相似，其疼痛可见痹痛、胀痛、酸痛、冷痛、隐痛、刺痛等，有的难以名状，其病因病机，不外"不荣则痛""不通则痛"两方面；肾虚不能养髓生骨，为"不荣"的主要原因，而"不通则痛"的病机，多与痰凝血瘀有关。

朱老指出：古人云"癌是阴成形""在脏在骨者多阴毒""凡人身上、中、下有块者，多是痰""肾主骨生髓""久病及肾""久病必瘀"，等等，这为我们诊治骨转移癌痛奠定了理论基础。他认为"顽疾必兼痰和瘀""久病多虚，久病多瘀，久痛入络，久必及肾"；认为癌症患者一方面脏腑虚损、气血亏虚、久病肾虚，故不能养髓生骨，致骨不生、不强、不坚；另一方面，痰瘀邪毒易乘虚侵袭并留置深入于经筋骨骱之中，胶着不去，致脉络凝滞不通，故发为以骨痛为主要症状的骨转移癌。朱老指出：治疗骨转移癌痛类疑难病症，须找到"证"的本质，临床中"辨证与辨病密切结合，研究疾病和证候的关系，探索临床诊治的规律，必能相得益彰"。朱老认为：骨转移癌其病位在经筋骨骱，以肾虚为本，标实应抓住"痰""瘀"两端，治疗上宜化痰散结，温阳通络，四法合用，方可使筋骨得荣，痰瘀得化，血络得通而癥消痛止。故方中选用善散风痰、开结闭、止骨痛的制南星为君药；淫羊藿功善补肾壮阳，强筋壮骨，祛风除湿。朱老擅用此品，常谓："淫羊藿温而不燥，为燮理阴阳之佳品"。本方用其补肾壮阳，强筋壮骨，燮理阴阳，为臣药；补骨脂能补肾助阳，益精髓、暖腰膝，逐冷除顽痹而止痛，与淫羊藿共为臣药。骨碎补补肾强骨，活血止痛，《药性论》谓其能"主骨中毒气、风血疼痛、五劳六极"，《日华子本草》又言其善"治恶疮、蚀烂肉"，故以其为佐药，增强止痛效果。地龙咸寒清热，通经活络，《得配本草》谓其"能引诸药直达病所……祛虫痂，破血结"，本方以其咸能软坚，寒能制约诸药温热太过，走窜能通经活络、引诸药至病所，故用其为使药。朱老认为，"顽搏邪气久羁，深入经髓骨骱，气血凝滞不行，湿痰瘀浊胶固，经络闭塞不通，非草木之品所能宣达，必借虫蚁之类搜剔窜透，方能使浊去凝开，经行络畅，邪除正复"，故方中又加用全蝎以破瘀通络，搜剔定痛以增强止痛之效。朱老本经验方处方严谨而简洁，现用治骨转移癌痛患者 32 例的初步观察显示，该方止痛作用稳定、疗效较好而未见任何毒性及不良反应，患者易于接受，值得我们进一步探索、开发应用，造福于民。

〔原载于《中医药学刊》2004，22（6）〕

作者简介 罗海英（1967—），广东省中医院副主任医师，中西医结合专业医学硕士，中国抗癌协会及广州抗癌协会会员，广东省抗癌协会癌症康复与姑息治疗专业委员会会员。

朱良春治疗恶性腹水经验的临床应用

广东省中医院

徐　凯　陈达灿　罗海英　李柳宁　朱迪盈　陈春永　刘宇龙　邓　洪

恶性腹水类似于中医学的"鼓胀"病，是继发于各类不同恶性肿瘤的腹水，标志着肿瘤已进入晚期。当腹水增加到一定程度时，会出现腹胀、腹痛等临床表现，严重者会出现水肿、呼吸困难、少尿、恶病质及血压下降等，甚至危及生命。

恶性腹水的疗效极差，易反复增多，消耗机体气血津液。无论是中医或西医的治疗方法，均是以减轻症状为主。我们在临床实践中对此病证所遇颇多，采取中西医结合的治法，偶有效验，但对多数较重患者，每每束手无策。拜师朱良春教授后，按老师的指导重新温习医学古籍，学习、研读老师的著作、医案，获益颇多。学习中，见老师用调养肝脾、化癥消积、疏络行水的方法治疗肝硬化腹水多有良效，于是结合老师的学术思想并依其法治疗也屡获佳效。我们共治疗观察了 16 例恶性腹水患者，取得了有效 7 例，腹水完全消失 3 例，总有效率为 62.5%。今将老师的学术思想与我们的临床应用所得整理发表，供同道们研讨、学习、应用。

【病例1】谭某，男，55 岁，工人。该患者自 1997 年 10 月发现肝癌以来，曾先后两次手术治疗，一次介入治疗，一次聚焦刀治疗并化疗，病情反复并进展。2001 年 1 月，因肝内肿块逐渐增大，腹部膨隆，肝区胀痛，遂以肝癌收入广东省中医院肿瘤科。入院后经检查诊断为肝癌晚期，恶性

国医大师／朱良春全集

腹水。住院期间曾反复接受介入和腹水穿刺放液治疗，先后 3 次住院，癌灶稳定，恶性腹水有一定减少，但难以巩固。于 2001 年 7 月初出院后腹水再次增多，并伴皮肤、巩膜轻度黄染，腹胀满，少尿，双下肢水肿，舌淡胖有瘀斑、苔白微腻，脉弦滑。辨为肝脾两伤，血瘀水停之证。拟方（朱老原方）：

> 北沙参 15 g　　丹参 15 g　　泽兰 15 g　　泽泻 15 g　　制黄精 20 g
> 石见穿 20 g　　生牡蛎 30 g（先煎）　　路路通 10 g　䗪虫 10 g
> 每日 1 剂，煎服。

另选鲤鱼 1 尾，重约 0.5 kg，去鳞及内脏，不加盐，加赤小豆 60 g，煮服。用以调养肝脾、化癥消瘕、疏络行水。

12 剂后上症减轻；再服 7 剂，水肿、黄染、腹胀等症消失，经 B 超检查腹水基本消失，水退后再给予复肝散（红参、紫河车、鸡内金、三七、郁金、姜黄、䗪虫）以扶正巩固疗效。此后腹水持续约 1 个月未见增长。

【病例 2】邓某，男，58 岁，教师。该患者因直肠下段印戒细胞癌，于 2000 年 6 月 11 日在广州中山肿瘤医院行手术治疗，术中见腹膜后淋巴结广泛转移，网膜和肝表面亦见数处转移灶，局部病灶已难以切除，遂行乙状结肠造口。2000 年 7 月至 2001 年 3 月先后接受化疗 8 周期，2001 年 3 月患者出现大量腹水，腹水脱落细胞检查发现癌细胞，经腹腔内灌注化疗和生物药物治疗各 2 次，无效。同年 6 月以直肠癌晚期造口术后恶性腹水住进广东省中医院肿瘤科。住院期间给予中医药治疗和肠系膜上动脉灌注化疗交替进行 2 次，疗效不显，遂在介入治疗后服用调养肝脾、化癥消瘕、疏络行水之剂。处方：

> 北沙参 15 g　　丹参 15 g　　泽兰 15 g　　泽泻 15 g　　制黄精 20 g
> 石见穿 20 g　　路路通 10 g　䗪虫 10 g　　壁虎 2 只　　生白术 20 g
> 柴胡 10 g　　　白商陆 15 g　地肤子 15 g　急性子 10 g

另选鲤鱼 1 尾，重约 0.5 kg，去鳞及内脏，不加盐，加赤小豆 60 g、红茶叶 15 g，煮服。

连服 6 剂，第二次介入治疗后 1 周患者即出院休养，并坚持服用上方 15 剂，2 周后患者再次入院时腹水已完全消失，经观察 2 个月腹水未见增长，其间继续介入治疗 2 次并坚持服用上方 20 余剂及复肝散 2 剂。患者出院后去澳洲旅游遂停药。

【按】朱老对肝硬化和肝硬化腹水的治疗颇有独到之处。老师认为，早期肝硬化属癥积、痞块范畴，肝硬化腹水则应在鼓胀门中辨证论治。如喻嘉言在《医门法律》中说："凡有癥瘕、积聚、痞块，即是胀病之根，日积月累，腹大如箕，腹大如瓮，是名单腹胀。"王肯堂曰："气血不通，则水亦不通而尿少，尿少则腹中积水而为胀。"因此，我们认为肝硬化腹水和由肝癌引起的癌性腹水，是气血郁滞、凝滞脉络，由于瘀结日久，肝脾损伤，水湿稽留所致，属本虚标实之证：标实是因气滞、血瘀、水停等，本虚是因肝郁脾虚、肝脾阳虚、肝肾阴虚等。因此，腹水初起，正气未大伤之时，应以治标为主，兼以扶正；当正气渐虚，脏腑功能不足之时，则以治本为主，兼以治标；水退后则应治以复正，以助气血和脏腑功能恢复。

朱老所拟的消除水肿的汤方，功能扶正祛邪，可调养肝脾，化癥消瘀，疏络行水，因此对肝脾两伤，腹中有癥块癖积，水邪停聚之病证有殊效。水消后再给予"复肝散"以复肝护肝，巩固疗效。我们在临床治疗肝硬化腹水或癌性腹水时，遵老师的学术思想、理法方药，或原方不变，或随症加减，细细研究，获益颇多。老师治疗肝病腹水常使用的药物，扶正类有北沙参、制黄精、生白术、红参、紫河车、三七、鲤鱼等；攻邪类有石见穿、生牡蛎、路路通、䗪虫、壁虎、柴胡、丹参、泽兰、泽泻、白商陆、地肤子、急性子、鸡内金等。细观老师所选用的药物，多具有抗癌的药理作用。尤其在辨证使用化癥消瘀、疏络行水之法时，配合使用鲤鱼汤以补土、消水治疗腹水，并用复肝之法以巩固疗效，其构思之缜密，方法之精巧，对后学有很大启迪作用。本文病例 1 即是按老师的法与方不变而奏效，病例 2 则遵师法而有所加减。

但需注意，临床使用上方治疗肝硬化腹水或癌性腹水时，对以肝肾阴虚、热毒内盛等证型为主的应避免使用，或辨证损益，以求允当。

〔原载于《朱良春医集》，长沙：中南大学出版社，2006 年〕

朱良春辨治肺癌经验

江西中医药大学附属医院　兰智慧

原发性支气管肺癌（以下简称肺癌）是世界范围内最常见的恶性肿瘤之一，严重威胁人类健康与生命。近年来我国肺癌发病率和病死率呈显著上升趋势，病死率较 30 年前上升了 468%，占全部恶性肿瘤死亡的 22.7%。笔者作为同济大学"中医大师传承人才培养项目"的学员，有幸在南通跟随国医大师朱良春学习。其间见朱老治疗肺癌疗效较好，今揣摩体会其治疗经验，并总结如下。

一、病因病机

癌症的发生与人体正气亏虚、感受外邪、饮食不节、起居不慎、情志所伤、自然环境因素等密切相关。肺癌的发生多因正气先虚，邪毒乘虚而入，致肺气郁滞，肃降无权，痰浊瘀血内生而成，总由因虚得病，因虚致实。朱老认为，其虚以气虚、阴虚多见，实则以气滞、血瘀、痰凝、毒聚为主，是一种全身属虚、局部属实的疾病。因肺为娇脏，不耐寒热，易被邪侵，耗损正气；肺位最高，最易受外邪侵犯，烟毒熏绕、大气污染等毒物均易袭肺，致肺络受损；而肺主气，司呼吸，肺络损伤，肺气失宣，易致气滞血瘀；加之"肺为贮痰之器"，毒物、瘀血、痰浊与外界毒物互相胶结，聚为癥积，形成肺癌。此外，因肺合皮毛，与外界接触最多，邪毒侵袭可由皮毛传入肺脏；肺朝百脉，其他脏腑的病变可循脉络传至肺脏，而肺脏自身的病变也易传至他脏，所以肺癌的发病率和转移率较其他脏器更高。

二、辨治经验

（一）分期论治

朱老治疗肺癌，以扶正与祛邪为总则；且根据患者病程阶段及体质偏颇，扶正与祛邪各有侧重。早期以祛邪为主，中期攻补兼施，晚期则主以扶正，佐以祛邪。但由于肿瘤发现时多已至中晚期，故朱老常用攻补兼施之法，虽攻伐而不伤正，且时时注意阴阳气血之调燮，尤侧重补肺、健脾、益肾，每可缓解症情、延长生存期。

肺癌早期多因癥积阻塞气道，使肺气失宣，聚津成痰，郁久化热，又与癌毒胶结，出现如发热、咳嗽、痰黏色黄、舌红苔黄腻、脉数等痰浊热毒郁肺之症，朱老常用金荞麦、鱼腥草、天葵子、甜葶苈、白花蛇舌草、龙葵、猕猴桃根、半枝莲、山慈菇等清热毒、泄痰浊。

肺癌中晚期，痰热毒煎熬津液，加之正气渐衰，患者多出现气阴亏损之证，表现气短喘促、低热、咽干、舌红苔少、脉细数等证候，朱老常用黄芪、珠子参、南沙参、百合、石斛、麦冬等益气养阴扶正。另外，朱老十分重视顾护胃气，因"得谷者生，失谷者亡"，纳谷正常，胃气健运，正气方能充足，才能祛邪外出。而此期患者多长期服用清热解毒药物，或迭经放疗、化疗，常见消瘦、腹胀纳呆、恶心欲吐、口淡、便溏等脾虚胃滞症状，故朱老常用生白术、炒白术、党参、鸡内金、山药、薏苡仁、焦麦芽、焦山楂、焦神曲等健脾养胃，顾护后天之本，其中生白术兼有通便作用。

（二）临证加减

（1）如咳嗽明显，咳痰不止者，加紫菀、金沸草、川贝母等宣肺止咳化痰；痰中带血者，加煅花蕊石、白茅根、地榆炭等凉血止血；伴胸腔积液，见胸闷气喘者，加葶苈子、枳实、白芥子等泻肺逐饮。

（2）放疗化疗后贫血者，除用补肝肾、益气血之品如当归、熟地黄、山茱萸、枸杞子、女贞子等外，必用牛角腮、松节、鸡血藤三味药。他认为牛角腮有养血、益气之效，且补肝肾之力似山茱萸而更绵缓，养肝肾之血功同阿胶而不滋腻，效类首乌而有情；松节能补虚培本，固卫生血；鸡血藤养血通络，祛瘀生新。这三味药用于各种类型的贫血、出血性疾病及体虚易感者，均能提升红细胞数量，增强血小板功能，改善体质状态。

（3）肿瘤伴骨转移，出现剧烈骨痛者，朱老认为其骨质侵蚀破坏，类似"痹证"之骨关节疼痛变形，根据"肾主骨"及"不通则痛，痛则不通"，治以益肾蠲痹通络，予骨碎补、补骨脂、熟地黄补肾壮督，制南星透骨走络、涤痰化瘀，以治骨痛，且制南星用量宜大，从 30 g 用起，逐渐加至 50 g，止痛效果极佳。

（4）伴见舌质紫、有瘀斑，脉涩者，为瘀血之候，应在补气基础上加活血化瘀药，如丹参、桃仁、䗪虫、炮穿山甲、水蛭等。

（5）如自汗不已加浮小麦、瘪桃干、五倍子等；大便结者加生白术、决明子通便；便溏者加炒白术；肢体浮肿加泽兰、泽泻活血利水消肿。

（三）特色用药

朱老擅长运用虫类药治疗疑难杂症。因肿瘤为顽症癥积，朱老根据虫类药善攻坚破积的特点，临证亦喜用炮穿山甲、蜈蚣、全蝎、壁虎、䗪虫、蜂房、水蛭等抗癌解毒散结。

仙鹤草常用作收涩止血药。研究表明，仙鹤草对人体癌细胞有强大的杀伤作用，而对正常细胞则秋毫无犯，甚则可促进正常细胞生长发育。朱老喜重用仙鹤草治疗多种癌症，既可抗癌消瘤，还能提高免疫力，一药两用，常奏佳效。

（四）饮食调护

朱老认为：癌症发生与饮食不节有关，故他非常重视饮食调护，每告诫患者忌烟酒、忌暴饮暴食，少进海鲜、肉食，多食蔬菜水果，作息规律，心态平和，适量锻炼。

【病例】罗某，男，72岁。

初诊（2008年8月15日）：患者有吸烟史40余年，因咳嗽3个月行胸部CT扫描提示：左肺中央型肺癌伴左下肺阻塞性炎症，纵隔内淋巴结转移；经皮肺穿刺病理报告示：小细胞肺癌；血清肿瘤标志物水平、血常规均正常，发射型计算机断层成像（ECT）未见骨转移征象。症见咳嗽阵作，咳吐少量白色泡沫状黏痰，胸闷、气急；乏力，口干欲饮，大便偏干；舌红、苔薄白，脉细。拟软坚消癥，健脾治之。处方：

仙鹤草 60 g	龙葵 30 g	猕猴桃根 30 g	山慈菇 20 g
金荞麦 30 g	甜葶苈 20 g	天葵子 20 g	全瓜蒌 20 g
浙贝母 20 g	生薏苡仁 40 g	炮穿山甲 10 g	川百合 30 g
珠子参 30 g	生白术 30 g	甘草 6 g	

并嘱患者饮食清淡，作息规律，保持情绪平和。

二诊（2009年1月23日）：服上方1个月后，诸症均明显减轻，遂接受西医院建议，进行4次化疗及8次放疗。因出现严重贫血，白细胞及血小板明显降低，且一般状况较差，故停止放疗化疗。曾于1月20日查血常规红细胞（RBC）2.04×10^{12}/L，血红蛋白（Hb）60 g/L，白细胞（WBC）1.65×10^9/L，血小板（PLT）26×10^9/L。症见：精神差，面色苍白无华，纳谷不馨，咳嗽，舌淡、苔薄腻，脉细无力。朱老认为：该患者为多次化疗后导致的严重贫血，正气虚馁、气血亏损为病机关键，此时治疗应以扶正为主，佐以祛邪，故在原方基础上重用益气养血、滋养肝肾之品。处方：

仙鹤草 60 g	龙葵 30 g	猕猴桃根 30 g	金荞麦 30 g
潞党参 30 g	全当归 10 g	熟地黄 20 g	山茱萸 30 g
鸡血藤 30 g	油松节 30 g	牛角腮 30 g	枸杞子 15 g

三诊（5月22日）：以1月23日方为基础，随症加减治疗4个月，现诸症好转，精神可，唯干咳少作，纳谷欠佳，口干口苦，舌偏红、苔薄黄腻，脉细。复查血常规：RBC 3.48×10^{12}/L，Hb 120 g/L，WBC 4.12×10^9/L，PLT 135×10^{12}/L。朱老考虑患者存在热毒伤阴及脾胃损伤，故在原方基础上加川石斛15 g、北沙参30 g、女贞子20 g、鸡内金15 g、生白术30 g以滋养肺阴，健脾消食。

四诊（2010年1月22日）：患者一直坚持服用中药，在前诊处方上随症加减治疗。目前精神佳，神志清，纳可，舌体胖、质紫暗、苔薄，脉细。复查胸部CT提示：左肺癌病灶稳定。血常规及肿瘤标志物各项指标均正常。患者病情稳定，继续予扶正消癥法巩固。处方：

仙鹤草 60 g	龙葵 30 g	猕猴桃根 30 g	山慈菇 20 g
天葵子 20 g	炮穿山甲 10 g	蜈蚣 8 g	金荞麦 40 g
甜杏仁 10 g	桃仁 10 g	北沙参 20 g	熟地黄 20 g
女贞子 20 g	山茱萸 20 g		

随访至今，患者诸症平稳，生活自理。

【按】该患者为晚期肺癌，经放疗化疗后，血虚体衰，不能耐受，转求中医治疗。朱老抓住患者正虚体衰病机特点，治疗以扶正为主，祛邪为辅，注重饮食调护。经调治后，患者贫血很快得到纠正，精神明显好转。经朱老诊治，坚持服用中药近 2 年，肿瘤病灶稳定，生活质量提高，证实中医药治疗肿瘤疗效确切，但贵在坚持。

朱老不但在治疗肺癌方面有着丰富的辨证用药经验，对于其他肿瘤如脑胶质瘤、淋巴瘤、肝癌、胃癌、胰腺癌等的辨治亦有独到之处。笔者在南通学习期间，亲见朱老诊治多例中晚期肿瘤患者，初诊时其一般状况大多较差，且失去手术机会，又不能耐受放疗化疗，经朱老调治后，多数患者症状得到明显改善，痛苦减轻，生活质量提高，生存期延长。

〔原载于《上海中医药杂志》2010，44（9）〕

作者简介　兰智慧（1974—），江西中医药大学附属医院主任中医师。任中华医学会肺系病分会委员，江西省中医药学会肺系病分会常务委员、内科分会委员等。

攻补兼施，善用虫药治肿瘤

香港大学中医药学院　徐　凯

朱良春先生对虫类药悉心研究数十年，研制的新药"益肾蠲痹丸"对类风湿关节炎、强直性脊柱炎、骨关节炎的治疗有突破性的进展；指导学生研制的鲜动物药"金龙胶囊"治疗肝癌、胰腺癌、食管癌、肺癌、卵巢癌等肿瘤，治疗重症风湿病如红斑狼疮、硬皮病、皮肌炎、干燥综合征等也有很成熟的经验。今就朱良春先生治疗肿瘤病的丰富经验介绍如下。

一、扶正祛邪，相互结合

朱良春认为：肿瘤的治疗大法，不外扶正与祛邪两方面。早期祛邪为主，佐以扶正；中期攻补兼施；晚期则以扶正为主，佐以祛邪。由于肿瘤发现时，多为中晚期，必须攻不伤正，时刻注意阴阳气血之调燮，尤应侧重补脾益肾，方可缓解症情，延长生存期。

（一）扶正

在祛邪的同时，必须根据患者阴阳气血的偏虚，予以调补，才能提高机体的免疫力，改善症状，稳定病情。

1. 温阳益气　阳气不足是肿瘤发生的重要原因，加之患病后长期使用清热解毒药，或放疗、化疗后体气大虚，出现疲乏困惫，恶寒肢冷，口淡不渴，二便清利，舌白、质淡胖、边有齿痕，脉细弱无力，一派"阳虚气弱"之象，治宜温阳益气。药如黄芪、党参、附子、肉桂、白术、干姜、山茱萸等，可以提高机体免疫力，改善症状，抑制肿瘤发展。

2. 滋养阴血 肿瘤在中晚期由于阴血耗损，多见头眩、心悸、口渴咽干、烦热不安，舌边尖红，或舌绛无苔，脉弦细而数的"阴虚内热"之证。治当滋阴养血，药如生地黄、川石斛、天冬、麦冬、女贞子、墨旱莲、白芍、阿胶、北沙参、西洋参、枸杞子等。如舌质红绛转淡，渐生薄苔，说明病情好转，预后较好。

3. 补脾健中 长期使用清热解毒，或活血化瘀、攻坚消癥之品，脾胃大伤，脾阳不振，形瘦，纳呆，腹胀便溏，舌质淡胖，脉细软之"脾胃虚馁"之证，治宜补脾健中，药如香砂六君子汤加山药、薏苡仁、鸡内金、红枣等，以增强体质，改善症状。

朱良春指出：临证应根据中医辨证论治的整体观念，按照八纲辨证为基本方法，具体分析每一个患者的正邪盛衰、寒热变化，然后依据八法而立方。是以补为主，或以攻为主；寒热药物的搭配，孰多孰少，均依病情而定。对经治疗缓解后的患者应遵照"大积大聚，衰其半而止"的理论，对峻猛攻药应减之或断续用之，以保证正气不衰竭。总之，应按"病有千变，医亦千变；病有万变，治亦万变"的原则配方。使治病如同打仗，"知己知彼，百战不殆"。这里"彼"就是疾病，"己"就是药物及其配伍。

（二）祛邪

肿瘤是"内有有形之积"，多有癥瘕癖块存在，癌细胞不断分裂增殖，肿块压迫周围血管、神经而出现疼痛、梗阻，甚则腐烂、坏死而见发热、出血、昏谵等征象。根据症情，朱良春采用下列三法以祛邪抗癌。

1. 清泄热毒　凡见发热，局部红肿热痛，口干，便难，苔黄或糙、质红，脉弦数之"热证"者，均宜清泄热毒，常用药为野菊花、重楼、白花蛇舌草、半枝莲、金银花、地龙、人中黄、山豆根、山慈菇、生大黄等。如伴见胸脘胀满，泛呕纳呆，乃兼夹湿浊之象，需加藿香、佩兰、川厚朴、郁金、姜半夏等芳香宣化之品。如发热加剧，烦躁不安，或有出血倾向，舌质红绛，脉洪数的"血热证"者，应加犀角、鲜生地黄、牡丹皮、赤芍、生地榆、鲜石斛等凉血养阴之品。朱良春认为："血热证"多见于病情加剧或晚期癌症患者，凡见舌红绛无苔，脉弦急的，都是病情恶化的先兆，预后多不良。

2. 涤痰散结　朱丹溪曰："凡人身上中下有块者的多是痰。"《类证治裁》："结核经年，不红不肿，坚而难移，久而肿痛者为痰核，多生耳、项、肘、腋等处。"根据古人对人体肿块的认识，朱良春认为以上古人的论述，符合恶性淋巴瘤的临床所见，认为痰是多数肿瘤的致病因素，因此涤痰散结是治疗肿瘤的大法之一，常用药物为生南星（煎煮 1 小时以上）、生半夏（煎煮 1 小时以上）、壁虎、僵蚕、蜂房、川贝母、海藻、昆布、天葵子、白芥子等。

3. 化瘀软坚　肿瘤质坚，推之不移，高低不平，肿痛，舌质紫暗，脉坚涩呈"瘀积癥瘕证"者，皆可用此法，常用药物为三棱、莪术、水蛭、虻虫、䗪虫、桃仁、红花、丹参、赤芍等，可以改善病灶周围的血液循环，促进抗癌药物的渗透，使肿瘤变软，有所缩小，减轻疼痛，缓解症状，控制发展。

二、辨病辨证，相辅相成

朱良春为中医大家，却从不排斥西医学，而是与时俱进，提倡中西医的结合，体现了中医自古就有的"海纳百川、有容乃大"的胸襟和气魄。他十分推崇中西医汇通派人物张锡纯，认为张氏"中西医结合疗效好，阿司匹林加石膏"的做法虽然囿于时代，有其局限性，但其革新精神开一代新风，难能可贵。在肿瘤治疗方面，朱良春在辨证的基础上常加用莪术、水蛭、蜈蚣、壁虎、䗪虫、干蟾皮、蛇蜕、蜂房、全蝎、半枝莲、白花蛇舌草、茯苓等经现代药理学证明具有抗肿瘤作用的中药，尤其是莪术，朱良春认为可用于多种肿瘤，不仅能直接破坏肿瘤细胞，而且还可增强细胞的免疫活性，从而促进机体对肿瘤的免疫作用。在骨转移癌治疗上，朱良春认为要充分考虑以下原则：祛除病邪——痰毒，瘀血；扶正补虚——通经活络，益气养血，补益肝肾；随证变化。朱良春根据骨转移癌的疾病特点，拟订"骨痛方"如下：制南星、补骨脂、穿山龙、骨碎补、淫羊藿，以及地龙、蜂房、半夏、川芎、䗪虫等。该方主要功效是化痰散结、温阳通络止痛。主治各类恶性肿瘤的骨转移疼痛。上药经现代药理学研究证实，均有抗肿瘤作用，其中制南星、补骨脂、骨碎补等经临床应用有较好的协助止痛作用。其有效率达70%，配合其他止痛药联合使用可明显减少止痛药的剂量，减轻毒性及不良反应。

三、善用虫药，良方奇效

朱良春因擅用虫类药物治疗疑难杂症，加之其所著《虫类药的应用》一书，饮誉医坛，蜚声海内外，故今人有"虫类药学家"称之者。虫类药有特殊的破积化瘀作用，如朱良春在临床治疗肿瘤中常用之虫类药物有僵蚕、壁虎、地龙、䗪虫、蜈蚣、蝼蛄、凤凰衣、蝉蜕等，经现代药物实验证明有抑制癌细胞作用。

现附上几个朱良春治疗肿瘤的有效经验方，供同道们在辨证论治中参用。

1. 肝癌验方 蟾龙散（蟾酥 5 g，蜈蚣、儿茶各 25 g，三七、丹参、白英、龙葵、山豆根各 250 g，共研极细末，每服 4 g，每日 3 次）有活血化瘀、散结消瘤、清热解毒之功，并能镇痛。

2. 食管癌验方 利膈散（壁虎、全蝎、僵蚕、蜂房、代赭石各 30 g，共研细末，每服 4 g，每日 2～3 次）有宽膈、消瘤、降逆之功，能缓解梗阻，改善吞咽困难，延长存活期，部分食管狭窄减轻，或癌灶消失。临床用此方治 10 余例食管肿瘤患者，均获佳效，一般服药 2～3 天后即明显改善症状。对不宜或不愿手术者尤为适用。

3. 胃癌验方 胃癌散（蜣螂、硇砂、西月石、火硝、䗪虫各 30 g，壁虎 30 条，绿萼梅 15 g，冰片 5 g，共研极细末，每服 1.5 g，每日 3 次）功能理气止痛，攻毒制癌，破血祛瘀。

4. 乳腺癌验方 乳癌散（炙蜂房、苦楝子、雄鼠粪各等份，研极细末，每次服 9 g，水送下，间日服 1 次）用于治疗乳癌初起。临床服本方 1 个月可使坚核趋向缩小，连服 2～3 个月，轻者即愈，稍重者则需连续服用。

【病例】一乳癌患者术后化疗后复发，胸壁结节数个、色紫暗、无痛，厌食，胸闷不舒，腰软痛，大便黄成形；检查见少量胸水，体质状态差，消瘦，神疲，舌淡红苔白微腻，脉弦有力。不同意再次化疗。即给予中药健脾补肾之剂以扶助正气：

| 太子参 15 g | 当归 5 g | 生地黄 15 g | 香附 5 g | 地榆 10 g |
| 茯苓 10 g | 泽泻 10 g | 山茱萸 15 g | | |

同时服用"乳癌散"。此后 2 个月内，中药处方随症加减，"乳癌散"装胶囊，每次 3 g，每日 3 次，口服，连服 2 个月。胸壁病灶开始略有缩

小，胸闷减轻。检查胸水消失。

5. 恶性淋巴瘤验方 消瘤丸（全蝎 100 g，蜂房、僵蚕各200 g，共研极细末，水泛为丸如绿豆大，每服 5 g，每日 3 次）有软坚消瘤、扶正解毒之功，坚持服用 3～6 个月，多能见效。

〔原载于《中国中医药报》2013－05－02〕

朱良春运用扶正降逆通幽汤
治疗食管癌经验撷菁

南通市良春中医药临床研究所门诊部 吴艳秋 郁兆婧 朱建华

食管癌是我国最为高发的恶性肿瘤之一，严重危害人类的健康与生存质量。据资料报道，我国是世界上食管癌发病率和病死率最高的国家，年平均病死率为 19.24/10 万（男性 25.85/10 万，女性 12.67/10 万）。治疗上，西医的手术和放疗化疗虽在临床取得了诸多效果，但各种弊端仍不同程度给患者的生活和生存质量带来损害。如何最大化减轻这种痛苦，人们开始把目光转向传统中医的联合治疗。

国医大师朱良春教授从医 70 余年，是享誉海内外治疗癌症的大家，在治疗食管癌方面积累了大量的临床经验，运用自拟"扶正降逆通幽汤"加减治疗食管癌，临床疗效满意。笔者有幸跟师抄方学习，收集整理，现总结如下。

一、资料与方法

（一）临床资料

采用回顾性和前瞻性队列研究相结合的方法，收集 2007—2015 年间良春研究所门诊部连续治疗 180 天的病例。共纳入 20 例，年龄 50～82（平均 63.5）岁，其中男性 17 例，女性 3 例；病程 6～74 个月。

纳入标准：①食管癌的诊断参照我国 2011 年新版《食管癌规范化诊治指南》的标准，并经病理学确诊。②治疗过程中的中药、西药、手术、放疗、化疗等操作，治疗方案记录完整。③治疗结果可追溯，可按照国际通用疗效评价标准评估。④签署知情同意书。

排除标准：①病历资料不全，诊断不明。②无法联系患者或者家属，无法随访其治疗结果。③治疗过程中断，或未服用至足够疗程患者转诊，或短时间内死亡。④疗效评价未采用国际通用标准。

（二）治疗方法

所有患者均予扶正降逆通幽汤治疗。基本方：

仙鹤草80 g	生黄芪40 g	旋覆花15 g（包煎）	代赭石30 g
法半夏12 g	陈皮6 g	壁虎12 g	蜂房12 g
薏苡仁30 g	生白术40 g		

辨证加减：兼有嗳气或呃逆，或呕吐痰涎者，加醋柴胡、木香、广郁金、生白芍等；兼泛吐黏痰、舌质紫或伴瘀斑者，加莪术、莱菔子、生水蛭、炮穿山甲等；兼口干咽燥，五心烦热，大便干结，舌红少苔者，加珠子参、沙参、麦冬、石斛、玉竹等；兼痰涎壅盛，恶心呕吐者，加山药、茯苓、苍术、厚朴、砂仁等；兼形寒气短，下肢浮肿者，加生晒参、附子、干姜、茯苓等。每日 1 剂，水煎，分早、中、晚服用，3 个月为 1 个疗程，共治疗 2 个疗程。

（三）观察项目与方法

1. 中医证候疗效判定标准 参照《中药新药临床研究指导原则》拟订，临床证候有：①进食哽噎；②呕吐痰涎；③反酸；④胸背疼痛；⑤消瘦；⑥乏力；⑦大便干结。所有症状分无、轻、中、重 4 级，主症①、②分别记 0、2、4、6 分，次症③、④、⑤、⑥、

⑦分别记0、1、2、3分。计算积分，并根据积分比判定疗效。

积分比＝（治疗前总积分－治疗后总积分）/治疗前总积分×100%。显效：70%≤积分比<100%；有效：30%≤积分比<70%；无效：达不到有效标准。

2. 生存质量疗效 根据KPS（Karnofsky）功能状态评分标准（百分法）分别在治疗前后予以评定，得分越高，健康状况越好，越能忍受治疗给身体带来的不良反应，即有可能接受彻底的治疗。该疗法KPS评分治疗后较治疗前增加≥20分为显著改善，增加10分为改善，无增加为稳定，减少≥10分为下降。

3. 生命质量疗效 根据欧洲癌症研究与治疗组织生命质量测定量表（QLQ-C30-V3.0）分别在治疗前后予以评定。QLQ-C30（V3.0）共30个条目，分15个领域，有5个功能领域（躯体、角色、认知、情绪和社会功能）、3个症状领域（疲劳、疼痛、恶心呕吐）、1个总体健康状况/生命质量领域和6个单一条目（每个作为1个领域）。其中，条目29，30分7个等级，计1~7分；其他条目分4个等级，从没有、有一点、较多至很多，计1分到4分。计分方法：RS（粗分）＝$(Q_1+Q_2+\cdots+Q_n)/n$。

功能领域：SS（标准化得分）＝$[1-(RS-1)/R]\times100$（R为各领域或条目的得分全距）。

症状领域和总体健康状况领域：SS＝$[(RS-1)/R]\times100$。

计分规则规定：功能领域和总体健康状况领域得分越高说明功能状况和生命质量越好；症状领域得分越高说明症状或问题越多，生命质量越差。

4. 血清肿瘤标志物 治疗前后测定CEA、SCC、CA724、CA199四种血清肿瘤标志物，均采用化学发光法测定，其中CEA、SCC试剂盒由美国雅培公司提供，CA724 试剂盒由美国罗氏公司提供，CA199 试剂盒由美国贝克曼库尔特公司提供。

5. 毒性与不良反应 按 NCI（美国国立癌症研究所）毒性分级标准评定，分 0～Ⅳ度。观察治疗前后造血系统、消化系统及肝肾功能的情况。

6. 生存期 治疗结束后，定期随访（门诊或电话），统计生存期。随访时间截至 2015 年 6 月。

7. 统计学方法 数据处理采用 SPSS19.0 软件。计量资料以（$x\pm s$）表示，采用 t 检验。计数等级资料采用配对秩和检验，计量资料组内前后比较采用配对 t 检验（方差不齐者采用 t' 检验）。

二、结 果

1. 治疗前后中医证候疗效比较 治疗 6 个月后，20 例患者中显效 13 例，有效 5 例，无效 2 例，总有效率为 90%（表 1）。

表 1 治疗前后中医症状积分比较（$x\pm s$，分）

症状（n=20）	治疗前	治疗后	t	P
进食哽噎	2.30±1.87	0.5±0.89	4.723	0.000
大便干结	0.25±0.55	0.05±0.22	2.179	0.042
呕吐痰涎	3.20±2.28	1.50±2.14	5.101	0.000
反 酸	0.70±1.08	0.10±0.31	2.854	0.010
胸背疼痛	0.70±0.66	0.25±0.44	3.327	0.004
消 瘦	2.00±1.12	0.25±0.55	7.315	0.000
乏 力	1.50±0.24	0.50±0.83	4.156	0.001

〔注〕与治疗前比较 $P<0.05$。

2. 生存质量疗效 治疗 6 个月后，20 例患者中生存质量显著改善 13 例，改善 4 例，稳定 2 例，下降 1 例，总改善率为 85%。治疗前生存质量评分为 67.50±12.51，治疗后评分为 85.00±14.69，较治疗前明显升高（$P<0.05$）。

3. 生命质量疗效比较 患者治疗后功能领域和总体健康状况领

域得分越高说明功能状况和生命质量越好；症状领域得分越高说明症状或问题越多，生命质量越差。治疗前后差异有统计学意义（$P<0.05$，表2）。

表2 治疗前后生命质量测定量表（$n=20$，$\bar{x}\pm s$，分）

生命质量		评分		t	P
		治疗前	治疗后		
功能领域	躯体功能	49.00±18.77	77.67±22.30	−6.980	0.000
	角色功能	30.00±19.19	55.00±28.67	−4.265	0.000
	情绪功能	40.00±20.16	61.67±20.66	−5.319	0.000
	认知功能	52.50±16.47	69.17±29.26	−2.475	0.023
	社会功能	30.00±13.89	60.84±25.52	−6.321	0.000
症状领域	疲劳	65.70±19.31	34.02±26.49	6.524	0.000
	疼痛	27.50±21.81	5.83±11.18	4.466	0.000
	恶心呕吐	13.33±14.91	2.50±6.11	3.901	0.001
	总体健康状况	25.42±13.10	62.50±23.02	−7.640	0.000

〔注〕与治疗前比较 $P<0.05$。

4. 血清肿瘤标志物变化情况 与治疗前比较，治疗后 CEA、SCC、CA724、CA199 差异无统计学意义（$P>0.05$，表3）。

表3 治疗前后血清肿瘤标志物变化情况比较（$n=20$）

血清肿瘤标志物	治疗前	治疗后	t	P
CEA(ng/mL)	7.02±5.62	6.74±5.39	0.281	0.782
CA199(U/mL)	20.67±13.96	19.62±8.01	0.454	0.655
SCC(ng/mL)	4.39±4.39	2.67±4.30	2.029	0.057
CA724(U/mL)	22.96±43.69	17.56±32.56	1.521	0.145

〔注〕与治疗前比较 $P>0.05$。

5. 不良反应发生情况（表4）

表4 治疗前后不良反应发生情况比较（$n=20$）

不良反应	治疗前	治疗后
骨髓抑制	3	1
恶心呕吐	10	3
肝功能损害	0	1
腹泻	5	3

6. 生存期情况 截至 2015 年 6 月，20 例患者中有 14 例存活≥

1 年（70％）；5 例存活≥2 年（25％）；3 例存活≥5 年（15％）。

三、讨 论

　　食管癌在中医属噎膈范畴。治疗方面，古代医家多认为噎膈属本虚标实之证，初期重在治标，以理气、化痰、化瘀、降火为主；后期则宜治本，以滋阴润燥或补气温阳为主。朱老认为，食管癌在辨证上有虚实之分。早中期多表现为气滞、痰聚、血瘀、毒踞的实证，晚期则因病程缠绵日久，进食困难，频繁呕吐而致气阴两亏，呈现邪实正虚，虚实夹杂之证。治疗中，他根据病机选方用药，同时配合使用其独特的运用虫类药的经验，以"降逆和胃、消坚破结、解毒化瘀、养阴培本"为大法，自拟"扶正降逆通幽汤"加减治疗。方中仙鹤草补虚解毒，生黄芪补虚益气，旋覆花、代赭石、法半夏、陈皮降逆和胃止呕，壁虎、蜂房解毒散结、攻坚破积，生白术、生薏苡仁健脾渗湿，黄芪加薏苡仁益气健脾，增加人体正气，避免攻伐太过。诸药合用，共奏扶正降逆和中，解毒化痰祛瘀之功。临床用药方面，朱老除抓住核心病机拟方用药，还常结合现代药理学，合理运用经现代药理研究证实有抗肿瘤功效的中药。如仙鹤草，其别名脱力草，民间用治脱力劳伤有效，足证其有强壮之功，而现代药理研究证实，其鞣质成分有抗肿瘤作用，临床运用恰合扶正祛邪之意。黄芪，补气扶正，现代研究证实，水煎液能明显升高放疗引起的白细胞减少及提高体内多种抗体（IgG、IgM）及补体 C3 的含量，从而提高机体的免疫功能，抵御肿瘤的侵袭。陈氏方药分析发现代赭石在针对食管癌梗阻时排第 4 位，在统计时它被归为平抑肝阳类，它的重镇降逆作用被针对性地用于治疗食管癌所引起的呕吐、吞咽困难等胃气上逆证，且常与旋覆花同用。壁虎，祛风定惊、解毒散结。王晓兰等提取干壁虎的抗肿瘤活性成分，体外实验研究证明，壁虎醇提物体外能够抑制食管癌细胞的增殖。蜂房，解毒消肿，主治痈疽恶疮、瘰疬等。现代药理证实其甲醇提取物具有抗肿瘤活性。薏苡仁，《药性论》谓其"煎服之破毒肿"，动物实验证实，其具有双相广泛抗癌的药理作用。兰立群等临床研究表明，薏苡仁油乳剂与化疗联用，对晚期食管癌患者的治疗具有积极的作用，能减轻化疗不良反应，改善患者生活质量。本研究结果表明，扶正降逆通幽汤治疗食管癌近期疗效显著，中医证候、生存质量、生命质量治疗后均明显优于治疗前，改善了临床症状，提高了生活质量。20例患者中有14例生存期≥1年，1年生存率达70%，有效延长生命。在安全性上，除有1例患者因病情加重出现肝转移致肝损害外，余未出现明显的不良反应，且治疗后不良反应均较治疗前有减少，足以证明扶正降逆通幽汤在治疗食管癌上是安全的。血清肿瘤标志物在治疗前后比较，差异无统计学意义（$P > 0.05$）。

综上所述，抓住食管癌患者的病因病机，辨证施以扶正降逆通幽汤，在提高食管癌患者生活、生存质量方面有着确切的临床疗效，且使用安全。但因本研究样本量不大，其在近期疗效及不良反应方面虽体现出一定优势，但尚无统计学意义。另外，患者治疗时间有限，扶正降逆通幽汤是否对延长患者生存期有确切疗效还不明确，有待进一步研究探讨。下一步应扩大样本，设立前瞻性随机对照研究，以期为临床治疗恶性肿瘤提供循证证据。

〔原载于《云南中医学院学报》2016，39（2）〕

作者简介 吴艳秋（1980—），南通市良春中医药临床研究所门诊部主治中医师，硕士研究生在读。国医大师朱良春学术经验继承人之一。

益肾蠲痹丸对大白鼠实验性痹证影响的病理学研究

中国中医科学院基础理论研究所　吕爱平　王安民　曾晓莲

益肾蠲痹丸是老中医朱良春主任医师几十年临床经验的结晶，对顽痹（类风湿关节炎）有明显疗效。我们建立Ⅱ型胶原所致的具有自身免疫反应特征的大鼠关节炎模型，从病理学角度来探讨益肾蠲痹丸治疗痹证的机制。

一、材料与方法

（一）动物分组

选用体重 90 g 左右的 Wistar 大白鼠 43 只为实验对象。随机分为三组：造模组 20 只、给药组 15 只和对照组 8 只。

1. 造模组　将大白鼠放入冷水中（温度 15 ℃左右），游泳 7 分钟，每日 1 次，连续 7 日（作为寒湿因素）。然后，取终浓度为 1.5 mg/mL 的Ⅱ型胶原粗提物的乳化混合物 0.125 mL（制作方法参照文献并进行改进），于大白鼠尾部、踝部多处皮内注射以免疫动物，每只动物注射 1 次，含Ⅱ型胶原粗提物约 0.18 mg。造模组 20 只大白鼠分别于免疫注射后第 7、15、30 日和第 45 日，每次 5 只动物，颈椎脱臼处死，取材检查。

2. 给药组　将 15 只大白鼠，按上组造模法在冷水中游泳及免疫注射。取益肾蠲痹丸（南通市中药厂生产），加水煎制成50％的水煎剂。其中10只大白鼠于免疫注射15日后，每日灌胃给药1次，每次3 mL，相当于益肾蠲痹丸1.5 g，灌胃给药1个月处死；余5只大白鼠于相同时间灌胃，每日1次，每次给蒸馏水3 mL，持续1个月处死，取材检查。

3. 对照组　将8只大白鼠按上法在冷水中游泳，不做免疫注射，处死时间同造模组，分4次处死，每次2只大白鼠。

（二）取材

取全部大白鼠的踝、膝、肘和腕关节组织及脾、胸腺；其中各组中部分大白鼠取左膝关节髌骨及其滑膜组织做冷冻切片，部分大白鼠取其心、肝，肾、十二指肠、空肠、结肠、肺和肾上腺。断尾取血，涂片。横断脾脏，印片。（标本制作及染色方法略）

二、结　果

（一）造模组大白鼠的外形改变

造模组大白鼠毛发失去光泽，懒动，在免疫注射后的第7天和第15天，消瘦明显，体重显著减轻（$P<0.05$），部分大白鼠可见踝关节红肿。

（二）关节的病理改变

1. 造模组　造模组大白鼠关节病理变化的发展过程大致可分为两个时期，滑膜受损期（免疫注射后第15日以前）和软骨损伤期（免疫注射第15日以后）。

（1）滑膜受损期：滑膜受损早期（免疫注射后第7日）主要出现滑膜组织充血、水肿，尤其是脂肪垫组织中纤维素渗出。滑膜细胞轻度增生，排列疏松、不规则。滑膜组织中可见淋巴细胞、单核细胞及少数散在分布的中性粒细胞浸润。关节腔内可见淋巴细胞、单核细胞及少量中性粒细胞。关节周围组织（腱周组织和纤维囊周围结缔组织）充血、水肿、淋巴细胞浸润，并可见散在的中性粒细胞和肥大细胞。滑膜受损后期（免疫注射后第 15 日），除上述改变外，滑膜细胞增生、肥大更为明显，滑膜细胞呈多层柱状排列。滑膜组织中血管扩张充血，毛细血管增生，有的小血管壁轻度增厚。

（2）软骨损伤期：软骨损伤早期（免疫注射后第 30 日），关节软骨表面扁平层细胞剥脱，甚至软骨细胞变性、坏死，关节软骨表面缺损。滑膜细胞增生明显，呈柱状或不规则疏松排列，有的甚至沿关节软骨表面贴附生长，贴附的滑膜细胞下方软骨表面扁平层细胞剥脱，软骨细胞变性。此时，滑膜组织充血、水肿有所消退，仅见少量的淋巴细胞浸润，但可见成纤维细胞增生和纤维细胞增生、胶原沉着。软骨损伤后期（免疫注射后第 45 日）病变基本与软骨损伤早期相同，但成纤维细胞、纤维细胞更为多见，有的甚至出现骨的损伤，出现软骨下骨细胞变性、坏死。

为了便于判断造模组大白鼠的发病情况，参照有关诊断该实验性痹证的诊断条件文献，结合本研究具有时间序列上变化的特点，以滑膜细胞增生或伴有排列不规则，滑膜组织纤维素渗出和/或胶原纤维沉着、淋巴细胞浸润，或关节软骨破坏为主，来判断是否存在 Ⅱ 型胶原所致关节炎的标准。只要有一个或一个以上关节出现上述变化，该动物即计为发病例。按这个标准，其发病率为 15/20。在所有发病动物的 4 个关节中，踝关节病变出现率为 100%，膝关节病变出现率为 93%，腕关节病变出现率为 80%，肘关节病变出现率为 77%。

2. 给药组　给药组大白鼠灌服益肾蠲痹丸水溶液 1 个月后，在其关节的滑膜组织中淋巴细胞浸润明显减少，炎症减轻，胶原纤维沉着局限于滑膜细胞下。关节软骨细胞缺损部位可见软骨细胞增生、修复。给蒸馏水大白鼠 1 个月后，其病变与造模组大白鼠在免疫注射后第 45 天的病变相同。

3. 对照组 对照组大白鼠关节未见任何病理变化。

（三）其他脏器及注射局部的改变

造模组和给药组大白鼠心、肝、肾、胸腺、脾、肺、肾上腺、消化道均未见明显变化。注射局部皮下，早期可见大量炎细胞浸润，后期炎细胞浸润明显减轻，亦可见成纤维细胞增生及胶原纤维形成。

（四）酶类的改变

取大白鼠的脾脏印片及血涂片，染色检查酸性磷酸酶和 α 醋酸萘酯酶阳性细胞百分率，造模组分 4 次检查，每次各 5 只大白鼠。免疫注射后第 7 天平均为（63.3±2.69）%（均值±标准差，下同）；第 15 天、30 天分别平均为（73.3±2.54）%、（73.95±2.57）%，较第 7 天者显著增高（$P<0.001$）；免疫注射后第 45 天，仍保持在较高水平[（72.1±5.7）%]。给药组于给药后 30 天检查，平均（62.5±2.12）%，已恢复到不给免疫注射的对照组水平[（61.4±2.0）%]。

检查大白鼠滑膜组织中的琥珀酸脱氢酶和细胞色素酶的结果表明，造模组轻度降低，给药组未见明显变化。

（五）关节滑膜组织荧光抗体检测结果

成为 U 型胶原所致关节炎模型大白鼠的滑膜组织中，用免疫荧光染色法可见黄绿色荧光，表明滑膜组织中有抗体或抗原-抗体复合物存在。

三、讨　论

1. 实验性痹证与人类痹证的关系　本实验性痹证模型建立的依据是：人类痹证（类风湿关节炎）患者血清、关节腔液中可检出抗 H 型胶原抗体，关节滑膜组织中可检出 H 型胶原-抗 H 型胶原抗体复合物。本实验造成的滑膜细胞增生、滑膜组织中纤维素渗出、胶原纤维沉着、淋巴细胞浸润、软骨细胞扁平层剥脱甚至全层缺损等，从病理形态学方面证明了该实验性痹证与类风湿关节炎相似。酯酶阳性细胞增加，酸性磷酸酶活性增高，滑膜组织中有抗体存在，从免疫学角度初步证实该模型类似类风湿关节炎，与免疫有关。运用临床行之有效的益肾蠲痹丸能使滑膜组织炎症减轻，软骨细胞增生、修复，从疗效方面反证了该实验性痹证与人类类风湿关节炎有相似之处。

2. 实验性痹证的发病机制　本实验性痹证发病的可能机制是：H 型胶原作为抗原进入动物体内，引起机体对 H 型胶原的免疫反应，产生抗 H 型胶原抗体，该抗体随血流到达靶器官，引起激肽系统、纤溶系统等的多方面改变，形成渗出性炎症，继之滑膜细胞增生、肥大而引起诸方面的改变：①吞噬抗原或抗原-抗体复合物，激活其本身的 IgGFc 受体和 C_3 受体，造成组织损伤；②分泌大量的胶原纤维，引起胶原纤维沉着，阻碍滑膜给予软骨的营养，造成关节软骨损伤；③滑膜细胞大量增生，贴附关节软骨表面生长，滑液渗入软骨细胞受阻，引起关节软骨细胞变性、坏死。但滑膜细胞贴附软骨表面生长也可能是修复软骨缺损的一种代偿方式。该实验性痹证与人类类风湿关节炎相似，也显示慢性炎症过程。其原因可能是由于长期的免疫机制存在，滑膜组织中炎症介质长期潴留，活动容

12000

易使关节受累，纤维素渗出，改变滑膜的抗原性，引起更为复杂的自身免疫反应，导致恶性循环的慢性过程。本实验还加上了寒湿因素致病，因此更接近于中医"风寒湿三气杂至合而为痹"的痹证理论。

3. 益肾蠲痹丸对实验性痹证的作用机制 益肾蠲痹丸是朱良春医师根据数十年的临床实践而总结出来的治疗"顽痹"的有效处方，具有温阳、益肾、壮督、增强机体免疫功能、调整骨质代谢的功效。方中侧重运用虫类搜风之品，以达到抗炎、消肿、止痛之功。本研究表明：益肾蠲痹丸能使滑膜组织炎症减轻，胶原纤维沉着减少，软骨细胞增生修复，对实验性痹证有较好的疗效。

〔原载于《中医杂志》1988（6）〕

作者简介

吕爱平（1963—），研究员，医学博士，博士生导师。中国中医科学院首席研究员。香港浸会大学中医药学院院长。兼任中国中西医结合学会副理事长、风湿病专业委员会副主任委员，国际信息系统工作小组执行委员会委员，世界中医药学会联合会执行委员会委员等。

王安民（1932—），中国中医科学院基础理论研究所教授，博士生导师。

曾晓莲（1950—），曾任中国中医研究院基础理论研究所教授。

热痹佐用热药的体会

南通医学院附属医院　朱建华

南通市中医院　朱婉华

热者寒之，本是治疗之大法。但热痹的治疗，恒需佐用热药。其中机制，颇值得研究。笔者求之古训，结合朱良春老师的经验和肤浅的临床体会，试作探讨如下。

一、佐用热药的理论基础

痹证的发生除有风、寒、湿、热诸邪之外因外，往往有阳气先虚、卫外功能降低之内因，卫外失固，病邪方能乘虚而入。邪郁于内，盘踞经隧，气血为邪阻滞则肿痛以作。尽管其病邪有风、寒、湿、热之别；病位有肌表、皮肉、经络之异，而正虚邪入的病机则一。如失治、误治，或复感于外邪，则往往病情反复发作，缠绵日久，正虚邪恋，五脏气血衰少，气血周流不畅，经脉凝滞不通。此时病邪除风、寒、湿、热外，还兼病理产物痰和瘀。如继续发展，病位深及筋骨，损及脏腑，久病多虚，久病多瘀，久病及肾，则五体痹可以发展为五脏痹，此时五脏虚损于内，风、寒、湿、热、痰浊、瘀血胶凝于经隧，经脉痹阻。故治疗时非温不足以开痹；非活血不足以化瘀；非清凉不足以泄热；非搜风不足以剔邪。从上述痹证的初、中、末三期演变分析看，治疗痹证，温热药在各期、各证中均不可缺少。

热痹多因外感热邪，或素体阴虚，感受外邪，邪从热化；或感受寒湿之邪，郁久化热所致，"热者寒之"本为治疗的常规。但热痹不仅仅是热邪内着，它必然有热邪导致气血痹阻的病理过程，寒凉清热，不能流通气血、开其痹闭，况且疾病单纯者少，复杂者多，若系风寒湿邪郁久化热所致之热痹，往往呈现热邪挟湿或寒热错杂等证候，其治疗必须以清热为主，辅以温通化温散寒之品，仅用清热药难以吻合复杂的病情。前辈医家对热痹的治疗，多用苦辛寒方，取寒以清热，苦以燥湿，辛通开闭之义。从临床实际来看，一些热痹患者，因过进寒凉，结果导致邪机深伏，热邪未去，寒证已起，以致由急性转为慢性。

朱老认为：热痹佐用热药，在病变早期，有开闭达郁，促使热邪迅速挫降之效；在病变中期，有燮理阴阳、防止寒凉伤胃之功；在病变后期，有激发阳气引邪外出之作用。朱老对寒凉药的选用十分审慎，他认为应以甘寒为主，而慎用苦寒之品如龙胆、芩、柏之属，古人治疗虽有取用者，毕竟易于伤阳败胃，即使有其适应证，亦只能暂用，不宜久服。

二、佐用热药的配伍规律

治疗热痹佐用热药，《金匮要略》早有记载，如白虎桂枝汤之配伍，此方除治温疟外，还治诸热性病高热恶寒、风湿病发热、关节肿痛等。近世一直是作为治热痹的代表方。宋《圣济总录·卷第十九·热痹门》，共载五方，升麻汤中犀角、羚羊角配羌活、桂枝；生地黄汤中生地黄、竹沥配羌活、附子；防风汤中羌活、桂枝配芍药、玄参、麦冬，均是寒温并用、寓意良深之佳方。再如《临证指南医案卷七·痹门》中，叶天士仿仲景木防己汤治行痹、周痹、历节风、风寒化热痹、肢痹痛作频发等诸痹，案中桂枝配石膏共3案，桂枝配羚羊角共6案，足见叶氏之卓见。

朱老治热痹佐用热药，尝以清热通络为主，佐以温通之品如制川乌、草乌和桂枝等。共治郁久化热证，制"乌桂知母汤"，方以川桂枝、制川乌、制草乌配生地黄、知母、寒水石，通过长期观察，久用无弊。在寒水石与石膏选用上，朱老喜用寒水石，鲜用石膏，寒水石与石膏均味辛、大寒，味辛能散，大寒能清，两药均清热泻火、除烦止渴，然寒水石味咸，入肾走血，所以不但能解肌肤之热，又可清络中之热，肌肤血络内外皆清，较石膏功效更胜一筹。知母清阳明之热，生地黄凉血滋阴，佐以乌头除寒开痹，桂枝温通散寒，入营达卫，共奏清热开痹之功。

温热药及清热药之用量比例应因证制宜。如风寒湿痰瘀阻络，郁久有化热之势，症见除关节疼痛、肿胀的局部症状外，主要鉴别点为舌红、口干、苔燥或苔薄白罩黄；朱老见上述任一表现即在温经蠲痹汤中增加桂枝、知母用量，以防郁热萌起，桂枝用6g，知母用10～15g。寒湿痰瘀郁久化热时，除关节症状外，主要鉴别点为口干而苦，口干欲饮，舌红苔黄，若上述症状中任何两点可见，即以此汤变通，予桂枝、乌头配知母或寒水石、地龙、土茯苓，剂量视寒热进退而增减，对寒象重而热象轻的，关节虽灼热，但仍以温为适者，一般制川乌、制草乌各用15g，川桂枝用10～15g，清热药选用土茯苓45g、知母10g。如寒热并重，温药用量同前，清热药选寒水石20g、广地龙10g、忍冬藤30g。对寒象轻，热象重者，制川乌、制草乌各用6～8g，川桂枝6g，清热药除甘寒清热外，还加用黄柏、龙胆、大黄以苦寒直折。如热痹兼见脾虚者，加用肉桂、干姜以温中运脾；如兼见发热，红细胞沉降率、抗链球菌溶血素O增高，可加萆草、虎杖、青风藤，既退热又降红细胞沉降率及抗链球菌溶血素O；如大便秘结，大黄可用至15g。

三、医案举例

【病例1】杨某，女，33岁，工人。

初诊（1986年4月5日）：去年10月开始周身关节疼痛，怕冷恶热，红细胞沉降率147mm/1h末，经常发热（37.5～38.2℃），一度怀疑为红斑狼疮（LE），但未找到LE细胞，嗣查类风湿因子（＋），乃确诊为类风湿关节炎。迭用抗风湿类药物无效，长期服用地塞米松（每日3片）以缓其苦。目前关节肿痛、僵硬，晨僵明显，活动困难，生活不能自理；面部潮红虚浮，足肿，腰痛。尿检蛋白（＋＋～＋＋＋），苔薄白、质紫，脉细弦。郁热内蕴，经脉痹阻，肾气亏虚，精微失固。治宜清化郁热，疏通经脉，益肾固下。处方：

生地黄30g	赤芍10g	当归10g	蟅虫10g
制川乌10g	乌梢蛇10g	鸡血藤30g	白花蛇舌草30g
淫羊藿15g	苍耳子15g	甘草3g 10剂	

二诊（4月27日）：药后热未再作，关节肿痛显著减轻，乃又自行续服10剂。目前已能行走，自觉为半年来所未有之现象。复查红细胞沉降率已降为60mm/1h末，尿蛋白（＋），效不更方，激素在递减。原方生地黄改为熟地黄，10剂。益肾蠲痹丸3袋，每次6g，每日2次，餐后服。

三诊（5月10日）：症情稳定，红细胞沉降率已降为28mm/1h末，类风湿因子亦已转阴。激素已撤，汤药可暂停，以丸剂持续服用巩固之。9月2日随访，关节肿痛已消失，活动自如，体重增加，已恢复轻工作。

【病例2】张某，男，48岁，工人。

初诊（1985年3月12日）：患风湿性关节炎已4年余，经常发作，发则周身关节游走肿痛，遇寒更甚，气交之变亦增剧。此次发作，症情同前，但局部有灼热感，初得凉稍舒，稍久则仍以温为适，口干而苦。抗链球菌溶血素O＞833，红细胞沉降率32 mm/1 h末。苔薄黄质红，脉细弦带数。迭进温经散寒、蠲痹通络之品无效。此寒湿痹阻经隧，郁久化热伤阴之证。治宜泄化郁热，养血顾阴，佐以温经通络。处方：

> 生地黄45 g 肥知母12 g 全当归10 g 鸡血藤30 g 广地龙10 g
> 青风藤30 g 制川乌8 g 忍冬藤30 g 土茯苓30 g 虎杖20 g
> 甘草6 g 7剂

二诊（3月20日）：药后自觉较适，关节热痛及口干苦减轻。苔薄质红，脉细弦。原方续服7剂。

三诊（3月27日）：关节热痛趋缓，口干已。苔薄，脉细弦。改服丸药巩固之。益肾蠲痹丸3袋，每次6 g，每日2次，餐后服。

四诊（4月10日）：症情平稳，复查红细胞沉降率18 mm/1 h末，抗链球菌溶血素O＜500。继服丸剂以善其后。

【病例3】赵某，男，45岁，干部。

初诊（1984年4月3日）：患颈椎病3年，曾在昆明某医院摄片确诊，予口服骨刺片、蜡疗，效果不著。近两个月来，项背疼痛，左肩胛灼热疼痛，两手臂麻痛处遇风寒疼痛增剧。察舌质红、苔黄腻燥，脉滑。此乃寒湿郁于经脉，郁久化热，经脉痹闭，治宜清泄郁热，蠲痹通络。处方：

> 制川乌10 g 制草乌10 g 川桂枝8 g 生地黄15 g 葛根15 g
> 片姜黄15 g 寒水石20 g 当归15 g 䗪虫10 g 炙僵蚕10 g
> 炙全蝎3 g（研末分吞） 羌活10 g 甘草6 g 10剂

嘱加强功能锻炼。

二诊（4月18日）：服上药左肩胛灼痛减轻，肩臂疼痛稍缓，苔薄腻黄，脉细弦。此乃郁热有泄化之机，续当原法继进之。上方续服10剂。

三诊（4月28日）：药后左肩胛灼痛已平，唯肩臂麻木疼痛未已，苔薄白，脉细弦。此乃郁热已净，痹闭尚未悉通之证，续当蠲痹通络。予益肾蠲痹丸，每次6g，每日2次，以善后之。1987年3月信访，未见复发。

〔原载于《中医杂志》1989（2）〕

作者简介

朱建华（略）

朱婉华（1949—），主任中医师，南通市良春中医医院院长，南通市良春中医药研究所所长。我国首届国医大师朱良春教授的学术继承人，第二批江苏省老中医药专家学术经验继承工作指导老师。世界中医药学会联合会风湿病专业委员会副会长；中华中医药学会名医学术思想研究分会副主任委员；中国中医药研究促进会肿瘤专业委员会副主任委员。

朱良春治疗痛风的经验

南通市中医院　姚祖培　陈建新

　　痛风是一组嘌呤代谢紊乱所致的疾病，其临床特点为高尿酸血症伴痛风性急性关节炎反复发作、痛风石沉积、痛风石性慢性关节炎和关节畸形，常累及肾脏引起慢性间质性肾炎和尿酸肾结石形成。本病以往少见，近年逐渐增多，已引起人们的关注。吾师朱良春擅治痹证，临床上亦诊治过不少痛风病例，对其认识和治疗颇具独到之处，简介于次。

一、似风非风　责诸浊毒瘀滞

　　"痛风"，中医学中亦有相同病名，顾名思义，似属风邪致痛之疾患。历代医籍间见记载，如朱丹溪《格致余论》中就曾列"痛风论"专篇阐述，并设有"上中下通用痛风方"。不过，从现存文献的有关证候描述和治法方药来看，中医所言之痛风，大抵系指因风寒湿气乘虚侵袭，经络痹阻，气血凝滞而致的以肢体、关节疼痛、酸楚、麻木、重着及活动障碍为主要表现的病证，实为"痹证"之别名，诚如张路玉《张氏医通》云："痛风一证，《灵枢》谓之贼风，《素问》谓之痹，《金匮要略》名曰历节，后世更名曰白虎历节"，它与现代医学所讲的主要与血尿酸过高攸关的痛风，非属一病。也许

242

是在中西医两个概念上的混淆，或缘痛风常以关节疼痛就诊，因而今人多将痛风归于中医"痹证"范畴，统施以风门诸通套药治之。临床所见，关节症状虽可暂得缓解，但降低血尿酸效果殊欠理想，或仅有近效而无远功。

朱师根据长期临床观察，综合痛风的以下重要表现，如患病率随年龄而渐增，多有阳性家族史；其人每形体丰腴，平素嗜酒，善食肥甘厚味；关节发病夜半居多，主要位于下肢末端，日久可见痛风结节或溃流脂浊，或伴"石淋"腰痛尿血，甚而"关格"尿闭频呕等。他指出：痛风乃浊毒瘀滞使然也，其名为风而实非风，症似风而本非风。他说，痛风浊毒滞留血中，不得泄利，初始未甚，可不发痛，然积渐日久，愈滞愈甚，或偶逢外邪相合，终必瘀结为害，或闭阻经络突发骨节剧痛，或兼夹凝痰变生痛风结节，久之，痰浊瘀腐则见溃流脂浊，痰瘀胶固以致僵肿畸形。由于郁闭之邪最易化热，其证又多兼热象，如湿浊蕴热，煎熬尿液，可见石淋尿血；浊毒久稽，损伤脾肾，寒热杂错，壅塞三焦，而有"关格"险恶之症。凡此种种，皆浊毒瘀滞为殃，非风邪作祟之征。

朱师进一步指出：此浊毒之邪非受自于外，而主生于内。盖痛风患者，多先有先天禀赋不足，或年迈脏气日衰，若加不节饮食，沉湎醇酒，恣啖膏粱肥甘厚味，长此以往，即会引起脏腑功能失调，其中脾肾二脏清浊代谢的紊乱尤为突出，脾失健运，升清降浊无权，肾乏气化，分清别浊失司，于是水谷不归正化，浊毒随之而生，滞留血中，终则瘀结为患。

二、守法权变　重用土茯苓与萆薢

朱师主张痛风诊断一经明确，治疗便应恪守泄化浊瘀这一大法。

在此基础上，审证权变，加减用药，多可获得浊瘀逐渐泄化，血尿酸持续下降的佳效，进而达到使内在脏腑清浊，新陈代谢功能恢复之目的。如果大法不知守恒，方药朝夕更改，或调治时辍时续，稍效即失耐心，则佳效往往难期，病情每每波动，甚而前功尽弃，病反加重，日久发展下去，终至危殆不救。故临证唯以泄化浊瘀为大法，才是痛风治本之道。

临床上，朱师常用土茯苓、萆薢、生薏苡仁、泽兰、泽泻、全当归、桃仁、红花等药为基础方，取降泄浊毒与化瘀活血药物为主进行配伍，尝谓如斯可以促进浊毒之泄化，解除瘀结之机转，推陈致新，增强疗效。方中常参入祛风通络之品，如豨莶草、徐长卿、威灵仙、老鹳草、鸡血藤、乌梢蛇、广地龙等。盖风药可胜湿浊，通络能利瘀化，况痛风每有骨节痹痛也。其加减为：湿浊重者加苍术、蚕沙、车前子；血瘀甚者加赤芍、䗪虫、丹参；湿浊蕴热者配以三妙丸、汉防己、秦艽；痹甚痛剧者配以全蝎、蜈蚣、炒延胡索、六轴子。若兼夹凝痰，见关节漫肿，结节质软，则加僵蚕、白芥子、陈胆南星等化痰之品。朱师体会，适当配合化痰药，有助迅速消除关节肿痛，且对降低血尿酸浓度亦有一定作用。若痰瘀交阻，深入骨骱，见关节僵肿畸形，结节质硬，可加炮穿山甲、蜣螂、僵蚕、蜂房等破结开瘀、消痰软坚，或辅以骨碎补、熟地黄、补骨脂、肉苁蓉等补肾健骨、填益精髓，一般对痛风慢性期或间歇期维持治疗，可以奏效。倘遇痛风急性发作，朱师往往增大土茯苓、萆薢剂量，并加入大队虫蚁搜剔、蠲痹定痛之品，然后根据证候的属热属寒，另选配寒水石、生地黄、知母、虎杖、忍冬藤、水牛角、萆草等以清热通络，或选配制川乌、制草乌、制附子、川桂枝、细辛、淫羊藿、熟地黄等以温经散寒，可收较强的消炎止痛，控制发作之效用。

至于痛风伴尿路结石或痛风性肾病的治疗，则泄化浊瘀之法非但不废，尚要加强，前者参用通淋化石法，后者兼以益气补肾法，此不详赘。

朱师对降泄浊毒药的选择，特别推崇土茯苓、萆薢二味，每方必用，是其经验独特之处。土茯苓一般每日用 30～120 g，萆薢可用 15～45 g。土茯苓甘淡性平，主入脾、胃二经，可助升清降浊；萆薢苦甘性平，主入肾、膀胱二经，有利分清泌浊。两药皆有除湿、解毒、利关节之功，古人常用治梅毒、淋浊、脚气、瘰疬、疔疮痈肿、筋骨挛痛诸疾，而痛风一病既缘浊毒瘀滞为患，用之一以降泄浊毒，一以通利关节，甚为合拍，不但能降低血尿酸水平，又可解除骨关节肿痛。此外，朱师亦非常重视饮食、生活精神调摄对痛风的影响，如嘱患者服药同时，坚持忌酒戒烟，免进含高嘌呤食物，如动物内脏、蛤蟹海味等，并多饮水。

【病例】周某，男，28 岁。

1979 年 8 月 9 日初诊：10 年前右足趾不慎扭伤之后，两趾关节对称性肿痛。是年 7 月下旬发现右拇指、示指有多个结节，且液化溃流淡黄色液体，查血尿酸 952 μmol/L，病理活检确诊痛风石，X 线片提示双足趾跖关节第五跖骨头外缘有半圆形掌齿状小透亮区，符合痛风征象。此后两上肢、指关节、髋膝、踝关节疼痛，每于气交之变增剧。平素怯冷，面㿠无华，形瘦神疲，曾服别嘌醇片，因毒性反应停药。苔薄舌淡，脉象细数。体温 37.5 ℃，红细胞沉降率 32 mm/1 h 末，尿检：蛋白（+）。乃浊毒留滞经脉，瘀痹不利之咎。治宜泄化浊瘀，通经蠲痹。处方：

土茯苓 45 g　玉米须 20 g　萆薢 20 g　全当归 10 g　汉防己 10 g

桃仁泥 10 g　炙僵蚕 10 g　甘草 5 g

服药 60 余剂复查血尿酸 714 μmol/L，红细胞沉降率 12 mm/1 h 末，尿检正常。患者手足之结节、肿痛渐趋消退。又服 30 剂复诊，唯感关节稍痛，血尿酸降至 357 μmol/L。嘱再服 10～20 剂，以善其后。

〔原载于《中医杂志》1989（3）〕

作者简介

姚祖培（1955—），南通市中医院主任中医师，教授，硕士研究生导师。原南通市中医研究所所长。任中华中医药学会科学技术奖评审专家，兼任江苏省中医药学会常务理事、南通市中医药学会副会长兼秘书长等。

陈建新（1956—2016），南通市中医院副主任中药师。

益肾壮督与蠲痹通络法治疗强直性脊柱炎 85 例的临床分析

南通市良春中医药临床研究所门诊部　朱剑萍　吴艳秋　顾永伟　保　嘉

广东省中医院　郭建文　潘　峰

指导　南通大学附属医院　朱建华

强直性脊柱炎（ankylosing spondylitis，AS）是一种慢性进行性疾病，主要侵犯骶髂关节、脊柱骨突、脊柱旁软组织及外周关节，严重者可发生关节强直和脊柱畸形，并可侵犯心瓣膜、肺、脊髓等脏器，发病年龄多见于 10～40 岁，尤其对于青少年患者危害极大。由于本病发病原因不清，西医尚缺乏有效的治疗手段。我国著名的中医药学家朱良春教授首创益肾壮督、蠲痹通络法及系列方药治疗AS，取得了较好的临床效果。我们对部分治疗病例进行了回顾性分析，现总结如下。

一、资料与方法

（一）病例选择

1. 诊断标准　西医诊断标准采用 1984 年修改的纽约标准（MNY 标准）。

（1）症状体征包括：①腰痛、晨僵 3 个月以上，活动改善、休息无改善；②腰椎前、后、侧屈受限；③胸廓活动度低于同龄、同性别正常人。

（2）放射学标准包括：①双侧骶髂关节炎≥Ⅱ级；②单侧骶髂

247

关节炎Ⅲ～Ⅳ级。

（3）诊断：①肯定 AS，符合放射学标准和 1 项以上临床标准；②可能 AS，符合 3 项临床标准，或符合放射学标准而不具备任何临床标准，除外其他原因所致骶髂关节炎者。

中医诊断标准参照《中药新药指导原则（2002 版）》中"中药新药治疗强直性脊柱炎的临床研究指导原则"。

2. 纳入和排除标准

（1）纳入标准：①同时符合中西医诊断标准；②治疗周期超过 6 个月；③年龄 10～70 岁；④无严重心、肝、肾等脏器功能受损。

（2）排除标准：①不符合上述纳入标准；②严重关节畸形者。

（二）一般资料

所有病例均为 2002 年 1 月至 2007 年 12 月在南通市良春中医药临床研究所门诊部接受益肾壮督、蠲痹通络法治疗，资料完整且坚持服药超过 6 个月的 AS 确诊患者，共 85 例。其中男性 62 例，女性 23 例；男女比例约为 3∶1；年龄 12～68（28.1±16.5）岁，其中 10～40 岁者 76 例（89.41%）；病程 6 个月至 14 年，其中病程为 1 年到 5 年间的患者有 39 人（45.88%）。

（三）治疗方法

依据朱良春教授创立的 AS 治疗法则：益肾壮督治其本，蠲痹通络治其标，选取血肉有情、虫蚁搜剔的虫类药和草木药物相配伍，组成系列代表方药：痹通汤（朱老经验方，由黄芪、鸡血藤、穿山龙、炙蜂房、炙䗪虫等组成）、浓缩益肾蠲痹丸（苏药制字：Z04000448）、蝎蚣胶囊（苏药制字：Z04000455）、扶正蠲痹胶囊（苏药制字：Z04001994）、金龙胶囊（国药准字：Z10980041，北京建生药业有限公司）。治疗方案分为 A、B 和 C 方案。

A 方案：痹通汤＋浓缩益肾蠲痹丸＋蝎蚣胶囊，适于轻度 AS。

B 方案：痹通汤＋浓缩益肾蠲痹丸＋扶正蠲痹胶囊，适于中度 AS。

C 方案：痹通汤＋浓缩益肾蠲痹丸＋金龙胶囊，适于重度 AS。

在临床具体应用中，朱教授首先根据患者的症状体征、躯体功能评分等情况确定患者的轻、中、重分级，选择相对应的治疗方案，并在此基础上，结合中医辨证进行随证加减，如偏于血瘀、痰瘀者，给予蜈蚣、水蛭等虫类药，使其搜剔深入骨骱之痰瘀，以蠲痹痛；偏于肾阳亏虚者加用淫羊藿、仙茅、蜂房、鹿角片等温补肾阳之品，以温肾壮督，蠲痹通络；偏于寒湿者加用制南星、川乌、草乌等温经散寒，宣通痹闭；偏于肝肾阴虚者，重用生地黄、制黄精、枸杞子等；偏于湿热者加用土茯苓、七叶一枝花、生薏苡仁等。上述治疗方案连续治疗 3 个月为 1 个疗程。服用 1 年后，若病情稳定，疼痛基本消失，可停服痹通汤。第 2 年起服用剩余 2 种中成药，如症状平稳，第 3 年起仅服浓缩益肾蠲痹丸，每次 4 g，每日 3 次；第 4 年改服浓缩益肾蠲痹丸，每次 4 g，每日 2 次；第 5 年浓缩益肾蠲痹丸减量为每次 4 g，每日 1 次即可。

（四）观察指标

患者治疗前行骶髂关节片及病变的脊柱 X 线片检查，并检测人类白细胞组织相容性抗原（HLA-B27）、红细胞沉降率（ESR）、C 反应蛋白（CRP）、血常规、肝肾功能等指标。每进行 1 个疗程的治疗，检测血常规、ESR 和 CRP；第 2 个疗程结束后检测骶髂关节片及病变的脊柱 X 线片、HLA-B27 及肝肾功能。治疗 1 年后，复查骶髂关节片及病变的脊柱 X 线片，并复查 ESR、CRP、HLA-B27 和肝肾功能。之后每年定期复查 HLA-B27、ESR、CRP、血常规、肝肾功能。

（五）疗效评价标准

采用国际通用的评定指标，包括症状体征评估（BASDAI），躯体功能评分（BASFI），骨骼和肌肉系统活动度的评分（BASMI），采用纽约标准分析骶髂 X 线片以评价骶髂关节炎程度。

（六）统计学方法

采用 SPSS13.0 统计软件进行统计学分析，计量资料采用$\bar{x}\pm s$表示，组内前后比较采用配对 t 检验，计数、等级资料采用配对秩和检验。本研究涉及的所有统计学检验均为双侧检验，检验水准 $\alpha=$ 0.05，以 $P<0.05$ 为有统计学意义。

二、结　果

1. 治疗前后 ESR、CRP 比较　采用"益肾蠲痹"方案治疗后，患者 ESR、CRP 水平显著降低，差异有统计学意义（$P<0.01$，表1）。

表 1　AS 患者治疗前后 ESR、CRP 水平比较（$\bar{x}\pm s$）

时间	n	ESR（mm/1h 末）	CRP（mg/L）
治疗前	85	41.12±27.77	16.80±12.63
治疗后	85	15.16±14.82*	8.12±8.49*

〔注〕＊与治疗前比较，$P<0.01$。

2. 治疗前后 HLA-B$_{27}$ 情况比较　治疗后，在 74 例血清 HLA-B$_{27}$ 阳性的强直性脊柱炎患者中，有 33 例转阴（44.59%）。转阴时间 4~23（10.74±7.68）个月；女性占 23.53%，男性占 76.47%。

3. 治疗前后 X 线片骶髂关节炎程度　治疗 6 个月后复查 X 线片：14 例由 Ⅱ 级转为 Ⅰ 级，18 例由 Ⅲ 级转为 Ⅱ 级，1 例由 Ⅳ 级转为 Ⅲ 级，其余 52 例 Ⅱ、Ⅲ 级虽未达到级别的改变，但 X 线片显示骶髂关节面模糊已有明显好转，髋关节间隙清晰，表明益肾蠲痹法对 AS

患者的骨关节破坏有一定的修复作用（表2）。

表2　X线片骶髂关节分期变化表（例）

时间	分　　期			
	I	II	III	IV
治疗前	4	39	36	6
治疗后	18	43	19	5

〔注〕经配对秩和检验，治疗前后差异有统计学意义（$P<0.01$）。

4. 治疗前后骨骼肌肉活动、症状体征、躯体功能变化的比较

益肾蠲痹法治疗后，患者晨僵、脊柱疼痛、腰骶疼痛、腰活动受限、关节肿胀、腰酸乏力等症状（BASMI）以及临床症状评分（BASDAI）和躯体功能（BASFI）均得到明显改善，差异有统计学意义（$P<0.01$，表3）。

表3　治疗前后骨骼肌肉活动、症状体征、躯体功能评分变化的比较（$\bar{x}\pm s$）

时间	BASMI	BASFI	BASDAI
治疗前	14.35±8.64	13.59±6.94	14.82±6.04
治疗后	5.43±4.68	4.51±3.40	4.99±3.14
t	14.09	15.70	18.39
P	0.01	0.01	0.01

5. 安全性分析　在接受治疗的85例AS患者中，有17例在治疗后的第1周至第2周之间出现胸、腰背、骶髂关节酸胀、疼痛，膝、踝、足关节肿胀加重，继续服药后，疼痛、肿胀出现明显减轻；19例出现大便溏软、次数增多。鉴于所服方药中以补肾壮督之品较多而导致出现此类情况，未予特殊处理，1周后均自行缓解，部分体虚患者可加生姜4片、红枣6枚同煎；5例出现腹胀、欲呕，在对症处理后症状消失；7例出现皮肤瘙痒、过敏等表现，给予徐长卿15g、地肤子30g同煎服后缓解。无病例出现肝肾损害和血常规的改变。

三、讨　论

强直性脊柱炎的病变部位主要在脊柱和腰尻。腰为肾之府，腰以下为尻，尻亦属肾。脊柱乃一身之骨主，骨的生长发育又全赖骨髓的滋养，而骨髓乃肾中精气所化生，故肾中精气充足，骨髓充盈，则骨骼发育正常，坚固有力；肾中精气不足，骨髓空虚，则骨质疏松，酸软无力。督脉"循脊而行于身后，为阳脉之总督""督之为病，脊强而厥"，故本病与肾督密切相关。由于先天禀赋不足或后天调摄失常，致肾督亏虚，则卫阳空疏，风寒湿热之邪乘虚侵袭，深入骨骼脊髓。肝肾精亏，肾督阳虚，使筋挛骨弱而邪留不去，痰浊瘀血逐渐形成，壅滞督脉，加之失治、误治或复感于外邪，则导致病情反复发作，缠绵日久，正虚邪恋，气血周流不畅，经脉凝滞不通。此时病邪除风、寒、湿、热外，还兼病理产物痰和瘀。如继续发展，病邪深入骨骼，痰瘀交阻，凝涩不通，邪正混淆，胶着不去，关节疼痛反复发作，终致脊柱疼痛（腰尻、坐臀痛），脊椎骨质疏松，脊柱强直，不能直立、弯腰，无力支撑躯干，出现龟背畸形的虚实夹杂证候，朱师称此为"肾痹"。其病具有久病多虚、久病多瘀、久必及肾之特点。因此，朱师认为 AS 的基本病机是：肾督亏虚为本虚，风、寒、湿、热、痰浊、瘀血痹阻经隧骨骼，留伏关节，为邪实。

朱师把握肾虚邪实的基本病机，倡导益肾壮督治其本，蠲痹通络治其标的治疗大法。益肾蠲痹丸作为代表方剂，以补益肝肾精血、温壮肾督阳气与祛邪散寒、除湿通络、涤痰化瘀、虫蚁搜剔诸法合用，扶正祛邪，标本兼顾。此外，朱师还根据患者病情的轻重、邪正力量的对比情况采用三种不同的治疗方案。轻型者，仅加蝎蚣胶囊，虫蚁搜剔，止痛效果迅捷，而补肾之力稍差，适用于邪盛肾虚较轻患者；中型者肾虚更重，痰浊、瘀血深入经隧骨骱，故加入扶正蠲痹胶囊，增加补益肝肾、活血养血之力；重型者气血亏耗，不但损及肾阴，肾精、肾阳也严重亏虚，故使用金龙胶囊，用生鲜动物药，如鲜壁虎、鲜全蝎、鲜蜈蚣、鲜地龙、紫河车等大补气血，益肾蠲痹，祛风定痛，搜剔痰瘀。在根据分型选择治疗方案的基础上，再进行辨证加减，则功效更佳。上述三个方案均以痹通汤、益肾蠲痹丸为共同方药。痹通汤中穿山龙为君药，味苦平，入肺、肝、脾经，首载于《本草纲目拾遗》，《中华本草》记载其具有祛风除湿、活血通络作用，主治风湿痹痛、胸痹心痛、劳损、跌打损伤等，认为其扶正气、祛风湿、通血脉、蠲痹着的功效显著。临床大量使用则效果明显，常用量为 50 g。

目前临床对于 AS 缺乏有效的治疗药物，西医主要采用非甾体抗炎药、柳氮磺吡啶、甲氨蝶呤、糖皮质激素等药物，不良反应多，患者难以耐受。本研究在朱良春教授益肾蠲痹的学术思想指导下，通过对 85 例 AS 活动期患者进行回顾性自身对照研究，采用国际通用的指标评价治疗效果，证实采用朱氏益肾壮督、蠲痹通络法治疗 AS，可改善临床症状和体征，改善躯体功能，减轻患者致残。其作用机制可能与调节免疫功能，降低 ESR 和 CRP，改善关节的骨质破坏有关。我们在临床应用益肾壮督、蠲痹通络法 20 多年来，未见其造成患者肝肾功能的损害，说明其治疗 AS 安全有效，值得作进一步深入研究以及在临床上推广，以造福广大患者。

〔原载于《上海中医药大学学报》2009，23（6）〕

益肾蠲痹法对放弃甲氨蝶呤和柳氮磺吡啶治疗的强直性脊柱炎疗效观察

南通市良春中医医院　朱婉华　顾冬梅　蒋　恬　蒋　熙　吴　坚　张爱红

　　强直性脊柱炎（AS）是一种慢性炎性风湿病，主要累及中轴骨骼，治疗难度较大。我国平均发病率为 0.3%。目前对于明确诊断的 AS 患者，采用甲氨蝶呤（MTX）与柳氮磺吡啶肠溶片（SSZ）联合治疗是国内外专科医生普遍采用的方法，对适用人群有满意疗效。但在临床上我们也常遇到一些因服用 MTX、SSZ 后出现不良反应如胃肠道刺激、肝功能损害、血常规改变等而放弃治疗的患者。

　　益肾蠲痹法治疗风湿病（包括强直性脊柱炎、类风湿关节炎、骨关节炎）是总结了我国中医风湿病泰斗朱良春教授数十年临床治疗经验而创立的，其治疗法则为益肾壮督治其本，蠲痹通络治其标；组方特点为善用血肉有情、虫蚁搜剔的虫类药和草木药相伍；代表方药有浓缩益肾蠲痹丸、蝎蚣胶囊、扶正蠲痹胶囊、金龙胶囊等。

　　我们应用益肾蠲痹法，对 66 例放弃 MTX、SSZ 治疗的 AS 患者连续治疗 3 年，取得良好的临床疗效，现报告如下。

一、临床资料

　　1. 一般资料　本文采用回顾性研究，共纳入 2002—2006 年我们治疗的 66 例符合入选标准的 AS 患者，HLA-B$_{27}$ 均为阳性，其中

254

男 52 例，女 14 例，男∶女为 3∶1；年龄最小 13 岁（男），最大 58 岁（女），平均年龄为 28.6 岁，男平均年龄 28.2 岁，女平均年龄 35.6 岁；病程 3～11（5.03±0.28）年。

2. 纳入标准 符合 1984 年修订的 AS 纽约分类标准，HLA-B$_{27}$ 均为阳性；处于疾病活动期〔AS 活动期标准：临床表现主要为下背疼痛、僵硬及睡眠障碍加重；实验室检查红细胞沉降率（ESR）、C 反应蛋白（CRP）升高和 HLA-B$_{27}$ 阳性；影像学主要表现骶髂关节侵蚀、硬化〕；均曾服用 MTX、SSZ 因不良反应而放弃治疗后，改用益肾蠲痹法治疗 3 年以上的患者。

3. 排除标准 合并心、肺、肝、肾等严重原发性疾病者；精神病患者；晚期关节炎重度畸形、僵硬、丧失劳动力者；对试验药物过敏者。

二、方　法

1. 治疗方法

（1）治疗方案：

A 方案为痹通汤（随症加减）＋浓缩益肾蠲痹丸＋蝎蚣胶囊；

B 方案为痹通汤（随症加减）＋浓缩益肾蠲痹丸＋扶正蠲痹胶囊；

C 方案为痹通汤（随症加减）＋浓缩益肾蠲痹丸＋金龙胶囊。

A、B、C 三种方案均以益肾壮督、蠲痹通络为治疗原则，A 方案中蝎蚣胶囊为干品动物药，B 方案中扶正蠲痹胶囊为草木药与鲜动物药混合品，C 方案中金龙胶囊为纯鲜动物药。价格 C＞B＞A，起效时间 A＞B＞C，根据患者的病情及经济条件酌情选择。

（2）治疗药物：痹通汤（医院协定方：鸡血藤、威灵仙、蜂房、僵蚕等九味药），每日 1 剂，每次 250mL，每日 2 次。浓缩益肾蠲痹丸（医院制剂，批准文号：苏药制字：Z04000448），规格：每包 4 g（益肾蠲痹丸第二代产品），每次 4 g，每日 3 次。蝎蚣胶囊（医院制剂，批准文号：苏药制字：Z04000455），规格：每粒 0.3 g，每次 1.5 g，每日 3 次。扶正蠲痹胶囊（医院制剂，批准文号：苏药制字：Z04001994），规格：每粒 0.4 g，每次 1.6 g，每日 3 次。金龙胶囊（批准文号：国药准字：Z10980041，北京建生药业有限公司），规格：每粒 0.25 g，每次 1.0 g，每日 3 次，以上均餐后服。

（3）治疗方案的选择：66 例 AS 患者选择 A 方案的 53 例（80.3%），选择 B 方案 5 例（7.5%），选择 C 方案 8 例（12.1%），从患者选择的治疗方案来看，A 方案因价廉，80.3% 患者都愿意，经济条件好的患者也愿意接受起效快、价格高的 C 方案。

2. 观察方法及指标　3 个月为 1 个疗程，治疗不间断。服用 3 个月后化验 1 次血常规和 ESR、CRP（不做统计分析），观察时限为 6 个月后第 2 次化验，加做 HLA-B$_{27}$、肝肾功能。服用半年，继续保持原治疗方案服用至 1 年，复查 X 线片，以骶髂关节片为主加病变的脊柱；如病情稳定，汤药停用。第 2 年其余药物继续服用，第 2 年血常规及 ESR、CRP、HLA-B$_{27}$、肝肾功能半年复查 1 次。第 3 年仅服浓缩益肾蠲痹丸，结束时进行 ESR、CRP、HLA-B$_{27}$、肝肾功能、X 线片检查。治疗前、治疗 6 个月、12 个月后对 Bath 强直性脊柱炎活动指数（BASDAI）、Bath 强直性脊柱炎功能指数（BAS-FI）、Bath 强直性脊柱炎测量指数（BASMI）、ESR、CRP 进行统计分析。

3. 疗效判定标准　参照《中药新药临床研究指导原则》进行疗效的判定。

（1）临床症状和体征的评估：①BASDAI 指数；②脊柱痛 VAS；③患者总体评价 VAS；④夜间痛 VAS；⑤脊柱炎症（BASDAI 中晨僵的 2 个参数的平均值）；⑥肌腱端指数（enthesis index，EI），评价肌腱端疼痛情况；⑦总体肿胀关节指数，评价关节肿胀情况。

（2）AS 患者躯体功能：Bath AS 功能指数（Bath AS functional index，BASFI）。骨骼和肌肉系统活动度评估：①BASMI；②扩胸度。

（3）实验室炎性指标：ESR、CRP。

（4）骶髂关节 X 线改变分期。

4. 统计学处理　BASDAI、BASFI、BASMI、ESR、CRP 变量治疗后 6 个月、12 个月与治疗前进行配对 t 检验；X 线片骶髂关节分期变量治疗前后配对秩和检验。资料均采用 SPSS11.5 统计软件进行分析处理，以 $P<0.05$ 为差异有统计学意义。

三、结　果

1. 治疗前后 BASDAI、BASFI 和 BASMI 的比较（表 1）。

表 1　治疗前后患者 BASDAI、BASFI 和 BASMI 的比较

时间	例数	BASDAI	BASFI	BASMI
治疗前	66	6.5±0.9	6.8±1.2	6.7±1.5
治疗 6 个月	66	5.2±1.1*	5.5±1.0*	5.0±1.6*
治疗 12 个月	66	4.3±1.3**	4.1±0.9**	3.6±1.2**

〔注〕与治疗前比较，* $P<0.05$；与治疗 6 个月比较，** $P<0.05$。

2. 治疗前后 ESR、CRP 改变的比较（表 2）。

表 2　治疗前后 ESR、CRP 改变的比较

时　间	例数	ESR（mm/1 h 末）	CRP（mg/L）
治疗前	66	39.2 ± 25.1	20.1 ± 5.6
治疗 6 个月	66	$25.6 \pm 17.7^*$	$16.2 \pm 3.9^*$
治疗 12 个月	66	$18.3 \pm 12.0^{**}$	$8.9 \pm 2.3^{**}$

〔注〕与治疗前比较，$^*P < 0.05$；与治疗 6 个月比较，$^{**}P < 0.05$。

3. 治疗前后 X 线片骶髂关节分期的变化（表 3）。

表 3　治疗前后 X 线片骶髂关节分期的变化

时　间	例　数				
	0	Ⅰ	Ⅱ	Ⅲ	Ⅳ
治疗前	0	9	26	20	11
治疗后	4	5	26	20	11

治疗一年后复查 X 线片：有 4 例Ⅰ级好转为 0 级，其余 62 例 Ⅰ、Ⅱ、Ⅲ、Ⅳ级患者虽然没有级别的改变，但 X 线片骶髂关节面模糊已有明显好转，髋关节间隙清晰。（经 χ^2 检验，χ^2（4）＝ 5.14，$P > 0.05$）。

4. HLA-B$_{27}$转阴时间　经治疗后转阴时间为（10.67 ± 0.74）个月，最短 2 个月，最长 25 个月，治疗 1 年后有 36.3％转阴，其中女性占 20.8％，男性占 79.2％。年龄越小，HLA-B$_{27}$转阴所占比例越高，0～19 岁 60.9％，20～29 岁 21.7％，30 岁以上则为 8.7％。

5. 不良反应及处理　66 例 AS 中有 37 例在治疗后的第 1 周至第 2 周之间出现胸、腰背、骶髂关节的酸胀、疼痛，膝、踝、足跟关节肿胀加重，继续服药后，疼痛、肿胀出现明显减轻，是经脉有渐通之兆，此乃佳象也，继续巩固服药，一般 3～7 天可以缓解。49 例出现大便溏软、次数增多，告知为服用中药后正常情况，不需特殊处理，其中有 5 例患者出现腹胀、欲呕，腹胀者加大腹皮 15 g，欲呕者加姜半夏 10 g、生赭石 30 g，在对症处理后症状消失，66 例

AS 患者无一例出现肝肾功能损害和血常规的改变。

四、讨 论

1. 症状改善情况 通过对 66 例患者治疗前后 BASDAI、BAS-MI、BASFI 指数的比较，积分呈不同程度下降（$P<0.05$），说明益肾蠲痹法能改善患者的脊柱疼痛、关节肿痛、晨僵、局部触痛及疲乏等主要症状；能改善其躯体功能，更好地完成穿衣、拾物、行走、站立、转身等日常活动；并能增加患者脊柱及髋关节的活动度。

2. 实验室指标改善情况及 HLA-B$_{27}$ 转阴率 66 例患者治疗后 ESR、CRP 明显下降；骶髂关节 X 线片有 4 例由 I 级好转为 0 级，其余 62 例骶髂关节面模糊均有明显好转；24 例 HLA-B$_{27}$ 转阴，转阴率达 36.3%，主要在小于 30 岁年龄段。以上实验室及 X 线检查指标的改善，说明益肾蠲痹法对炎性指标有明显降低作用，对骨关节的破坏有一定的修复作用，能够使 HLA-B$_{27}$ 转阴。

值得注意的是，HLA-B$_{27}$ 为 AS 最主要的易感抗原，是存在于人白细胞中与遗传直接相关的染色质上的一种抗原，西医认为是不可以逆转的，然而通过我们的临床观察，66 例中有 24 例（36.3%）服药后出现 HLA-B$_{27}$ 转阴，其中 4 例是采用 C 方案进行治疗的，转阴率为 50%，其具体机制尚未明了，值得进一步探讨。

3. 治疗机制分析 风湿病相当于中医学的"痹证"，对久治难愈、病情顽缠的痹证，如类风湿关节炎、强直性脊柱炎，朱老喜用《太平圣惠方》中"顽痹"之名来描述。朱老认为：顽痹具有久病多虚、久病多瘀、久痛入络、久必及肾的特点。同时患者多有阳气先虚，病邪遂乘虚袭踞经络，风、寒、湿、热之邪内侵，气血为邪所阻，壅滞经脉，留滞于内，湿停为痰，血凝为瘀，痰瘀交阻，凝涩不通，深入骨骱，邪正混淆，如油入面，肿痛以作。故此颇棘手，不易速效。五体痹久治不愈，累及内脏，又可转为五脏痹。朱老通过长期实践，明确认识到此证久治不愈者，既有正虚的一面，又有邪实的一面；且病变在骨，骨为肾所主，又督脉统督一身之脉，故确立"益肾壮督治其本、蠲痹通络治其标"的治则。

朱老积多年潜心钻研之功，应用虫类药得心应手。认为虫类药既能极大提高疗效，又具有其他药物不能替代的作用，总结出虫类药具有攻坚破积、活血祛瘀、熄风定惊、宣风泄热、搜风解毒、行气和血、壮阳益肾、消痈散结八大功用。

益肾蠲痹丸（国药准字：Z10890004）是朱老善用虫药治疗顽痹的代表方药。浓缩益肾蠲痹丸是第二代产品，方中20味中药，虫药就占了9味之多。一般治疗痹证中药都喜选用大队祛风燥湿、温经通络之品，但风药多燥，易于伤阴耗液，损伤正气。朱老一方面遵前人"治风先治血，血行风自灭"之意，加重当归、熟地黄、淫羊藿、骨碎补等养血祛风、补肾培本的草木之品。另一方面强调"虫药搜剔，钻透剔邪"的特性，集中使用蜂房、全蝎、僵蚕、乌梢蛇、地龙、䗪虫等血肉有情之虫类药，众多虫药与草木药熔为一炉，起到协同加强作用，具有调节免疫功能、消肿止痛、减轻病变关节滑膜组织炎症、胶原纤维沉着、修复软骨细胞增生的功效。虫类药为异种异体蛋白，含有大量的氨基酸和微量元素，特别是鲜动物药，含有大量生物活性物质。

4. 鲜动物药的作用机制　金龙胶囊〔（98）卫药准字 Z－070号〕是一种治疗多种癌症及自身免疫性疾病的鲜动物药制剂（注：第一代产品称"扶正荡邪合剂"），具有扶正荡邪、补肾培元、解毒消肿、活血化瘀之功。《神农本草经》早就强调"生者尤良"，《本草纲目》更明确指出"生"就是指新鲜中药。根据清华大学生命科学与工程研究院检测的结果："活动物冷冻干燥，其活性成分大于干品五六倍或十几倍。"经低温冷冻现代生化分离提取技术制备而成的现代鲜动物药金龙胶囊，既克服了动物药生吃不易消化吸收、易引起感染、异体蛋白质易导致过敏的缺点，又保存了鲜动物药的有效活性成分。首都医科大学高益民教授研究发现，金龙胶囊主要含氨基酸、多肽、酶、多糖、核酸、脂肪等多种活性物质，且分子质量在1万以下的小分子物质占98%以上，易于被人体吸收。经冷冻工艺制备的金龙胶囊与传统热工艺制备的产品相比，金龙胶囊氨基酸含量为传统工艺的1.5倍，多肽为4倍。李玉衡报道，总糖占金龙胶囊物质成分的26.9%，其中多糖占7.2%。众所周知，多肽和蛋白质常常作为抗原刺激机体后天获得性免疫反应，而多糖对先天免疫功能的促进作用也日益受到广泛关注。金龙胶囊各种活性成分吸收进入人体后，对免疫功能进行整体、双向和多层次调节，对多种免疫性疾病均有较好的治疗效果，充分体现了中医"异病同治"以及鲜动物药整体平衡的独特优势。

20世纪80年代，中草药尤其是虫类药基本都是天然采集，药效高，疗效好。随着中药材的人工饲养、栽培技术的不断推广，在临床上我们发现中药材的药效已有明显下降，中医药治疗风湿病（包括AS）的方案也在逐渐升级，联合用药也成趋势，中药成本也在逐渐增高，益肾蠲痹法中的A、B、C三种方案就是在这种背景下产生的。A、B、C三种方案立足于益肾生精以充盛督脉，逐瘀化痰以蠲痹通络，从而达到缓解疼痛、僵硬，改善关节功能，控制和减轻炎症，防止脊柱和关节破坏的效果。我们根据患者经济条件的需求，制订了A、B、C三种方案（价格C>B>A），让患者自由选择，A

方案因其疗效可靠，价格适中，80.3％的 AS 患者选择了 A 方案，三种方案均是较为安全有效的治疗方法，适合于放弃 MTX、SSZ 方案治疗的 AS 患者和其他 AS 患者（详见前文）。

5. 益肾蠲痹法治疗 AS 的应用现状及展望　　益肾蠲痹丸治疗 RA 已在临床运用近 20 年，为国家中医药管理局"八五"中医药科技成果推广项目；2002—2004 年又被定为国家"十五"重点科技攻关项目"类风湿关节炎治疗方案研究"中的基础用药。益肾蠲痹丸用于治疗 AS 同样有效，张鸣鹤教授曾于 2000 年中华中医药学会风湿病学术大会进行交流。

由于此法用药特点为益肾壮督与祛风散寒、除湿通络、涤痰化瘀、虫类搜剔诸法合用，标本兼顾，提高机体抗病能力，使正胜邪却，此即所谓"不治之治，正妙于治也"。根据此法研制的"益肾蠲痹丸"经药理研究，含有人体所需的 17 种氨基酸及多种微量元素。多种氨基酸可在体内直接合成各种酶、激素并调节人体内代谢的平衡；多种微量元素可以调节机体内因微量元素变化引起的紊乱；动物实验亦证明该药除能消炎止痛外，对骨质的增生和破坏也有修复作用。在此基础上，我们已经研制开发了一批相应的药物，摸索出一套相对标准化的使用规范指导临床应用，以避免药物的误用、滥用，提高用药的精准率，并在临床实践中不断进行验证修订，以使得"益肾蠲痹法"技术临床应用更符合客观实际；更有利于大面积临床推广应用。益肾蠲痹法对于放弃 MTX、SSZ 治疗的难治性 AS，具有疗效高、毒性及不良反应小、症状及实验室指标改善明显等理想疗效，因此，益肾蠲痹法治疗风湿性疾病，具有良好的产业化、全球化发展前景，是一种值得深入探讨的优质治疗方案。

〔原载于《世界中西医结合杂志》2011，8（2）〕

作者简介

朱婉华（略）

顾冬梅（1981—），南通市良春中医医院副主任中医师，硕士研究生，国医大师朱良春学术经验继承人之一。兼任中国民族医药学会风湿病分会理事，中华中医药学会名医学术研究分会第六届委员会委员，江苏省中医药学会风湿病专业委员会青年委员。

蒋恬（1979—），南通市良春中医医院副主任医师，博士在读，国医大师朱良春学术经验继承人之一。兼任中华中医药学会风湿病分会青年委员，中国民族医药学会风湿病分会理事，中国中医药促进会肿瘤分会青年委员。

论治"痹"非"通"不用

广东省中医院　陈党红　潘　峰

南通市良春中医医院　朱婉华　朱胜华

痹证是临床常见病、多发病，对患者的生活质量和工作造成了较大影响。其病因病机复杂，治疗难度较大。著名风湿病专家朱良春教授认为，阳虚失煦、外邪乘虚入侵所致"不通"为病机关键，故治宜"通"，温通为痹证治本之法。笔者长期跟师朱老，深悟其治痹之整体思路、选药布局，临证每获良效，兹总结其学术思想如下。

一、痹证病机特点

(一)"不通"为痹证之关键病机

痹者闭也。痹证初起风寒湿热之邪痹阻经脉，气血为邪所阻，壅滞经脉，久而盘踞经隧络道，出现关节肿胀、疼痛、重着、屈伸不利，痰瘀交阻，如油入面，胶着不去，渐深入骨骱，遂成顽缠痼疾。朱老把引致痹证的病机综括为"不通"，认为寒凝、湿蕴、痰瘀均可致不通。"痹"之一证，虽致病因素多，但无论新久，皆为"不通"所致。

(二)阳虚失于温通乃痹证缠绵的根本原因

在强调痹证的"不通"之病机时，重视"阳虚"之内因。如《素问·生气通天论》述："阳气者精则养神，柔则养筋，开阖不得，

264

寒气从之，乃生大偻。"阳虚不足既是导致痹证的重要内因，也是影响其预后的关键因素。温煦、气化功能不足，则卫阳卫外功能不力。阳气虚在外则肌腠不能固密，予风寒湿邪可乘之机；在内则五脏失温养，寒积内痼，而正邪斗争，又加重阳气的耗伤，难以祛邪外出。风寒湿燥等邪停留于肌肉、筋脉、脏腑，缠绵难愈而成痼疾。"痹"病日久，其病机虽有风、寒、湿、燥、瘀、虚、痰之分，但其根本以瘀、虚为两大主要矛盾。瘀者，瘀浊败血不能及时排出，停于脉络窍道，久而致络阻不通、关节窍道濡滑不利，痹证作矣。虚虽有"气、血、阴、阳"之分，但皆可归咎于"肾精不足、阳气失用"。张景岳曰："痹证，大抵因虚者多，因寒者多。唯气不足，故风寒得以入之；唯阴邪留滞，故经脉为之不利，此痹之大端也。"阳气不足当责之肾和督脉。肾为全身阳气之根本，督脉为阳脉之海，与全身各阳经都有联系，故朱老强调治痹证必须复壮肾督之阳气，发挥其温柔濡润之功。

"阳虚"既可因个体禀赋不足，亦可因诸邪盘踞各个流通环节阻碍阳气运行而致。特别是痹证后期，络道流通不利的因素占据了主导地位。"不通"则气血不能正常运行，筋脉肉皮骨得不到滋养，而有废用之变；"不通"则阳气温煦通道受阻，不能协同气血共同发挥温养全身之功能。故治痹应以通为用，以通为先机。

二、治疗原则

（一）温通并施，寒去瘀通

痹久病邪深入关节，且风寒湿之性缠绵胶着，若祛之太急，风去而寒湿仍留，反遗后患，故治疗宜缓而行之。朱老认为，治痹之着眼点是使血脉流行，气血络道运行正常。但临床运用不可仅此一点，还应辨证辨病相结合，更要注意用药的寒温之性及患者体质。治疗之药多辛温燥，有伤津耗血之弊，有加重"本虚"之虞。朱老指出，《素问·阴阳应象大论》早就明示："壮火散气，少火生气"，故除沉寒痼冷在大辛温通之外，治痹应以"温而通之"之法。诸温通药中，朱老尤其强调桂附之功。

桂枝，性温，入肝经，行血分，走经络而达营郁，最调木（肝）气，能舒筋脉之急挛，利关节之壅阻，通经络而开痹涩。上海陶御风教授认为桂枝的通阳利水或化气行水实际上是促进血液循环功能，故对湿阻、寒凝之证尤为有效。桂枝不但治疗寒湿之痹，巧妙配伍后治疗热痹亦同样疗效出众。例如《金匮要略》中的"白虎加桂枝汤"。桂枝在热痹证的治疗中其用有二：一是因湿为阴邪，非温不化；二是桂枝可温通经脉，调和营卫，以化血脉中的阴浊之气。朱老在临床上不论何种痹证均加用桂枝，并指出，痹证以"不通"为关键，阳虚不足为导致"不通"的基础，故桂枝的温通之用尤为重要。经巧妙的配伍，桂枝可广泛地用于各种痹证，热痹亦可大胆使用。如朱老常以桂枝配白术以助中焦脾阳温运化湿，使气布湿散；配当归、川芎可行气活血；配石膏可辛散热邪、通络止痛。

附子，作为"药中四维"，其辛温通阳之力为诸药之最，一般以制品多用。朱老临证多用制附子、制川乌，若寒甚则川乌、草乌同用，用量从 8 g 始，可渐增至 20 g。强调若用生品应注意配伍甘草或先煎，并配桂枝、细辛，一则制其剽悍之性，二则加强温通之功，使寒去瘀通、血脉复流。

朱老认为：温通之用为基本框架，盖气血非通不能流行，补益之品非通不能入脉，非通诸邪不去。此深合张景岳"治痹之法宜使血气流行，别寒邪而去"之旨。

（二）搜剔通络，首推虫蚁

痹之初起，邪气轻浅，治疗并不难。该病的难治在于因失治、误治或治不及时致痹证缠绵，病邪深入经隧骨骱，湿痰瘀浊胶固。其痹阻之顽难不但体现在治疗时程长、病情反复发作，而且其胶着之性非草木之品所能宣达，必借虫蚁类药之搜剔窜透，方能使瘀去滞开，经络通畅。

朱老治疗顽痹主要从具"搜风解毒、攻坚积、壮肾督"的虫类药着手。如寒湿盛用乌梢蛇、桂枝、制川乌、苍术、白术，配以晚蚕沙、薏苡仁温阳渗湿；化热者用地龙、白僵蚕配以寒水石、萆草、石膏；痰浊盛者用白僵蚕配胆南星或白芥子；挟瘀明显者用水蛭、蟅虫，配桃仁、红花。肢体关节痛剧者，用全蝎、蜈蚣配制南星、延胡索、六轴子以止痛；对腰背痛甚者多用九香虫温阳理气；关节肿胀变形者，常用白僵蚕、蜣螂、炮穿山甲以加强散结之力；腰脊病变者，则合用蜂房、乌梢蛇、蟅虫温阳通督、行瘀散结，配以续断、狗脊等。朱老治疗顽痹的著名成药"益肾蠲痹丸"（组成：熟地黄、淫羊藿、鹿衔草、淡肉苁蓉、全当归、鸡血藤、蜂房、蕲蛇、蟅虫、白僵蚕、蜣螂、炮穿山甲、全蝎、蜈蚣、地龙、甘草等）即是以通痹、壮肾督的虫类药为组方基础。该方在治疗痹证的同类药中疗效肯定。朱老在治疗浊瘀痹及其他奇疑顽缠难治之证时，也常用虫类药。

朱老指出：虫类药治疗疑难杂症有奇特的疗效，盖与其性攻窜动而不守、兼具血肉有情补益之用有莫大关系，应多加挖掘应用。现代药理研究发现：虫类药均含有动物异体蛋白，对机体的补益调整有特殊作用，尤其是蛇类药还能促进垂体前叶促肾上腺皮质激素的合成与释放，使血中此种激素的浓度升高，从而达到抗炎、消肿、止痛的功效。

虫类药独特的功能特性，已被越来越多的医家所关注，一些医家甚至不加辨证加入虫类药，已有滥用之嫌。朱老认为与其他植物药一样，虫药之药性亦有不同，或性偏清凉，或偏于温通，或善于祛风开窍，或擅长钻髓挖掘，或长于软坚利水，或偏行于上窍，或通达下窍，或善温运于中土，等等，临床运用仍须遵从辨证的原则，灵活运用。

三、具体运用

痹证属中西医界的顽难症，临床医家各有心得体会。朱老治痹以"通"为则，其具体运用如下。

（一）风痹治疗当祛风通络除痹

风邪，百病之长，尤多挟寒湿伤人皮毛肌腠，致毛窍闭阻、营卫之气周流不通，故祛风通络为首治之选。风邪之轻证朱老多以羌活为君药，盖因羌活味辛而能散，气清而不浊，能通行上下、四肢，临证常用 10～15 g；较重者，则羌活、独活同用，同时配伍海风藤、络石藤、豨莶草。重症则用"截风要药"之蕲蛇，朱老认为其搜风通络之力最强。《本草纲目》谓其"内走脏腑，外彻皮肤，无处不到也"。蕲蛇以散剂佳，每次 2 g，每日 2 次；入汤剂则用 10 g。

（二）寒痹治疗当温经散寒开痹

川乌、草乌、附子、桂枝、细辛等辛温大热之品能宣通痹闭、温解寒凝，为朱老常用。其中乌头强调炮制后用，生用则宜减量并先煎 1 小时或与甘草同煎以减其毒。乌头用量应根据患者的耐受情况逐渐加量，由 8 g 开始，渐加到 20 g。草乌治痹痛功效较川乌为著，重症时二者可同时用。细辛可由 10 g 开始，渐加至 15 g，结合地域、气候、体质考虑。细辛入丸散时量宜少，因其气味走窜，猛烈之性宜于止痛。

（三）湿痹治疗当化湿通络止痛

湿为阴邪，其性重浊，易阻络伤阳，湿非温不化，故朱老多用麻黄、白芥子、制附子、生白术、苍术、制半夏、薏苡仁，配伍使用。

（四）热痹治疗当温清并用，通络止痛

朱老认为：热痹是在全身阳气不足的基础上发生的局部热变，如仅用寒凉之品，不但不能流通气血、开闭通痹，甚则有冰伏邪气、加重痹证之嫌，故临证多用辛温走窜之品配合清热药物。对于温、清之药的比例，则强调因证、症及病变程度进行调整。朱老自制"乌桂知母汤"加减，以川桂枝、制川乌、制草乌配生地黄、知母、寒水石，痛甚加用延胡索、六轴子（煎剂中成人每日 2 g）。

另有生南星一味，朱老尤喜用于治疗痹证疼痛久不能止者。因痛痹为痰瘀、死血痹于关节经络，不通则痛，故用制南星取其开结闭、涤痰瘀之功。用量初始从 30 g 可渐加至 60 g，需煎煮 1 小时以上，认为前人所谓其专治骨痛甚有意义，值得深入研究。

综上所述，朱老治痹证，以"通"为用的布局贯穿治疗痹证之始终，这可从"益肾蠲痹丸"组方思路得到明证。而其后朱老创制"痹通汤"则不但从命名上，而且从其治疗痹证急性发作及疼痛的较好效果也再次验证了以"通"为用。以"通"为用治疗痹证值得临床重视。

〔原载于《广州中医药大学学报》2012，29（5）2006 年〕

作者简介 陈党红（1975—），广东省中医院副主任中医师。全国扶阳学派专业委员会副秘书长，广东省中西医结合学会帕金森病专业委员会委员，广东省治未病委员会委员。

朱良春泄浊化瘀法治疗痛风性关节炎

南通市中医院　蒋　熙

　　痛风是一种内源性嘌呤代谢性疾病,高尿酸血症是痛风最重要的生化基础,以急性关节炎反复发作、关节畸形、泌尿系结石、痛风性肾病等为主要临床特征,是常见多发的风湿性疾病。该病属中医痹证范畴,著名风湿病专家朱良春教授依据该病的特征性而称之"浊瘀痹",创立泄浊化瘀大法,疗效确切。近年来,我们又将痛风的病机治则遣方择药,不断完善发展,恪守泄浊化瘀法的同时,重视调整脾肾功能,在防治痛风性关节炎的临床研究中,积累了较为丰富的经验。以痛风颗粒为主药治疗痛风的科研课题,列入国家"十一五"科技支撑计划中医药治疗常见病研究项目,已圆满结题。"泄浊化瘀、调益脾肾"的痛风中医分期治疗方案亦列入国家中医药管理局"十一五"重点专科第一批 95 个病种痛风病的中医临床路径和诊疗方案。

一、经验介绍

(一) 泄浊化瘀,推陈致新

　　《医学入门·痛风》云:"形瘦瘦者,多内虚有火;形虚肥者,多外因风湿生痰。以其循历遍身,曰历节风;其如虎咬,曰白虎风。

270

痛风必夜甚者，血行于阴也。"历代医家对痛风的论述，多囿于外邪或兼夹郁火致病之说。朱老对痛风的证候病因曾有"症似风而本非风""乃浊毒瘀滞使然"的高度概括。朱老认为痛风多由内生湿（痰）浊，留阻血脉，难以泄化，血涩结滞，化为浊瘀，郁闭化热，蓄积成毒。浊毒滞留血中，适逢外邪相合，或嗜酒，恣食肥甘均可诱发。临证中出现骨节剧痛，或溃流脂浊，或关节蹉跎，或石淋尿血，甚则关格尿闭等险恶之征。凡此种种，皆由浊毒瘀滞为患，导致本病的发生。泄浊化瘀，荡涤污垢，推陈致新，不但可以解除痹痛，而且能够改善人体内环境，促进血液循环，排泄和降低尿酸。

（二）调益脾肾，正本清源

《杂病会心录》曰："脾元健运，则散精于肺，而肌腠坚固，外湿无由而入；肾气充实，则阴阳调和而升降有度，内湿何由而生。"在痛风发病的过程中，湿浊痰瘀是始终贯穿的病理产物。朱老认为浊毒瘀结内生，与脾肾二脏清浊代谢的紊乱有关。先天禀赋不足，脾肾功能失健，其运转输布和气化蒸发失常，水谷精微可以化生为湿浊、痰饮、瘀血等致病物质，若不能正常排出，停积体内，阻碍气血运行，浊瘀又可以损及脏腑的生理功能。如此互为因果，相互作用，形成恶性循环，正是痛风性关节炎反复发作缠绵难愈的内在因素。脾肾不足、功能失调是发病的基础。故调益脾肾，正本清源，可以恢复和激发机体整体的功能，以杜绝和防止痰湿浊瘀的产生，从而抑制和减少尿酸的生成。

（三）激浊扬清，标本兼治

痛风在自然的病程中有各期的临床特点，如急性期毒热浊瘀证候突出，炎性反应明显。慢性期痰浊瘀阻与脾肾失调胶结，以虚实夹杂为多见。间歇期虽处于无主诉或仅有轻微关节症状的缓解状态，但仍存在肝脾肾不足，浊瘀未清，正虚邪恋之征象。实质上这正是痛风三期不同阶段所反映"邪盛""正虚"消长演变出现的证候变化，浊毒瘀滞、脾肾失调始终是痛风致病的主线。痛风虽表现为局部痹痛，关节病变为主，实际上是脏腑功能失调，升降失常，气血失和的全身性疾病。在遣方择药上，朱老常选用土茯苓、萆薢、蚕沙、威灵仙等泄降浊毒，通利关节；鬼箭羽、赤芍、益母草、泽兰等活血化瘀，利水泄下。至于调益之法，含有调整、促进的意义，而不同于单纯的补益。况且补益不当，而产生助热上火、蕴湿生痰、阻遏气机等弊端，更致浊瘀难化。故用苍术、首乌等运脾益肾，燥湿解毒。诸药相伍，共奏激浊扬清，化瘀通络，调益脾肾之功。以此研制的痛风颗粒，经现代药理研究证实具有调节核酸、嘌呤代谢，促进核酸合成，改善微循环，抗炎镇痛，利尿消肿等多种生物学效应，具有抑制尿酸生成和促进尿酸排泄的双向调节作用。

（四）善用虫药，协同增效

朱老善用虫类药物治疗风湿病，其通闭解结功效显著。运用泄浊化瘀药与虫类药配伍治疗痛风性关节炎，能明显改善症状，增强疗效。如关节灼热、焮红肿痛者，配以羚羊角粉或水牛角、广地龙清热通络；关节剧痛、痛不可近者，伍以全蝎、蜈蚣搜风定痛；关节肿大、僵硬畸形者，参以穿山甲、蛴螂开瘀破结；伴有结节，痛风石者，投以僵蚕、牡蛎化痰软坚；腰背酸楚、骨节冷痛者，用鹿角霜、蜂房温经散寒，等等。在痛风浊毒痰瘀胶固，气血凝滞不宣，经络闭塞阶段，配伍虫蚁搜剔钻透、化痰开瘀之品，往往能出奇制胜，收到常规药物难以达到的疗效。

二、病案举例

管某，男，47岁，2010年9月3日初诊。双踝关节肿痛反复发作6年多，每劳累及饮食不慎时即发，经常服用秋水仙碱、别嘌呤醇、吲哚美辛等药，虽能减轻疼痛，但发作几无间断。近2个月右踝关节持续肿胀，服药无法缓解，患处压痛明显，肤色暗红，扪之稍热，不能久行。舌质暗红、苔薄腻，脉弦细。实验室检查：血尿酸499 mmol/L，红细胞沉降率29 mm/1 h末。中医诊断：浊瘀痹。西医诊断：痛风性关节炎（慢性期）。治宜泄浊化瘀，调益脾肾。处方：

土茯苓45 g	萆薢30 g	生薏苡仁20 g	熟薏苡仁20 g
泽泻15 g	苍术15 g	制首乌15 g	全蝎3 g（研末分吞）
红藤20 g	地龙15 g	益母草30 g	徐长卿15 g
甘草6 g　7剂，每日1剂，水煎服。			

复诊关节疼痛明显减轻，局部轻微肿胀僵滞，可以行走，饮食尚佳，二便调顺。舌质暗红、苔薄黄，脉弦细。原方去全蝎，加僵蚕、虎杖增强化痰消肿之功。

三诊：又进药7剂，关节肿痛基本解除，复查血尿酸446 mm/L，红细胞沉降率20 mm/1 h末。唯站久则肢体酸软，大便时溏。此邪退正虚之象，续以痛风颗粒巩固治疗。1个月后复查血尿酸在正常范围内。此后，患者经常邮购痛风颗粒，随访至今痛风很少复发。

【按】痛风发作时病位在关节，常表现为浊毒瘀结证，而发病后期脾肾失调，正气不足之象逐渐显露，在痛风慢性期和间歇期尤为明显，在治疗过程中应重视调益脾肾。本例患者病情缠绵，浊瘀久羁，经脉痹阻，痹痛累发，故宜大剂量土茯苓、萆薢等化浊解毒；红藤、益母草等活血祛瘀；全蝎、地龙开闭解结。使其浊去瘀化，经脉流通。苍术燥湿健脾，行气解郁；制首乌益肾敛精，通腑解毒。苍术、首乌合用，阴阳相交，燥润相济，以杜生痰（湿）之源，以复阴阳升降之本，起调节脾肾生理功能的作用。诸药合用，以达到降低血尿酸、防治痛风性关节炎的目的。

〔原载于"国医大师朱良春学术思想暨临证经验学习班（2013）"讲义〕

作者简介 蒋熙（1948—），副主任中医师，曾工作于南通市中医院，现任南通仰三堂中医门诊部主任。全国类风湿关节炎网络委员会委员，江苏省中医学会风湿病专业委员会常委。

朱良春辨治干燥综合征之经验探要

南通市良春中医药临床研究所门诊部　朱剑萍

干燥综合征（SS）是一种主要累及外分泌腺的慢性系统性自身免疫性疾病。该病最常见的临床表现为进行性口干、眼干，同时可累及肾、肺、甲状腺和肝等多种器官，出现高球蛋白性紫癜、间质性肺炎、肾小管酸中毒、胆汁性肝硬化、外周及中枢神经损伤等表现。本病分为原发性和继发性两类，不合并其他自身免疫性疾病者称为原发性 SS；继发于类风湿关节炎、系统性红斑狼疮等为继发性 SS。SS 女性多发，约占全部病例的 90％，发病年龄集中于 30～60 岁。

一、病因病机

SS 归属于中医"燥痹"范畴。历代古籍中，无燥痹病名，但与本病相关的论述，可散见于各医著中。早在《黄帝内经》即有"燥胜则干""燥者濡之"的论述。东汉张仲景在《金匮要略》论及"口舌干燥、此肠间有水气""口燥，但欲漱水不欲咽者，此为瘀血"。金元时期刘完素在《素问玄机原病式》中补充了"诸涩枯涸，干劲皴揭，皆属于燥"的病机。清代名医张千里在临证中又认识到"上燥在气，下燥在血，气竭则肝伤，血竭则胃涸"。归纳起来，历代医家主要认为该病与燥邪、阴虚、血燥、湿困和瘀血有关。而现代医家对 SS 又有了更深入的了解，多认为其主要病机为阴虚津亏和津液敷布障碍，直接病因为阴虚、燥毒、气虚及血瘀。

朱老治疗 SS，推崇近代中医大家冉雪峰"燥甚化毒"之说，认为此病之燥，虽有燥证之象，又非外感燥邪或某种因素直接所致，实乃燥邪日盛，蕴久成毒，煎灼阴津，伤及肺、胃、脾、肝、肾等脏腑，伤津伤血，乃致关节、经络、肌肤不充、不荣、不润、不温，故口眼及皮肤黏膜干燥，甚至并发关节或肌肉疼痛。

二、辨证治疗

SS 总属本虚标实，阴虚为本，燥热为标，加之病情多缠绵迁延，久病多虚，久病多瘀，久病及肾，正气亏虚，则使生津、行津、摄津之功受损，津液无以输布。故朱老提出治燥以"益肾培本、养阴润燥、解毒化瘀"为基本大法，常按临床辨证归为五型。

（一）燥邪犯肺，气津亏虚

症见唇、舌、咽、鼻干燥，干咳无痰，或痰少而黏、不易咳出，或身热恶寒，关节疼痛，大便干结，舌红苔薄黄，脉细数。肺热伤阴，治节无权，不能水津四布，脏腑经络、关节失荣，则口眼干燥关节疼痛诸症变生。朱老认为治燥不用辛烈，恐张其邪焰；不入苦寒，恐益其燥毒，更损其生机。唯甘凉润沃以泽枯涸，治疗时重在使用甘润、柔润之品，不过用苦寒。常用生地黄、沙参、麦冬、玉竹、珠子参、白芍等甘寒养阴，润肺降火，沃燥增液；金银花、菊花、土茯苓、寒水石等甘寒凉润以解燥毒。常用药里朱老特别指出的是珠子参与玉竹对药。珠子参性凉，较之党参养阴津之力更强，《本草从新》亦云其"补肺，降火。肺热者宜之"。而玉竹甘平，入肺胃二经，《本草纲目》云其"可代参、芪，不寒不燥，大有殊功"。《卫生家宝方》将玉竹（葳蕤）、赤芍、当归、黄连共用，煎汤熏洗，亦可治眼赤涩痛。

（二）脾胃阴伤，燥毒互结

症见口干较甚，咽干声嘶，口舌生疮，咽物难下，口苦口秽，大便干结，四肢乏力，或有失眠心烦等症。舌干如镜面、红或绛，脉细数，或见低热。此为脾胃阴伤，阴津亏耗，燥毒互结之象。治疗以甘寒养阴、甘淡健脾为主要宗旨。朱老常说：SS 不同于一般的内燥证和顽痹证，亦非实火亢炽，治疗中所见之阴虚诸象，也与一般阴虚证不同，如以滋阴补液之常法治疗，恐颇难见效。盖燥之所成乃津血之枯涸，而津血之枯，又关于脾阴，脾胃乃后天气血津液生化之源，故甘淡实脾阴，甘寒养胃阴即成为治燥痹的又一条思路。该型朱老喜用沙参、黄精、山药、玉竹等既补脾气，又补脾阴之品，且能养阴润肺，生津止渴。同时朱老还常大剂量使用石斛，取其既可清热生津，滋养胃阴，又具通络止痛之功，考虑 SS 患者常伴有关节疼痛，此处用其可谓相得益彰。另方中还常用蒲公英，该药甘苦，性寒，能化热毒，擅消痈散结，排脓治痢。前辈医家对其能治疗胃脘热痛早有认识，朱老总结前人经验，根据切身体会，提出"蒲公英能清胃消瘀止痛"，用于 SS 之脾胃阴伤，燥毒内生之型，可起到甘寒解毒养胃阴之功效。朱老在"淡养脾阴"中除注意补脾阴、养胃津外，还注重调畅中机。脾胃气机通达，运化功能正常，则津液自然生化充足，故他常加用谷芽、麦芽、玉蝴蝶、决明子、瓜蒌等行中气、通腑气之品，以促气机通调。

（三）肝肾阴亏，虚热内生

症见两目干涩，视物模糊，口燥咽干，频频饮水而不解，猖獗性龋齿，五心烦热，耳鸣耳聋，腰膝酸软，大便秘结，舌红少苔或无苔，脉细数。此为病延日久或年高肝肾亏虚，阴血不足，虚热内生之象。治以滋养肝肾，清热润燥。肾为先天之本，肾阴又为一身阴液之根本，肾藏精，肝藏血，精血同源，精血相互转化，故滋养肝肾之阴、补益精血乃治其根本之法。肾阴渐复，则肺胃脾之阴亦充。朱老喜用大剂量生地黄、山茱萸、女贞子、墨旱莲、生白芍、枸杞子等滋养肝肾之品。虚热盛者，则再酌加知母、玄参、白薇清热润燥。在滋补津液的同时，不忘兼顾气血，常加生黄芪、当归、鸡血藤等，使气血充足则津液自承。

（四）燥盛阴虚，痰瘀阻络

症见口干咽燥，双目干涩少泪，关节疼痛，肌肤甲错，皮下结节或红斑触痛，妇女兼见月经量少或闭经，舌质紫黯，或见瘀点瘀斑、苔少或无苔，脉细涩。久病多虚多瘀，病久邪气入络，由气及血，气虚致血脉运行不畅而致血瘀。燥热伤阴，炼液为痰，津血暗耗，血行涩滞不畅而致痰瘀。故 SS 患者多伴有关节疼痛症状，治宜养阴润燥、祛瘀化痰、蠲痹通络。常用当归、赤芍、鸡血藤、麦冬、天花粉、桃仁、红花、生水蛭、炮穿山甲、䗪虫、威灵仙、穿山龙等养阴润燥、活血通络止痛之品。

（五）阳虚津凝，经络痹阻

此证型虽然少见，但临床上常见于 RA 与 SS 并发者。多因禀赋阳虚气弱，或病程迁延日久，阴液亏虚，阴损及阳。症见口咽干燥，体倦神疲，畏寒怯冷，关节肿痛不温，舌体胖大、舌质淡嫩苔薄，脉细无力。所谓"孤阴不生，独阳不长""阴阳互根"乃是生命发展变化的客观规律。人体脏腑百骸生化之源，皆有赖于肾中真阴（水）、真阳（火）二者的对立统一。朱老认为 SS 固然以阴津亏虚、燥热内生为主，用药多甘寒凉润，仍需遵"善补阴者，必于阳中求阴"之理，取"阳生阴长"之妙。治宜益肾培本，燮理阴阳。常用生地黄、熟地黄及麦冬、女贞子、墨旱莲、仙茅、淫羊藿、枸杞子、鸡血藤等。

三、中西医结合治疗的探索

目前，西医治疗 SS 主要是对症治疗，缓解症状，阻止疾病的发展和延长患者的生存期。如眼干予人工泪液滴眼；有重要脏器损害者，应用糖皮质激素、甲氨蝶呤、环磷酰胺、硫酸羟氯喹等积极控制病情。西医西药的即刻疗效和短期疗效的优势是明显的，也是中医中药所不及的。但是西药也有不少不良反应，如长期应用糖皮质激素出现骨质疏松、无菌性骨坏死、诱发和加重感染等；应用硫酸羟氯喹出现血细胞减少，皮肤反应，眼反应等。当减量和停药以后，常常会发生病情波动或反弹，再次使用时，由于耐药性而疗效降低。中医中药起效虽比较缓慢，但其优势是能长期服药，远期疗效好，不良反应没有或很少。怎么样将中西药两者的优势结合起来，从而更有效地运用于治疗 SS 呢？这是我们临床需要长期探索的一个课题。

早在 1962 年，朱老就提出了中医辨证要与西医辨病相结合的主张，认为宏观辨证用药与微观辨病用药不应该是机械地两者相加，而应是有机的结合，从整体出发，方能重新建立起机体"阴阳平衡"状态。中西医结合，不是单纯地中药加西药，而是相互配合，优势互补。

1. 相互配合　如眼干症状明显者，短时予人工泪液滴眼可以迅速缓解病情，而远期疗效则予中药治疗。

2. 减除西药的毒性及不良反应 如在用西药治疗期间出现肝肾功能损伤、血细胞减少等，加用中医药治疗后，能较快地减除上述不良反应。

3. 协助西药减停，防止西药减停后病情反弹 持续用中医药治疗一段时间后，能协助激素、免疫抑制剂等西药的减停，甚至可以逐渐停用西药而保持病情稳定。当然，如何减停西药，何时减停，需因人因症而宜，不可贸然停药，以免病情反复或加重。

（"验案举例"略）

四、体会与思考

SS 是一类自身免疫性疾病，在治疗该类疾病的过程中，朱老除辨证用药外，还喜从现代药理学角度出发，无论何型，都喜加用大量能够兴奋垂体-肾上腺-性腺-甲状腺系统，提高机体免疫功能，增强细胞活力之药物，其代表即为穿山龙。穿山龙，首载于《本草纲目拾遗》，《中华本草》记载其具有祛风除湿、活血通络之功用，可主治风湿痹痛、胸痹心痛、劳损、跌打损伤等。其味苦平，入肺、肝、脾经，朱老在临床使用发现，该药不但可祛风湿、通血脉、蠲痹着，其扶正之功效尤为显著。因它含有非甾体抗炎药的有效成分，能调节免疫功能，增强体质。因此朱老认为在所有免疫功能有缺陷的疾病中均可使用之，且用量宜大，方可起效。同时他也指出：单用该药效果一般，需配上如当归、地黄、淫羊藿等补肾壮督之品一起使用，方可显著提高调节免疫之功能。其中淫羊藿味辛甘，性温，可入肝肾二经，朱老谓其"温而不燥，为燮理阴阳之佳品"。朱老喜用淫羊藿合枸杞子为调肝肾之阴阳的对药。在激素撤减过程中加用，则阴阳调和，阴平阳秘。当然治疗中也要注意，不可多用温补、辛温、香燥之品。

此外，间质性肺炎是 SS 常见的并发症，西医治疗一般以糖皮质激素控制病情为主。临床上，许多患者在用药初疗效佳，但一旦减服或停服，则会出现症状加重或反弹，严重影响生存质量，痛苦不堪。间质性肺炎属中医咳喘、肺胀等范畴。朱老认为：此病虽病证虚实夹杂，但始终从痰瘀论治，治疗上以肃肺祛痰、活血通络为主。朱老除喜用穿山龙外，还擅用虫类药，如蜂房、僵蚕、炮穿山甲、水蛭、地龙等。他认为虫类药的钻透剔邪、开瘀散结非一般植物药所能及。不仅能够松弛气道，舒展肺络，改善循环，促进炎症吸收，而且还含有蛋白质、微量元素等丰富的营养物质，起到了攻补兼施的作用。

五、思考与展望

SS 的发病率近年有上升的趋势，中医药通过整体把握，辨证论治，在增效减毒、提高患者的生活质量及减少复发等方面有很大的优势。但也面临诸多问题：①辨证分型的方法、临床诊断和疗效标准方面尚不统一，缺乏循证医学依据；②报道以疗效观察和经验总结为多，开展临床及实验研究较少。所以，制定科学合理的辨证分型和疗效标准，进行严格的科研设计，并将动物试验和临床研究结合进行，有助于更好地评定、总结和提高中医药治疗 SS 的疗效，进一步筛选有效的药物和方剂，以便于临床的应用和推广，使 SS 患者少服药，少复发，广受益。

〔原载于"国医大师朱良春学术思想暨临证经验学习班（2013）"讲义，稍作修改。〕

朱良春益肾蠲痹法治疗风湿病经验小结

南通市良春中医医院　朱婉华

益肾蠲痹法是朱老在传承先师章次公学术经验的基础上结合自身 70 余年的临床经验总结而成。

"益肾蠲痹法治疗风湿病"技术 2005 年度被国家中医药管理局定为科技成果推广项目，2010 年列入南通市"第二批非物质文化遗产"目录。目前已获得 5 项专利，相关科研课题 5 项。

一、益肾蠲痹法的科研成果

（一）顽痹从肾论治理论成果

1985 年我们根据朱老治疗痹证的经验，从理论上提出顽痹（类风湿关节炎）从肾论治的观点，与中国中医研究院合作利用现代科学技术，在国内首创 Ⅱ 型胶原加不完全佐剂加寒湿因素所致的大鼠动物模型上证实"从肾论治"和"善用虫药"论点的科学性和实用性，从而为顽痹治疗提供了可靠依据。该成果 1987 年获江苏省及南通市科技进步奖。

（二）朱良春主任医师痹证诊疗软件

1985 年我们在总结朱老治疗痹证学术思想和用药经验基础上，与南京中医学院计算机中心合作，对痹证中常见、多发、难治的风湿性关节炎、类风湿关节炎、颈椎增生、坐骨神经痛、肩周炎、风湿热等 8 种病进行了医理设计，共设 141 个主证，36 个兼证，证候分类较为全面，对每个证均设有西医诊断标准，理、法、方、药齐全，人机符合率达 98%，经专家评审达国内领先水平。1990 年应邀去新加坡交流，受到新加坡教育部长接见，此软件转让南京、安徽等医院使用，受到好评。该成果 1988 年获江苏省及南通市科技进步奖。

（三）益肾蠲痹丸治疗类风湿关节炎的临床与实验研究

朱老从 1959 年开始在用益肾蠲痹汤治疗风湿病的基础上研制成"益肾蠲痹丸"（医院制剂），在临床应用 20 余年后，我们在传承朱老治疗风湿病经验的基础上，按新药申报要求和中国中医研究院合作，1989 年 1 月获新药证书，由江苏清江和广东华南制药厂生产，解决了广大患者买药难之苦，使成千上万生活不能自理的患者，重返生产岗位。此成果为国家中医药管理局"金桥计划"（"八五"中医科技成果推广计划第十七项），1990 年获国家中医药管理局科技进步奖。

朱良春益肾蠲痹法是在上述科研成果的基础上，通过临床不断地完善归纳总结而成。

二、益肾蠲痹法的基本内容

（一）诊断方法

朱老认为：风湿病相似于《金匮要略》之历节病、宋《太平圣惠方》之顽痹，此类患者往往阳气先虚，风寒湿热之外邪遂乘虚而入，袭踞经隧，气血为邪所阻，壅滞经脉，留滞于内，痹痛乃作。病之初起以邪实为主，病位在肌表、皮肉、经络。如失治、误治，病延日久，正虚邪恋，五脏气血衰少，气血周流不畅，湿停为痰，血凝为瘀，痰瘀交阻，凝涩不通，邪正混淆，如油入面，胶着难解，呈现虚中夹实，久病邪未去而正已伤，症情错综复杂。

（二）治疗原则

朱老根据顽痹卫阳先虚、外邪袭踞、痰瘀交阻、正虚邪恋的病机特点，指出五体痹久治不愈，累及内脏，又可转为五脏痹。既有正虚的一面，又有邪实的一面；且病变在骨，骨为肾所主，又督脉统督一身之脉，故确立"益肾壮督治其本、蠲痹通络治其标"的治则。盖肾为水火之脏，督统一身之阳。若肾督亏虚，则卫阳空疏，屏障失固，致风寒湿诸邪乘虚而入。肝肾精亏，肾督阳虚，使筋挛骨弱而留邪不去，痰浊瘀血逐渐形成，终至痹证迁延不愈而成顽痹。朱老认为顽痹具有久病多瘀、久病多虚、久痛入络，久必及肾等特点。因此，通过益肾壮督，提高机体抗病能力，使正胜邪却，此即所谓"不治之治，正妙于治也"。临证中针对关节肿痛这一标象，合用祛风散寒、除湿通络、涤痰化瘀等蠲痹通络之品，标本兼顾，疗效显著提高。

（三）用药特点

朱老主张"虫类药与草木药相伍"，认为虫类药乃血肉有情之品，性喜攻逐走窜，通经达络，搜剔疏利，无处不至；又和人类体质比较接近，容易吸收和利用，故其功效佳良而可靠，能起挽澜之功，是草木、矿石类药物所不能比拟，用之常得心应手，并总结出虫类药具有攻坚破积、活血祛瘀、熄风定惊、宣风泄热、搜风解毒、行气和血、壮阳益肾、消痈散结等十四大功效。虫类药与草木药熔为一炉，起到协同加强作用，功效更胜一筹。代表方药：浓缩益肾蠲痹丸。

三、益肾蠲痹法的治疗方案

我们团队在继承朱老学术思想的基础上，不断完善创新，根据益肾蠲痹法研制开发了 9 种治疗风湿病的医院制剂，摸索出一套相对标准化的临床路径，并在临床实践中不断进行验证修订，以使得"益肾蠲痹法"技术临床应用更符合客观实际，更有利于大范围临床推广应用。

（一）治疗方案

A 方案：辨证辨病随症加减＋浓缩益肾蠲痹丸＋蝎蚣胶囊；

B 方案：辨证辨病随症加减＋浓缩益肾蠲痹丸＋扶正蠲痹胶囊；

C 方案：辨证辨病随症加减＋浓缩益肾蠲痹丸＋金龙胶囊。

A 方案中蝎蚣胶囊为干品动物药，B 方案中扶正蠲痹胶囊为干品动物药与鲜动物药混合品，C 方案中金龙胶囊为纯鲜动物药。价格 C＞B＞A，起效时间 A＞B＞C，根据患者的病情及经济条件酌情选择，临床观察证实三种方案均是较为安全有效的治疗方法。

（二）疗程

3 个月为 1 个疗程，一般风湿性关节炎，颈、胸、腰椎退变，腰椎间盘突出，骨关节炎的患者服药 1～2 个疗程都能得到临床治愈，对类风湿关节炎、强直性脊柱炎、系统性红斑狼疮、干燥综合征、皮肌炎、硬皮病、白塞病等结缔组织性风湿病需坚持服药3～5 年，症状缓解、指标正常后停服汤药，以中成药巩固治疗。

（三）不良反应

临床应用 20 余年，偶有皮疹和胃肠道反应，对症处理后能缓解，未有肝、肾功能损害等严重不良反应发生。

临床上已梳理完成 8 个常见病种的中医诊疗方案和临床路径，

其中痛风中医临床路径纳入国家中医药管理局第一批 22 个专业 95 个病种中医临床路径，类风湿关节炎和强直性脊柱炎的诊疗方案纳入全国风湿病协作组验证方案。

四、益肾蠲痹法的临床应用

益肾蠲痹法治疗类风湿关节炎，风湿性关节炎，颈、胸、腰椎退变，骨关节炎已经在临床上得到广泛使用，10 余年来我们又对强直性脊柱炎、系统性红斑狼疮、激素引起的骨破坏、间质性肺炎、硬皮病、皮肌炎等进行了系统观察，亦取得了显著疗效。

（一）阴阳毒（系统性红斑狼疮）

临床上，我们运用益肾蠲痹法治疗系统性红斑狼疮（SLE）对应用免疫抑制剂、冲击疗法不能耐受者；长期应用激素病情未稳定者；撤减激素即出现反弹者；明确诊断为重度 SLE 患者，在治疗过程中不慎怀孕为不终止妊娠、继续治疗（产后母婴健康），等等，取得满意效果。

南通市良春中医医院采用回顾性研究，对 54 例曾用激素或免疫抑制剂治疗，因不良反应而改用益肾蠲痹法治疗 3 年以上的患者，观察治疗前后临床疗效、症状积分、激素剂量、红细胞沉降率（ESR）、C 反应蛋白（CRP）、可提取核抗原（ENA）系列等指标变化。结果显示：54 例系统性红斑狼疮患者治疗后的症状积分显著下降，ESR、CRP 明显下降；激素用量逐渐撤减至停服，ENA 系列指标转阴率最高达 96.3％。该文章发表于《中国中医基础医学杂志》2010 年第 7 期。

【病例】王某，女，26 岁，农民，南通如东掘港人，2002 年 2 月 25 日初诊。罹患系统性红斑狼疮，每日服泼尼松 8 片，抗核抗体（ANA）

（＋），抗 Sm 抗体（＋），抗 ds-DNA（＋），补体（C）30.55 或 40.10，尿素氮（BUN）8.2 mmol/L，面颧蝶斑，双手指关节肿痛，两下肢胀痛，近 4 日又外感风寒，鼻塞流浓涕、咳嗽痰黄，舌质淡紫，脉细小弦。此乃顽痹之候，经脉痹阻，痰热蕴肺。治宜益肾蠲痹，扶正荡邪，佐以清肺化痰。药用痹通汤加：

青风藤 30 g	穿山龙 50 g	炙麻黄 10 g	杏仁 15 g	浙贝母 10 g
金银花 15 g	连翘 15 g	蝉蜕 6 g	石膏 15 g（先煎）	
炒子芩 10 g	苍耳子 15 g	延胡索 10 g	金荞麦 30 g	凤凰衣 8 g
鱼腥草 30 g（后下）				

同时口服浓缩益肾蠲痹丸，每次 4 g，每日 3 次；金龙胶囊，每次 4 粒，每日 3 次。药进 2 周，咳嗽、痰黄渐瘥，面颧蝶斑消失，精神明显好转，苔薄白、微黄，边有齿痕，脉细小弦，原法出入继进之。治疗 2 个月后，精神明显好转，咳嗽咳痰已缓解，关节肿痛已退，泼尼松减至每日 7 片。苔薄白、微黄，边有齿痕，脉细小弦。继续巩固治疗。治疗 10 个月后，激素停用，ESR、CRP、肝肾功能正常，ANA（±），可提取性核抗原（ENA）系列阴性。中药汤剂减量，停金龙胶囊，改用浓缩益肾蠲痹丸巩固。患者于 2008 年 1 月妊娠，无明显不适，妊娠 9 个月时加服金龙胶囊，2008 年 9 月顺利分娩，母子平安。至今仍坚持服用浓缩益肾蠲痹丸，调节免疫功能。

（二）临床治愈强直性脊柱炎 ［人类白细胞抗原（HLA-B$_{27}$）滴度表达下降］

国内外的同行一致认为，强直性脊柱炎要达到临床治愈是不可能的，HLA-B$_{27}$ 表达下降至正常范围更是不可能的。良春中医医院采用"益肾蠲痹法"治疗强直性脊柱炎，可以明显改善患者关节功能，修复骨质破坏，坚持治疗可以达到临床治愈，HLA-B$_{27}$ 滴度表达转阴。临床观察 10 余年，转阴比例由建院之初的 36.3％上升到 50％左右。

【病例 1】吴某，男，20 岁，1997 年 5 月 29 日初诊。在当地医院确诊"强直性脊柱炎"3 年，经多方治疗无效，由于病痛折磨，体重由 65 kg 下降到 45 kg，周身肌肉萎缩，持续发热、自汗、盗汗、眩晕、纳差。1997年 4 月起终于卧床不起，连续三天三夜不能动弹。广州南方医院风湿科主任建议他来我院治疗，5 月 28 日由家人用单架抬着乘飞机来诊。ESR 168 mm/1 h 末，CRP 39.6 mg/L，IgG 27.3 g/L，IgM 4.3 g/L，RF（－），HLA-B$_{27}$（＋），X 线摄片提示强直性脊柱炎。患者就诊时腕关节、膝关节、踝关节肿胀疼痛伴滑膜囊肿，脊柱、骶髂关节僵硬疼痛，不能站立，翻身困难，神疲乏力，体温 38.5 ℃左右，肌肤灼热，给予补益气阴、退热止汗的中药和蠲痹通络的浓缩益肾蠲痹丸、金龙胶囊（益肾蠲痹法 C 方案），并嘱咐患者配合进行功能锻炼，饮食忌口。治疗 3 个月后，患者能下床行走，半年后全身情况明显好转，12 月底自行乘飞机回湛江。继续通过函诊服药治疗，1998 年 9 月第二次专程来南通复诊，面色红润，体重恢复到 65 kg。复检 HLA-B$_{27}$（－）（14.30 U/mL），ESR、CRP 正常，脊柱和骶髂关节 X 线片与 1997 年相比明显好转。1999 年初开始正常上班。2000 年 10 月打电话来告知，髋关节已能自如下蹲，非常兴奋地称为"六年第一蹲"！复查 X 线片显示"脊柱 S 型侧弯较前片明显变直"。该患者 2008 年结婚，2009 年 8 月喜得贵子，2010 年 4 月发来一家三口的幸福照片。

【病例 2】姚某，男，15 岁，河北唐山人，2010 年 3 月 15 日初诊。患者 2009 年 9 月起出现反复发热、颈肩和骶髂关节疼痛，在北京协和医院查 HLA-B$_{27}$（＋），血常规、骨髓象、X 线、CT 等均正常，经对症处理后退热，但关节疼痛、僵硬加重，我院根据其典型症状，拟诊为"强直性脊柱炎（早期）"，采用益肾蠲痹法 C 方案治疗后，关节疼痛、僵硬逐渐改善，并于 2011 年 7 月 8 日至北京协和医院复查，HLA-B$_{27}$（－），其余指标均正常。患者目前无关节疼痛和僵硬，唯阴天下雨时骶髂关节部位轻微不适，仍在巩固治疗中。

（三）修复骨质破坏，促进骨质生长

糖皮质激素是治疗风湿病的常用药，长期使用会抑制骨形成，促进骨破坏，导致骨质疏松症。并且能对抗生长激素的作用，抑制儿童骨骼生长和蛋白质的合成，许多儿童风湿病用药后出现生长发育停滞。良春中医医院的治疗方案不仅能控制患者的病情，还能修复骨质破坏，促进骨质生长。

【病例1】赵某，男，16岁，2004年1月初诊。患者2002年起出现腰骶疼痛，在宁夏银川各大医院诊治，未能明确诊断。治疗一年余，病情逐渐加重，腰背、双膝关节疼痛僵硬，行走不便，后经宁夏中医院介绍来良春中医医院就诊。患者由其父亲背着前来就诊，双膝关节、腰骶部疼痛明显，不能站立行走。2002年8月9日当地医院X线片显示"双侧关节间隙狭窄伴模糊，边缘骨质致密，关节面毛糙不整"，根据患者提供的骶髂关节片以及患者的症状提出可能是"强直性脊柱炎"，经化验 HLA-B$_{27}$ 90.00 U/mL（＋），红细胞沉降率65 mm/1 h 末，CRP 21.6 mg/L，确诊为 AS，采用益肾蠲痹法 A 方案治疗。患者服药初期，关节僵痛感有增无减，服药2周后，症状逐渐减轻，信心大增，通过电话函诊坚持治疗1年余，骶髂关节及膝关节疼痛缓解，行走下蹲活动自如，唯久坐后腰骶部酸痛。2005年7月25日，趁暑假期间前来面诊，复查X线片："骶髂关节炎征象较前片明显改善"，HLA-B$_{27}$ 12.50 U/mL（－），红细胞沉降率2 mm/1 h 末，CRP 5.2 mg/L。考虑患者腰骶部仍有酸痛感，再加上高考压力，嘱其继续坚持服药治疗。2007年3月份，患者情况良好，给予停服中药汤剂，予浓缩益肾蠲痹丸和蝎蚣胶囊巩固治疗。目前该患者北京中医药大学硕士研究生在读，每年暑假期间均前来良春中医医院跟随抄方学习。目前各项指标均正常，X线片骶髂关节骨密度清晰，关节间隙稍有狭窄。

【病例2】徐某，男，17岁，山东青岛人，2009年12月初诊。罹患幼年特发性关节炎10余年，周身关节疼痛，双手指、腕、踝关节对称性肿胀，压痛，活动受限，坐轮椅就诊，生活无法自理。良春中医医院予益肾蠲痹法C方案治疗，配合功能锻炼和针灸理疗，目前已治疗接近3年，周身关节疼痛明显改善，关节肿胀缓解，能自己行走，身高增加8 cm，X线片显示"股骨颈部分骨质有增生"，继续巩固治疗中。

（四）皮肌炎伴肺纤维化

皮肌炎在临床上治疗颇为棘手，常常侵犯内脏，以心肌损害、间质性肺炎甚至肺纤维化为多见。目前医疗界仍缺乏满意的治疗方法，主要以应用肾上腺皮质激素及免疫抑制剂为主，但这些药物的应用又会引发其他严重的并发症。而用益肾蠲痹法C方案治疗能明显改善患者的症状和实验室指标，达到临床治愈。

【病例】管某，男，20岁，江苏如皋人，军人。

2009年1月6日初诊。患者2008年抗冰灾严重冻伤，后出现咳嗽、胸闷、动辄气喘，四肢关节怕冷，面部及双上肢反复脓疱疹，在上海仁济医院诊断为"皮肌炎，间质性肺炎"。在良春中医医院予益肾蠲痹法C方案治疗，5个月后，咳嗽、胸闷明显缓解，面部及上肢皮损明显减少。

2010年6月复查胸部CT，肺纤维化明显改善，目前患者咳嗽、胸闷症状已缓解，能连续打乒乓球3～4小时，面部及上肢皮肤疱疹也消失，继续巩固治疗中。

（五）幼儿特发性关节炎

临床常见发热伴皮疹，多关节炎，肝、脾、淋巴结肿大和心包炎、胸膜炎、生长发育迟缓等症状。治疗以糖皮质激素及免疫抑制药为主，由于毒性及不良反应大，激素的长期应用更加重生长发育迟缓、骨质破坏。我们采用益肾蠲痹法C方案有效治愈了上述治疗失败的患儿。

【病例】施某，女，4 岁，1999 年 9 月 6 日初诊。持续高热，全身皮疹，耳后、腋下、腹股沟淋巴结肿大和肝脾大 3 个月，经南通医学院附属医院住院两次，静脉滴注地塞米松后，皮疹消退，体温下降，停用后复发，而前来求诊。根据患儿病情较重，征求家属意见，给予益肾蠲痹法 C 方案治疗，服用 2 周后，皮疹消退。3 个月后体温恢复正常，肝脾大消失。治疗 6 个月后腋下、腹股沟淋巴结已消退，红细胞沉降率正常。后一直改服扶正蠲痹胶囊，2 年后改用浓缩益肾蠲痹丸，共服用 5 年，随访至今，临床治愈。

五、结 语

国际上将风湿病对人体的危害称为 5D：致残（disability）、死亡（death）、痛苦（discomfort）、药物不良反应（drug reactions）、经济损失（dollar lost），对人体的健康和经济造成严重危害，风湿病包括 200 多种病，据统计我国单类风湿关节炎、强直性脊柱炎、骨关节炎这三类患者就有 1 亿多人。朱老说"经验不保守，知识不带走"，益肾蠲痹法凝结着四代中医人治疗风湿病的经验结晶，是一种安全、有效、便于推广的诊疗技术。

第二军医大学附属长海医院孟济明教授 12 年之前就高屋建瓴地提出：加强基础研究；总结现有经验，推广有实效的治疗方法；吸取中医药研究成果，创立有中国特色的中华风湿病学；加强相关学科协作及国际交流。因此推广有实效的治疗方法，创立有中国特色的中华风湿病学是中医、西医、中西医结合工作者所肩负的历史使命。

〔原载于"国医大师朱良春学术思想暨临证经验学习班（2013）"讲义〕

益肾蠲痹法的现代研究进展

香港浸会大学骨与关节疾病转化医学研究所　吕爱平

　　20世纪80年代，朱良春教授经40余年临床实践，提出肾督亏虚为痹证正虚的主要原因，确立"益肾壮督治其本，蠲痹通络治其标"的治法，首次提出应用"益肾蠲痹法"指导痹证治疗，并借虫类药为痹证治疗提供了新思路。在多年益肾蠲痹法经验处方基础上应用现代制药工艺研发出益肾蠲痹丸，通过系列基础及临床研究，证实了其治疗痹证的有效性及科学性。作为联合干预的重要组成用药，经多中心随机对照双盲试验临床评价，该法对类风湿关节炎具有确切的疗效及可耐受性。德尔菲法的专家共识研究证明，益肾蠲痹丸是推荐治疗类风湿关节炎的重要中成药。除了类风湿关节炎外，益肾蠲痹法还应用于多种疾病的治疗。本文通过对益肾蠲痹法现代研究进展进行总结，希望对相关研究提供一些借鉴和参考，对于推动中药新药研发、促进中药临床疗效科学评价产生积极的影响。

　　益肾蠲痹法是朱良春教授首次提出的针对中医痹证的治法。朱老从中医经典理论出发，在核心病机及基本治法等方面丰富了《内经》痹证概念的内涵，为痹证治疗提供了新思路。该研究思路在近30年来进行了较为广泛的现代研究，我们课题组自20世纪80年代起长期致力于益肾蠲痹法的研究，在动物实验和临床研究方面积累了一些经验。本文总结了益肾蠲痹法的部分代表性的现代研究。

一、"益肾蠲痹法"现代研究文献

2015年12月8日经中国知网全文检索"益肾蠲痹法"获得文献1 329篇，文献数量呈逐年递增趋势（图1），年发表文章数量最多为2013年，共128篇，作者单位排名前五位的分别为广州中医药大学、南京中医药大学、北京中医药大学、山东中医药大学及江苏省南通市良春中医药临床研究所。其中应用益肾蠲痹法治疗的疾病较多的是类风湿关节炎（rheumatoid arthritis，RA）（366篇），强直性脊柱

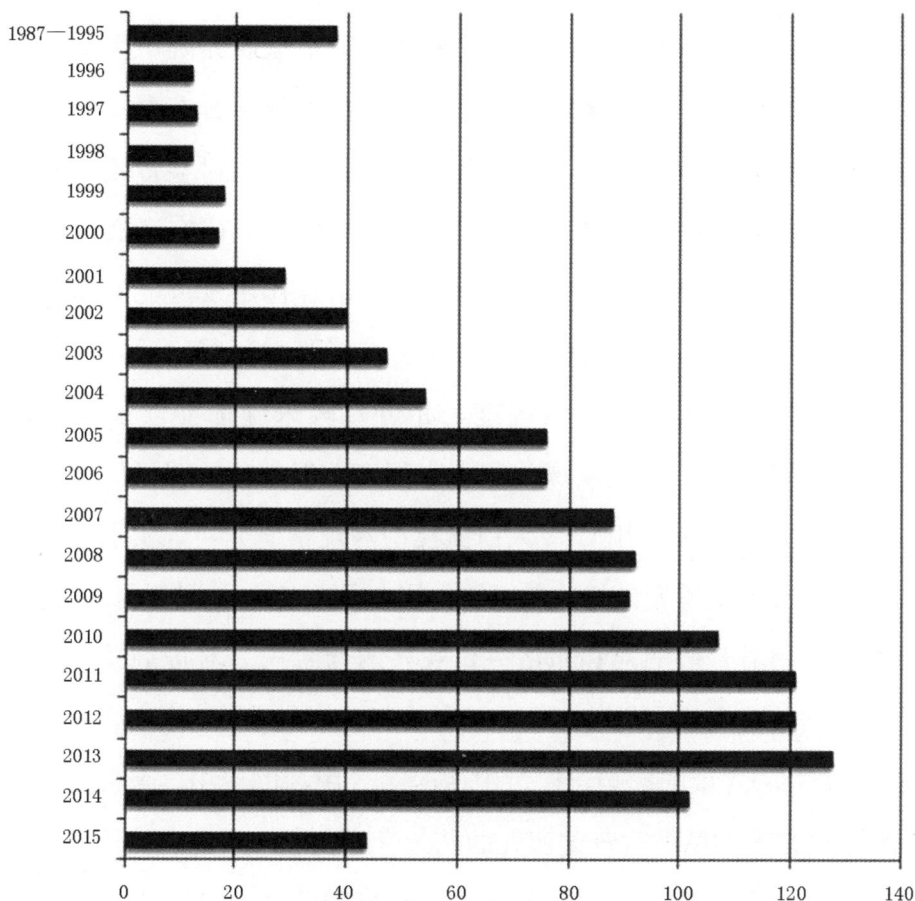

图1 1987—2015年"益肾蠲痹法"相关文献年度发表数量

炎（164 篇）和膝骨关节炎（124 篇）。

2016 年 3 月 5 日经 Pubmed（http：//www. ncbi. nlm. nih. gov/pubmed）全文检索"yi shen juan bi" or "yishenjuanbi" or "yishen" and "juanbi"，得到文献 10 篇，通过阅读文献全文查找相关文献，最后获得益肾蠲痹法相关英文文献 16 篇，主要包括临床研究以及动物实验研究。

二、益肾蠲痹法相关实验研究

1988 年，《中医杂志》发表了来自中国中医研究院中医基础理论医学研究所的研究，该研究建立Ⅱ型胶原所致的具有自身免疫反应特征的大鼠关节炎模型，首次从病理学角度来探讨益肾蠲痹丸治疗痹证的机制。益肾蠲痹法主要治疗肾虚型痹证，研究者通过系列研究观察益肾蠲痹丸对不同证型 RA 大鼠治疗作用及可能的作用机制，研究结果显示益肾蠲痹丸可以显著减轻肾虚证胶原诱导性关节炎（CIA）大鼠踝关节肿胀程度，亦可减轻未施加证候处理因素 CIA 组及脾虚证 CIA 大鼠踝关节肿胀程度，但其疗效明显低于肾虚证 CIA 大鼠。同样应用 CIA 大白鼠模型药理学研究，证实了益肾蠲痹丸对于肾虚型模型鼠的关节保护作用。从临床合并用药角度出发，研究者选用益肾蠲痹丸和布洛芬，观察两药合用后对佐剂性 RA 模型大鼠的关节疼痛、足肿胀及血清肿瘤坏死因子 α(TNF-α)和前列腺素 E_2(PGE$_2$)含量的影响，探讨中西医结合用药的作用。来自于中国药科大学研究团队的益肾蠲痹丸的药效学研究中，研究人员使用弗氏完全佐剂制作大鼠关节炎模型评价益肾蠲痹丸治疗 RA 的药效，研究显示益肾蠲痹丸可有效抑制血清中 TNF-α 及白细胞介素 IL-1β、IL-6

294

含量，抑制血清中诱生型-氧化氮合酶（iNOS）活性，下调 Bcl-2 在滑膜组织中的表达。在益肾蠲痹丸对胶原性关节炎继发病变治疗作用的实验研究中，证实益肾蠲痹丸对 CIA 大鼠具有较强的抗炎作用，机制可能与抑制 NF-κBp65 亚基和 COX-2 的表达有关。近年来，来自体内外的研究均证实益肾蠲痹丸的免疫调节作用，得到了国际研究同行的认可。益肾蠲痹丸是在朱良春教授多年益肾蠲痹法治疗痹证经验处方的基础上，应用现代制药工艺研发的国家三类新药。以上研究显示益肾蠲痹丸确有疗效，该药物的研制成功，显示了益肾蠲痹法在 RA 等难治性疾病治疗中的重要价值。为了对益肾蠲痹丸药品质量进行严格质量控制，有研究者采用薄层色谱鉴定当归和延胡索，高效液相色谱法探索了淫羊藿苷和延胡索乙素在药品中的含量，为质控提供了定量依据。此外，对于益肾蠲痹丸的组分改进，研究者也做了相应探索，为了降低马兜铃酸被限制使用的影响，研究者将益肾蠲痹丸 I 号样品（原处方）和 II 号样品（原方去除寻骨风）对大鼠佐剂性关节炎的作用进行了比较，探讨益肾蠲痹丸方中去除寻骨风后降低毒性的可行性，为益肾蠲痹丸组方改进提供了科学依据。益肾蠲痹法借虫类药"虫蚁搜剔"之性，创新性提出虫类药作为组方的重要组成部分，有研究探索全蝎、蜈蚣合用的作用机制，研究显示合用虫类药治疗 RA 是通过调节 T 淋巴细胞和 Th1/Th2 细胞因子，这项研究对虫类药研究具有重要的示范意义。

三、益肾蠲痹法相关临床研究

自益肾蠲痹丸上市后，临床应用广泛，临床研究数量不断增加。在 CNKI 以"益肾蠲痹"和"随机对照"为题目和摘要检索，得到

1997 年以来以益肾蠲痹丸为干预的随机对照 54 项，其中包括 3 项研究益肾蠲痹丸作为对照组干预药物。因此可见，益肾蠲痹丸在近 20 年来进行了较多的高级别临床研究，为今后的临床应用积累了证据。

在一项 400 余人的多中心随机对照试验中，采用回归分析、主成分分析、因子分析、辨别分析、聚类分析等多元统计方法，发现益肾蠲痹丸联合用药方案对于虚证的 RA 患者更为有效，而西药组合疗法更适合于寒证的 RA 患者。随后研究者应用创新性两阶段临床试验方案设计（图 2），探索益肾蠲痹丸联合用药方案的适应证，发现具有夜尿多、汗多及盗汗症状特征的患者获得更好的疗效，为寻找益肾蠲痹丸精确适应证提供了临床证据。

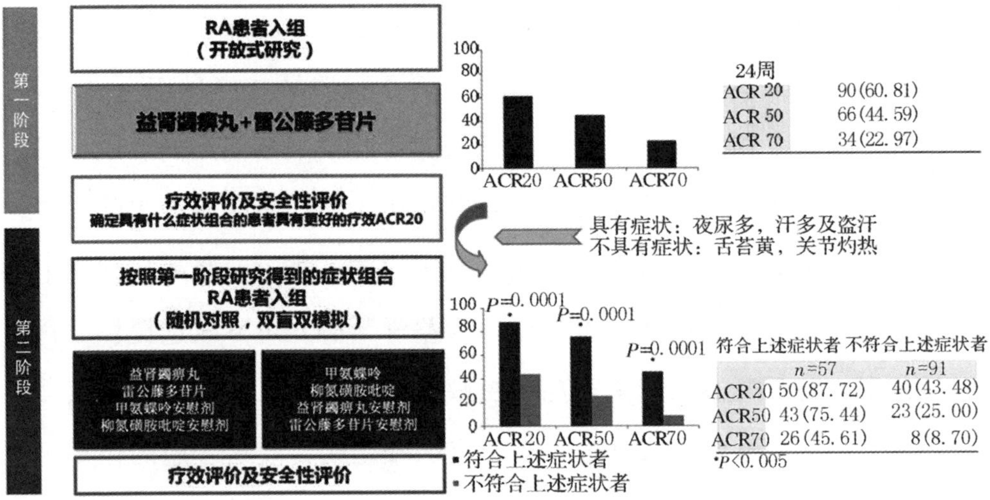

图 2　益肾蠲痹丸联合用药两阶段临床试验设计及结果示意图

在药物安全性方面，该药物上市后，有胃肠道反应、过敏反应以及肝功能损害的不良反应报告。也有学者针对该药物肾毒性提出了防范措施。经 436 例和 218 例先后两项多中心随机对照试验证实，益肾蠲痹丸联合用药方案的不良反应发生率与甲氨蝶呤合用柳氮磺吡啶肠溶片用药方案不存在显著性差异。为进一步降低不良反应的发生率，考虑原有用药剂量较大，1995年在原方基础上进行加减和工艺改进，研制了医院制剂浓缩益肾蠲痹丸。该浓缩丸在江苏省南通良春风湿病医院院内使用，作为医院内制剂。临床应用反映胃肠道反应及过敏反应等不良反应减少（未发表数据），今后需要进一步地研究，为降低潜在不良反应作出努力。

伴随临床广泛应用及临床证据的累积，2011年，中华中医药学会发布类风湿关节炎诊疗指南，推荐益肾蠲痹丸用于RA治疗。在应用德尔菲法的专家共识研究中，55.3%的专家推荐类风湿关节炎患者服用益肾蠲痹丸，95.24%的专家认为其对中度疼痛具有疗效。

除了RA以外，益肾蠲痹法亦用于治疗多种免疫性疾病和难治性疾病，充分实现中医异病同治的治疗理念，并取得了一定的疗效。在临床应用中，益肾蠲痹丸广泛应用在中西医结合治疗中，因此，出现了很多关于不同RA治疗指南一线用药与益肾蠲痹丸合用的临床研究，丰富了益肾蠲痹丸临床研究的证据体系。伴随临床证据的增加，有研究者采用系统评价和荟萃分析方法，对益肾蠲痹丸治疗强直性脊柱炎的疗效和安全性进行了证据评价和集合。由此可见，伴随益肾蠲痹丸临床研究的深入，益肾蠲痹丸的临床应用将得到拓展和提高。

四、结　语

30余年来，随着益肾蠲痹丸的研发和上市应用，开展了益肾蠲痹丸系列临床研究及动物实验研究，明确了其作用机制和相应证候，验证了益肾蠲痹法指导痹证的有效性和科学性。益肾蠲痹丸已经成为专家推荐治疗RA的重要中成药。它的研制成功，显示了益肾蠲痹法在难治性疾病治疗中的重要价值，为中药新药研发开辟出新的有效的研发思路，为今后研究提供了借鉴和参考。

〔原载于"朱良春益肾蠲痹法治疗风湿病学术经验培训班（2014）"讲义，收入时略作修改〕

益肾蠲痹法治疗系统性硬化病经验

南通市良春中医药临床研究所门诊部　朱幼春　陈淑范　郁兆婧

系统性硬化病（SSc）是一种以皮肤变硬和增厚为主要特征的结缔组织病，多发于 30～50 岁女性。

系统性硬化病与中医学中的皮痹相类似。皮痹从《内经》起历代医家均有阐述。皮痹是以皮肤浮肿，继之皮肤变硬、萎缩为主要症状的一种病证，是五体痹之一。皮痹不已，复感于邪，病邪可以深入于里，临床上除有皮肤损害的表现外，还常伴有肌肉、关节及脏腑功能失调的症状，与五脏痹密切相关。轻者皮肤病变局限，皮肤呈片状、点状或条状损害，皮肤颜色呈淡紫色或似象牙色，继之变硬、萎缩。重者皮肤病变广泛，四肢、胸颈、面部皮肤均可累及，皮肤坚硬如革，表面有蜡样光泽，不能捏起，手指伸屈受限，面无表情，张口不利，眼睑不合，胸背如裹，后期皮肤萎缩变薄。若累及脏腑可见吞咽困难、腹胀纳呆、胸闷气短、心悸心痛等症。

一、病因病机

朱老认为：本病起病缓慢，病程绵长，反复发作，治疗颇为棘手。其病因为正气虚衰，外邪乘虚侵犯，客于肌肤，阻于脉络，久则肌肤萎缩、干枯、变硬，进而导致心、肺、食管、胃、肾等多个脏器或脏腑功能失调。

患者素体禀赋不足或房劳伤肾，使肾阳虚衰，皮肤无以温煦；饮食劳倦，情志失调，损伤脾胃，气血生化之源不足，至皮肤失荣；由于体虚致卫外不固，腠理不密，或风寒湿三邪乘虚而入，凝于腠理，客于肌肤；或因热毒伤津，血涩凝滞而致病。病邪日久不去，深入至络脉、经脉，致脉络痹阻，血瘀不通，痰浊瘀血内阻，久之则肌肤失养，多脏腑功能失调，病程缠绵反复，所以外邪侵袭是皮痹的主要发病因素；其中以风寒湿邪为主，正气亏虚、脏腑失调则是内在因素，久病多瘀，久病多虚，久必及肾，故肾虚是其根本。

二、辨证分型

朱老认为：该病为本虚标实证，本虚主要为肾虚（气血阴阳亏虚）；标实为寒湿热毒、血瘀痰浊痹阻，故治疗大法为益肾蠲痹通络。方药：痹通汤（当归、鸡血藤、威灵仙、䗪虫、僵蚕、乌梢蛇、蜂房等）加减，每日 1 剂，煎煮 2 次，分 3 次服。中成药扶正蠲痹 Ⅱ 胶囊，每次 4 粒，每日 3 次；益肾蠲痹丸 8 g 或浓缩益肾蠲痹丸 4 g，每日 3 次，均餐后服。

我们跟诊朱老多年，现将临床常见辨证分型总结于下，与同道分飨。

（一）脾肾阳虚，寒凝腠理

【主症】皮肤硬肿，关节疼痛，肢端溃疡，肌肉瘦削，倦怠乏力，形寒肢冷，脱发耳鸣，面色㿠白，舌淡胖、边齿痕、苔薄白、脉沉细。

【治法】补肾健脾，温经散寒，蠲痹通络。

【方药】痹通汤加鹿角片、制附子、细辛、干姜、川桂枝等。

【病例】纪某，男，25 岁，山东人。

初诊（2012 年 2 月 23 日）：指节硬肿 6 年余。患者初指节苍白，渐硬肿，2006 年于山东大学附属医学院诊断为雷诺病、硬皮病，具体治疗不详，病情渐进展。刻诊：指节硬肿麻木，遇冷症状加重，部分指节皮肤溃疡，渗液结痂，甲床消失，面部皱纹消失，乏力，脱发健忘，双膝隐痛，小便自调，大便不实，舌淡红、苔薄白，脉细。血检：血常规正常，红细胞沉降率（ESR）8 mm/1 h 末，肝肾功能正常，C 反应蛋白（CRP）6.7 mg/L，IgG 16.9 g/L，抗核抗体（ANA，＋），抗 RNP 抗体（＋），抗 SSA 抗体（＋），抗 RO-52 抗体（＋），抗 SCI-70 抗体（＋）。证属脾肾阳虚，寒凝腠理。治拟温补脾肾，温经散寒，蠲痹通络。处方：

（1）痹通汤加生黄芪 30 g，穿山龙 50 g，鹿角片 15 g，制附子 12 g，细辛 5 g，干姜、川桂枝各 8 g，熟地黄 15 g，炙鳖甲 20 g。水煎服，每日 1 剂，早晚分服。

（2）雷公藤多苷片口服，每次 20 mg，每日 3 次。

（3）扶正蠲痹Ⅱ胶囊口服，每次 4 粒，每日 3 次。

二诊（3 月 29 日）：药后肠鸣辘辘，指节硬肿、遇冷皮肤色紫，脱发，手指端溃疡反复，纳可便调，前臂皮肤硬，下肢皮肤干燥脱皮，舌淡红、苔薄白，脉细涩，治守原意。上方去熟地黄，加炒白芥子 10 g；雷公藤多苷、扶正蠲痹Ⅱ胶囊继服。

三诊（4 月 24 日）：来电述：指节溃疡结痂，遇冷皮肤色紫，纳可便调，效不更方。

四诊（5 月 31 日）：指节溃疡未再发作，指节僵硬胀痛，受寒肤紫，记忆力减退，脱发，纳可便调，舌淡、苔薄白，脉细。守上方加制首乌 15 g，雷公藤多苷、扶正蠲痹Ⅱ胶囊继服。

坚持服药治疗，症状逐步改善，至 2012 年 8 月 21 日复诊时，皮肤褶皱可见，活动度增加。继予巩固治疗。

【按】本案因气血不足、脾肾阳虚导致风寒湿邪乘虚而入，凝于腠理，阻于脉络而发病，气血不通，营卫不和，腠理失养。治疗以温补脾肾，蠲痹通络为主要治法。方中生黄芪、当归、鸡血藤、熟地黄补益气血；制附子、鹿角片、淫羊藿、蜂房温补脾肾之阳；干姜、桂枝、细辛温通血脉；虫类药蠲痹活血通络；穿山龙、泽泻祛风除湿消肿；鳖甲、熟地黄滋阴补肾，则阳得阴助，生化无穷，且鳖甲能软坚散结，软化血脉、肌肤。上述穿山龙与温肾药、虫类药均有改善免疫功能的作用。

（二）肺肾两虚，瘀血痹阻

【主症】指节、面部等皮肤硬肿，遇冷指节青紫，关节僵滞，胸闷气短，舌黯或紫，有瘀斑、瘀点，苔薄，脉细涩。

【治法】补益肺肾，化瘀通络。

【方药】痹通汤加穿山龙、黄芪、淫羊藿、生晒参、北沙参、麦冬、制鳖甲等。

【病例】李某，女，59岁，安徽人。

初诊（2012年6月5日）：指节硬肿、破溃渐加重10年伴胸闷气短。患者初胸口皮肤发硬，2006年于当地医院住院诊断为硬皮病。渐指节硬肿，雷诺症状明显，曾服中药、西药治疗，药名不详。近5年主要服用当地药店所购气血双补丸，症状进展，2011年11月22日于安徽六安人民医院检ANA 1∶320，重症联合免疫缺陷(SCL)-70（＋），血常规、尿常规、CRP、类风湿因子（RF）、肝肾功能正常。刻诊：指节硬肿疼痛，指端溃疡反复，遇冷指节皮肤发紫，面部板硬，张口欠利，稍活动即胸闷气短，轻度咳嗽，下肢微浮，纳可，二便调。舌暗、苔腻微黄，脉细。证属肺肾两虚，瘀血痹阻。治拟温补肺肾，蠲痹通络。处方：

（1）痹通汤加穿山龙50 g，肿节风30 g，生黄芪30 g，淫羊藿15 g，生晒参10 g，蜣螂12 g，炙鳖甲20 g，熟地黄15 g，紫石英、猫人参各30 g，红景天、金沸草各20 g。水煎服，每日1剂，早晚分服。

（2）扶正蠲痹Ⅱ胶囊口服，每次4粒，每日3次；另嘱回当地拍摄胸部CT。

二诊（6月27日）：来电述：回当地即检胸部CT：两肺下叶间质性病变。药后指节硬化疼痛，改善不显，活动后胸闷气短，纳可，便调。上方加丹参15g，扶正蠲痹Ⅱ胶囊继服。

三诊（8月6日）：来电述：指节硬肿，指端溃疡时有反复，较前略减轻，活动后气短胸闷。上方加炮穿山甲末6g（分2次吞），扶正蠲痹Ⅱ胶囊如上继服。

四诊（9月10日）：来电述：指节皮肤色转红，质地渐软，指端溃疡未作，活动后仍胸闷气短、咳嗽痰白，原方加金荞麦30g、合欢皮20g，扶正蠲痹Ⅱ胶囊继服。之后定期电话随诊。

十二诊（2013年6月7日）：经6个月坚持服药，症状显缓，指端溃疡未再发作，指节渐软，双下肢浮肿不显，胸闷气短减轻，活动后咳嗽白黏痰。刻诊：舌质淡红、苔薄，脉细数。当地复查CT（2013-02-27）：右肺门影增大，两肺少许炎症，右侧胸膜肥厚。继予前法巩固治疗，中成药减量服用。

【按】瘀血内阻日久，气血亏损，肌肤失养，故见指节硬肿疼痛。病程迁延则邪气循经入脏，致脏腑功能失调，肺气亏虚、肾不纳气，故稍活动即胸闷气短，轻度咳嗽，下肢微浮。治疗当以温补肺肾，活血通络为主要治法。方中生黄芪、生晒参、淫羊藿、紫石英补益肺肾，温肾纳气；穿山龙、肿节风、猫人参祛风除湿，舒经通络，止咳定喘，且对细胞免疫和体液免疫均有调节作用；炙鳖甲、熟地黄滋补肺肾；红景天补气清肺，散瘀消肿；金沸草止咳化痰；鳖甲配蜣螂、炮穿山甲软坚散结，尤其值得体味的是炮穿山甲一药，二诊后效果不佳，加用该药后，指节皮肤色转红，质地渐软，指端破溃未作。炮穿山甲软坚散结之力著，但此药价格太高，故非重症不用，皆研末吞服以减少药费。

303

（三）正气不足，风毒湿热

【主症】手足溃疡反复难愈，皮肤硬肿发展迅速，关节肿痛，气短心慌、乏力，身热，舌红、苔黄腻，脉细数。

【治法】扶正固本，清热解毒，化湿祛瘀。

【方药】益肾蠲痹丸加神效托里散加淫羊藿、仙茅、豨莶草等。

【案例】陈某，男，22岁。形体丰腴，体重 87.5 kg，腹壁肥厚，平素嗜食肥甘，湿热蕴结脾胃，唇红面晦，苔黄腻，脉弦数。最初症状仅因右手指有小块白色脱色斑变硬变裂，就诊当地大医院，确诊为局限性硬皮病，吃了半年的中药和激素未效，且硬化之病变发展到四肢。转诊于某省级医院做病理切片，疑红斑狼疮，又服了治红斑狼疮中药和西药激素半年余，不但无效，而且病变更加严重，四肢明显萎缩，多处僵硬，十指中已有七指弯曲畸形，手脚多处溃烂，生活不能自理，不能走路。又转诊北京市及两省五家专科医院，确诊为弥漫性硬皮病，先后治疗3年，耗尽家资，债台高筑仍未效。求诊时家人带来之四肢溃烂彩色照片呈溃烂流脓、红肿遍布、状难形容。治法：扶正托毒，化湿热，行瘀滞。处方：

生黄芪 50 g	当归 10 g	忍冬藤 30 g	生甘草 10 g
淫羊藿 15 g	仙茅 6 g	土茯苓 35 g	徐长卿 15 g
豨莶草 15 g	地肤子 15 g	白鲜皮 15 g	麦冬 15 g
生地黄 15 g			

另服益肾蠲痹丸，每次 8 g，每日 3 次。

药服 10 剂即效出意外，大片溃烂即不流水，红肿大为消退，有多处开始结痂，腐去新生，且萎缩、畸形、僵硬、活动受限均感好转，更令患者惊喜的是 3 年大便黏溏不爽、次数多均消失，转正常大便每日 1 次。病家大赞奇迹。原方去地肤子、白鲜皮、忍冬藤，加红花、刘寄奴，倍豨莶草续服 2 个月，硬化的皮肤除手指之外均能捏起，萎缩、畸形、僵直、活动受限等症状均大有好转，已能生活自理，并能走路，再嘱购朱老的"益肾蠲痹丸"合"六味地黄丸"长期守服，1 年后信告基本康复如前。

【按】该案是朱老学生邱志济医师遵朱老之思路和治法而取效的病案。本案因误治使风湿热蕴结更甚，热毒痰瘀不得分化，是病情加重的关键，拟扶正托毒、化湿热、行瘀滞之法，集寒热辛苦于一炉，以迅速分消风、湿、热、毒诸邪，则痰瘀湿热分化，诸经隧络道畅通，气血运行无阻，四肢百骸皮毛得以濡养，故硬化、萎缩、僵直、局部功能障碍，或溃烂、红肿等症均能速愈。方中黄芪、当归、甘草、忍冬藤为"神效托里散"，其中生黄芪能提高人体非特异性免疫功能，为扶正托里药之代表；二仙〔仙灵脾（淫羊藿）、仙茅〕乃朱师培补肾阳之法；加麦冬、生地黄不但润燥增液，且能荣枯起朽，以滋阴精生化之源；土茯苓、豨莶草、地肤子、白鲜皮、徐长卿能清除湿热，解毒活血，使风毒、湿热、瘀滞一并廓清。综观全方有调和阴阳气血，宣通脉络，托毒生肌之功，加入"益肾蠲痹丸"，扶正祛邪，痼疾即愈。

五、结　语

朱老的学术观点和临床经验在"皮痹"的治疗中具体体现在以下几点：

（1）顽痹从肾论治：由于起病隐匿，迁延日久，以致"久病多虚，久必及肾"。

（2）辨病与辨证相结合：辨病是相对的，辨证是绝对的。

（3）标本兼治：益肾壮督治其本，蠲痹通络治其标。

（4）注重患者的兼证，提高患者的生活质量。

（5）体会经验方"痹通汤"在皮痹中的应用。

〔原载于"朱良春益肾蠲痹法治疗风湿病学术经验培训班（2014）"讲

义，收入时有修改〕

作者简介

朱幼春（1951—），副主任中医师，国医大师朱良春教授学术继承人之一。原任南通市崇川区疾病控制中心书记，现任南通市良春中医药临床研究所门诊部书记，世界中医药联合会急症专业委员会常务委员。

陈淑范（1947—），南通市第三人民医院副主任中医师，国医大师朱良春教授学术继承人之一。

三、各科论治

朱良春治咳经验介绍

南通市中医院　张肖敏

一、治咳经验

咳嗽为肺系疾患的主要症状之一。我随朱良春老师临证治疗该症，有所收益，现结合案例，将其治咳经验介绍如下。

【病例 1】汤某，女，43 岁，工人。咳嗽痰黄，历时半个月，咳呛胸痛，口干欲饮，纳谷欠馨，大便燥结，舌苔薄黄，脉象细弦。此乃肺燥之证，拟以润肺止咳，选桑杏汤加减。处方：

> 南沙参 12 g　　北沙参 12 g　　桑叶 10 g　　杏仁 10 g　　淡豆豉 6 g
>
> 栀子 5 g　　　梨皮 1 只　　　瓜蒌皮 12 g　　生甘草 5 g

服上药 4 剂，咳嗽仍剧，余证略平。二诊请朱师诊治，他认为咳嗽痰黄，口干欲饮，仍属肺热之象。至于大便燥结，乃肺热并移于大肠之候。咳嗽之因热与因燥之辨识，全以咳嗽痰稠与干咳无痰为区分。肺热之咳，法当清肺泄热，化痰定咳。乃予清肺定咳汤（朱师自订之方）：

> 金荞麦 20 g　　　　鱼腥草 15 g（后下）　　　白花蛇舌草 20 g
>
> 天浆壳 12 g　　　　化橘红 6 g　　　　　　　苍耳子 12 g
>
> 枇杷叶 10 g（去毛，包）　生甘草 6 g　　5 剂

服上药 2 剂后，咳即趋缓，续服 2 剂，热清咳定而愈。

【病例2】张某，女，29岁，工人。外感之后，咳近匝月，痰多泡沫，夹黄脓痰，口干黏腻，舌根苔黄腻、舌质微红。证属痰热蕴肺，治宜清肺化痰，拟泻白散合黛蛤散加减。处方：

桑白皮 10 g　　地骨皮 10 g　　　黛蛤散 10 g（包）　　瓜蒌皮 10 g

竹沥半夏 10 g　鱼腥草 30 g（后下）　生甘草 5 g

3剂服后，咳嗽仍作，遂请朱师会诊。师曰：患者确系痰热咳嗽，但泻白散为泻肺火、清虚热之方，患者系痰热壅盛之实证，应以清热化痰，下气止咳为法。朱师仍予清肺定咳汤治之。服药5剂，咳止痰净。

【按】例1汤案，初诊我根据咳呛、口干、大便燥结而辨为肺燥之候，给予清宜凉润治温燥初起的桑杏汤，岂知服药4剂而咳仍不止。遂请朱师诊治，他从咳嗽痰黄，口干欲饮，大便燥结，而诊为肺热之候。燥宜润，而热应清，辨证有误，施治欠当，故收效不著。例2张案，辨证为痰热蕴肺，并无舛误，为何药不应手？经朱师指点，始悟并非矢不中的，乃力不及彀也。改投清肺定咳汤，迅获痊复。这说明辨证立法，选方用药，必须认真细致，一丝不苟，才能丝丝入扣，而奏良效。

清肺定咳汤为朱师之经验方。历年来临床使用屡收显效，该方对痰热蕴肺，顽固咳嗽，黏痰阻滞，咯唾不爽者，最为适宜。方中金荞麦、鱼腥草乃前人用治肺痈之要药，朱师用其清化痰热。白花蛇舌草除清化痰热之功外，还能提高机体抗病能力，促使痊愈。配以天浆壳、枇杷叶清肺泄热，化痰止咳；苍耳子本为通利鼻窍，散风祛湿之品，朱师则以之作为预防感冒之用（因其有抗过敏之功），久咳不愈者参用之，颇有助益；橘红调中化痰，甘草润肺止咳，调和诸药。因此本方治疗肺蕴郁热，久咳不愈，痰黄质稠之证，确有疗效。

【病例3】冒某，女，31岁，工人。咳嗽缠绵2个月，曾服中药未愈。

呛咳喘促，胸闷气短，入夜更甚，偶有白黏痰咳出，口苦较甚，舌尖偏红，脉象细弦。证属肺气不足，肃降失司之候，方选定喘汤加减。处方：

> 炙麻黄5g　银杏肉6g　炙苏子10g　生甘草6g　款冬花10g
>
> 杏仁12g　桑白皮10g　黄芩10g　制半夏10g

药服4剂，罔效。请朱师再诊，吾师根据患者呛咳频作，痰成白黏，入暮气逆，难以平卧，胸闷纳减，舌尖红、苔薄，脉细弦，责之肺脾肾俱虚，气阴两伤，气失降纳，咳喘乃作。治宜补肺调脾，益肾纳气，止咳平喘。拟两张处方。

（1）汤药方：

> 怀山药20g　牛蒡子10g (打)　川百合15g　核桃仁10g
>
> 儿茶8g　生甘草8g　4剂

（2）久咳丸：

> 杏仁15g　枯矾6g　罂粟壳12g　五味子10g

共研细末，蜜丸梧桐子大，每晚服20丸。服汤药共6剂，咳止喘平，诸症均除。

【按】本例我在辨证上虽属近似，但选用定喘汤则欠切合。因定喘汤是由于外感风寒，内蕴痰热，以致肺气不能肃降，而气逆咳喘者，取其宣通肺气，除痰定喘。今患者呈现肺脾肾俱虚，气阴耗伤之证，故定喘汤殊属不当。朱师改予补肺调脾，益肾纳气，止咳平喘之品，并佐以久咳丸，服药6剂咳止病愈。

汤药方以怀山药与牛蒡子同用，是吸取张锡纯的经验。张氏云："牛蒡子体滑气香，能润肺又能利肺，与山药、玄参并用，大能止嗽定喘，以成安肺之功。"百合润肺止咳，核桃仁补益肺肾，配合补肺止咳药善治肺虚久咳，并有定喘作用；儿茶、甘草能清热、生津、化痰。药味虽简，奏效满意。

"久咳丸"也是朱师治疗久咳不已的经验方。罂粟壳、五味子敛肺镇咳，枯矾祛痰，杏仁既能止咳平喘，又能润肠通便，可以防止罂粟壳涩肠之弊。此乃循《医门法律·咳嗽续论》"咳久邪衰，其势不脱，方可涩之"之意，此方适用于久咳不已而痰少者，每晚服14～20丸，定咳宁嗽之功甚著。外邪未净者，不宜服。

二、治咳验方

朱师思维敏捷，勤奋钻研，在临床中总结了不少新方。现将几张经常使用的止咳经验方介绍于下。

（一）咳喘合剂

治疗支气管炎及痰热哮喘者。方由天竹子12 g，黄荆子15 g，石韦30 g，佛耳草15 g组成。此为1日量，可制成合剂，服用较便。

天竹子止咳效佳，现代药理研究证实其中含有南天竹碱，有强烈的麻痹呼吸中枢作用，但过量易中毒，朱师掌握在10 g左右；黄荆子长于止咳、化痰、定喘，对慢性支气管炎或哮喘之咳、喘、痰均有疗效，尤以止咳定喘为著；佛耳草乃鼠曲草之别名，善于止咳、化痰、定喘。此三药配伍，有相得益彰之功，为朱师治慢性咳嗽必用之药；石韦既可抗菌消炎，又有定喘之功。故本方凡无外感客邪之咳喘均可使用。

（二）五子定咳汤和止嗽蛋

对于百日咳及慢性支气管炎之久咳不已而痰少者，朱师常用下列二方：一是五子定咳汤，由天竹子6 g，六轴子1 g，白苏子6 g，黄荆子10 g，车前子10 g（此为小儿剂量，成人加倍）组成，长于止咳解痉。二是止嗽蛋，即取蜂房3g洗净，烘干，研末，与鸡蛋一只及面粉少许混合，炒熟（不用油盐）食之，每日1至2次，餐后食之。临床应用，多在2～3日见效，小儿尤喜服用。

（三）止嗽散加味

治疗诸般咳嗽，不论新久，均有良效。唯阴虚肺燥之虚损咳嗽，则非所宜。止嗽散乃程钟龄所制之方，方中桔梗宣通肺气，泻火散寒，治痰壅喘促，鼻塞咽痛；荆芥善治伤风头痛咳嗽；紫菀辛温润肺，苦温下气，补虚调中，消痰止渴，治寒热气结，咳逆上气；百部长于下痰止嗽，治肺气壅塞之咳嗽；白前长于降气，气降则痰涎自消；陈皮调中舒膈，导滞消痰；甘草润肺止咳。全方温润和平，不寒不热。所以程氏云："既无攻击过当之虞，大有启门驱贼之势，是以客邪易散，肺气安宁。宜其投之有效欤！"朱师用本方诸药各30g生用研末，另取生萝卜子（研）、枇杷叶（去毛，包）、鱼腥草各60g煎汤，取汁，再加生萝卜汁60g，共调上药末蜜泛为丸，每丸约重7g，每服1丸，小儿减半，早晚各1次，开水化服。对于外感、内伤诸咳（除阴虚肺燥咳嗽外），均可服用。

（四）参蛤散

朱师自订参蛤散治虚性咳嗽，方用红参（或太子参30g代之）、北沙参、五味子各15g，蛤蚧1对，麦冬、化橘红各10g，紫河车24g，共研细末，每服2g，每日2～3次。此方具有补益肺肾，纳气定喘，止咳化痰，润肺生津之功。内伤久咳，虚证咳喘均可用之，如合并感染，发热痰多者，暂不宜用。

以上介绍虽非全面，但亦可窥见朱师治咳经验之一斑。

〔原载于《中医杂志》1981（4）〕

作者简介　张肖敏，博士、研究员，原江苏省人口与计划生育委员会主任、党组书记，江苏省人民政府参事。现任妇幼健康研究会副会长，东南大学国际老龄化研究中心主任，南京普斯康健养老服务中心（公益）理事长。

朱良春治疗紫癜的经验

南通医学院附属医院　朱建华

　　紫癜是一种症状，也是一组出血性疾病。现代医学从病理角度分为血管外因素、血管因素及血小板因素3类。它的起因纷繁，分类也较多，但临床以过敏性紫癜和原发性血小板减少性紫癜为常见。平素看到朱师临证治疗这类患者，服药收效甚好。一般早期多属血热胃火型，中期恒见阴虚内热型，后期则为脾肾阳虚型。初病多实，久病多虚，是符合疾病演变规律的。

　　中医学认为紫癜是血分病，属于斑、疹、衄血等门，是血液外溢至皮肤、黏膜，形成出血点和瘀斑，以及鼻、齿龈、内脏组织出血的综合病态。因其以紫癜为主要特征，所以古籍称为"肌衄"，但不能全面概括。清《张氏医通·诸血门》说得比较恰当："其衄血种种，各有所从，不独出于鼻者为衄也。"因为衄血是血液不循常道，或溢于口、鼻诸窍，或渗泄于肌肤。

　　过敏性紫癜和血小板减少性紫癜虽为两种不同的疾病，但在临床辨证上有其共同点，故中医辨治尽管有各种不同的分型意见，然总不出寒、热、虚、实四字。明代张介宾在《景岳全书·血证》中总结了出血的原因为火与气两个方面："而血动之由，唯火、唯气耳。故察火者，但察其有火、无火；察气者，但察其气虚、气实。"

并进一步明确指出："动者多由于火，火盛则迫血妄行；损者多由于气，气伤则血无以存。"朱师在临床实践中，根据脏腑、气血、阴阳等学说，对紫癜总结归纳为内热炽盛，迫血妄行；阴虚内热，血热失制；以及脾肾阳虚，气不摄血 3 个类型，与张氏立论是一致的，并由此而得出治疗法则和方药。因为理论是从实践总结中升华出来的，那么这个理论必然能恰当地指导着实践，也必然会得到预期的效果。朱师谆谆启导吾侪："我们的祖先在实践、认识，再实践、再认识的真理长河中，掌握了这个朴素的辩证法，从而认识了许多客观规律，并以此来指导、推动中医中药的发展，具体地说，'辩证论治'的核心体现在整体观和动态观，整体观是既一分为二，又抓主要矛盾；动态观是充分体现了防微杜渐、见微知著的预防思想。这是中医学理论体系的精髓之处，也是我们要重点学习和掌握的方法和内容，循此以进，将可升堂入室，而有所创获。"现将朱老对紫癜三类型治验简介于下，供同道临证参考。

一、内热炽盛，迫血妄行型

治法：清热解毒，凉血消瘀。

【病例 1】陆某，男，9 岁，学生。

初诊（1978 年 2 月 13 日）：高热后臀部及两下肢透发紫癜，伴见酱油状血尿，在某医院住院，诊为"过敏性紫癜——肾型"，经抗过敏、抗感染，使用激素、维生素及对症治疗，有所好转，但不稳定，紫癜与血尿仍时轻时剧。患儿家长要求中医会诊。

症见面如满月，时有烘热感，口干欲饮。臀部与两下肢有散在瘀点，色紫红，按之不退。尿检：蛋白（＋＋），白细胞（＋），红细胞（＋＋），透明管型少许。大便干结，苔少舌红，脉数。此为内热炽盛，迫血妄行，外溢肌肤，内渗肾脏。法当清热解毒，凉血消瘀。处方：

生地黄12 g	水牛角15 g	牡丹皮10 g	小蓟10 g	生锦纹5 g
枸杞子10 g	墨旱莲10 g	炙僵蚕5 g	甘草3 g	4剂

二诊（2月20日）：药后烘热口干显减，紫癜逐渐消退。尿检：蛋白少量，红、白细胞各（＋）。苔薄舌红稍减，脉小数。内热见挫，血已循经，原法损益。上方去生锦纹，5剂。

三诊（2月28日）：精神颇好，紫癜已消，未再续透。苔薄，脉较平。瘀热渐清，肾功能损害未复，继当益肾培本。处方：

生黄芪12 g	怀山药12 g	潞党参9 g	全当归6 g
白花蛇舌草15 g	仙鹤草12 g	益母草15 g	木槿花6 g
甘草3 g	红枣5枚	7剂	

四诊（3月6日）：尿检基本正常，精神亦好，苔薄，脉细。症情稳定，唯体虚未复。再为培益，以善其后。上方去木槿花，加菟丝子、覆盆子各9 g。7剂。

8月3日随访：精神甚好，紫癜、血尿未再作。

【病例2】顾某，女，9岁，学生。

初诊（1979年12月15日）：上月13日起病，腹痛甚剧，继则四肢、臀部出现淡红色圆形丘疹，其色逐步增深，而形成紫癜，呈对称性。即去某医院治疗，诊为过敏性紫癜，服用泼尼松、复方芦丁等药，有所好转，迄未痊愈。紫癜以臀部及下肢为著，呈片状，口干欲饮。舌质红，脉弦带数。此热蕴营分，迫血妄行，溢于肌肤之肌衄也。治宜清热凉血，师犀角地黄汤意出入。

生地黄15 g	水牛角15 g	牡丹皮10 g	京玄参12 g
生地榆15 g	墨旱莲12 g	炙僵蚕6 g	甘草3 g 5剂

二诊（12月21日）：药后肌衄渐止，精神亦振，口干已减。舌微红，脉小弦。营热渐清，血循常道，此佳象也。药既获效，守方继进。上方加枸杞子10g，5剂。

三诊（12月27日）：症情稳定，血热已清，紫癜未再透布。有时头眩神倦，纳谷欠香，苔薄脉平。此邪去正虚，脾虚气弱之征。继予培益之品以调之。

> 潞党参3g　枸杞子12g　怀山药15g　炙黄芪8g　仙鹤草10g
> 生白芍8g　甘草3g　6剂

1980年2月7日随访：紫癜未再作，已获痊愈。

【按】内热炽盛、迫血妄行型，一般以犀角地黄汤为首选之代表方。因该方是清热解毒、凉血止血、化斑散瘀的名方，朱老随症加味，屡收佳效。以水牛角代犀角，不仅价格低廉，而且疗效亦好，它既可缩短凝血时间，又能提升血小板，用于本证，殊为切合。生地黄、牡丹皮、小蓟凉血止血，小蓟可使出血时间明显缩短；枸杞子、墨旱莲益阴止血；大黄泻热毒、行瘀血，长于止血，并有升高血小板之作用；僵蚕，《名医别录》称其能"灭诸疮瘢痕"，用之可以促使紫癜加速消退，确有疗效。血热炽盛者，可加地榆以增强凉血止血、清热解毒之功。紫癜肾病的紫癜控制后，而肾功能未复者，仍当以益气养血之品，以益肾培本。邪去正虚，脾虚气弱者，又宜培益脾肾，以治其本。

二、阴虚内热，血热失制型

治法：养阴清热，凉血止血。

【病例】周某，女，37岁，工人。

初诊：近年来经常下肢透布紫癜，时多时少，有时牙龈亦渗血，经行量多。检查血小板仅$50×10^9$/L，诊为血小板减少性紫癜。伴见头眩、口干、失眠。舌质红，脉弦微数。乃阴虚内热，血热妄行，不能制约之候。治予养阴清热，凉血止血，以二至丸加味消息之。处方：

> 墨旱莲 20 g　　女贞子 20 g　　生地黄 15 g　　枸杞子 15 g
>
> 生地榆 20 g　　甘草 3 g　 7 剂

二诊：药后诸象均见好转，嘱其继服 10～20 剂。

三诊：复查血小板升至 90×10^9/L，紫癜未再见，乃以归脾丸、二至丸晨晚分服，每次 8 g，善后之。

【按】此例为阴虚内热，血热妄行，故取二至丸为主，以养阴清热、凉血止血，加生地黄、枸杞子增益其养阴清热之功；选地榆加强其凉血止血之效。药味虽少，药力精专，奏效显著。随后再以养阴补血之丸剂以善其后，而巩固其效。

三、脾肾阳虚，气不摄血型

治法：培补脾肾，补气摄血。

【病例 1】沈某，女，23 岁，工人。

初诊（1977 年 6 月 7 日）：从去年下半年开始，头眩乏力，经常两下肢透布紫癜，此起彼伏，经行量多如崩，乃去某医院治疗。血检：白细胞 4.6×10^9/L，红细胞 3.1×10^{12}/L，血小板 54×10^9/L。诊为血小板减少性紫癜。连续使用利血生、维生素 B_4 等药，一度好转，终难痊愈，遂来院门诊。

肌衄之候，起已经年。体禀素虚，面㿠形羸，怯冷倍常，纳少便溏。苔薄舌淡，脉细而软。脾肾阳虚，气不摄血，血溢肌肤，紫癜以作。治病求本，理当培益脾肾，补气摄血。处方：

> 炙黄芪 15 g　全当归 10 g　淫羊藿 15 g　枸杞子 12 g　骨碎补 12 g
>
> 油松节 20 g　鸡血藤 15 g　炮姜炭 2 g　　甘草 5 g　 15 剂

二诊（7月2日）：药后精神较振，紫癜消退，已不继透。复查血小板为 $100×10^9/L$。苔薄，脉细。药既奏效，毋庸更张。原方继服6剂，然后以丸剂善后巩固。晨服人参养荣丸，晚进归脾丸，每次6g。

1980年4月5日随访：紫癜迄未再作。

【病例2】王某，女，27岁，干部。

初诊（1981年9月14日）：两下肢透布紫癜，反复出现，已历8个月，逐步增多，并见牙龈渗血，县人民医院诊为"血小板减少性紫癜"。素日头晕，神疲，夜寐不实。血小板检查为 $65×10^9/L$。苔薄舌淡，脉细缓。气血亏虚，气不摄血，血溢肌肤之肌衄也。治宜补气摄血。处方：

炙黄芪15g	潞党参10g	全当归10g	仙鹤草15g
枸杞子10g	鸡血藤15g	油松节10g	牛角䚡10g
夜交藤30g	炙甘草5g	10剂	

二诊（10月12日）：药后紫癜逐步消失，血小板复查已＞ $100×10^9/L$。精神亦振，夜寐趋安，苔薄脉细。前法既合，率由旧章。上方去牛角䚡、油松节，加熟地黄15g。6剂。

【按】脾肾阳虚，气不摄血型用当归补血汤加味以补气摄血。因为黄芪《本草求真》称其"为补气诸药之最"，对一切气衰血虚之证有强壮补益之功。当归长于补血，为血中之圣药。因此，取其作为主药，而配以益肾养肝、补气生血、止血和血之品。淫羊藿甘温，补肾壮阳，《神农本草经》称其"益气力，强志"，有类激素之作用。枸杞子不仅能补益精气，滋养肝肾，且有止血作用；骨碎补有补肾、活血、止血、生血之功。油松节能通气和血，并有升高血小板、白细胞之效，但因其性温，阴虚血燥者宜慎用之；鸡血藤为强壮性之补血药，朱师常取其与松节同用，认为它有增强升高白细胞及血小板的作用。炮姜，《本草正》云："阳虚不能摄血，而为吐血、衄血、下血者，但宜炒熟留性用之，最为止血之要药。"《本草经疏》谓其"能引诸补血药入阴分，血得补则阴生而热退，血不妄行矣"。但性辛热，血热妄行者忌服。甘草能补五劳七伤、一切虚损，有肾上腺皮质激素样作用及抗炎、抗变态反应的作用。党参对气血两亏者有益气补血功用。夜交藤有养心、安眠、补血作用。仙鹤草有促进血液凝固的作用，为强壮性收敛止血剂。熟地黄，《珍珠囊》谓其"大补血虚不足，通血脉，益气力"。这是脾肾阳虚，气血两亏，气不摄血型的常用方药。

通过以上朱老治疗紫癜的实践经验，对不同的类型使用相应的方药均取得较好的疗效，使我们深切认识到中医辨证论治的可贵。我们必须认真学习中医学的基本理论，学习老一辈丰富的临床经验，理论联系实践，不断深化，融会贯通，以提高我们的专业技能，从而有所创造，有所前进！

〔原载于《浙江中医杂志》1982 年（9）〕

朱良春治疗慢性萎缩性胃炎经验

南通市良春中医药临床研究所门诊部　朱剑萍

慢性萎缩性胃炎，在中医学中属于"胃脘痛"的范畴，病症缠绵，不易速愈。朱良春老师治疗本病有独到见解，选方用药，别具一格，现将其部分经验介绍如下。

一、脾虚挟瘀，治予益气消瘀

朱师认为：慢性萎缩性胃炎是一种慢性消耗性疾病，患者多有病程长、体质差、形体瘦之特征。盖胃为五脏六腑之海，气血生化之源，胃病既久，化源匮乏，气血无以营养周身，故虚衰之象迭见。对此，朱师常用益气消瘀之法，尝取张锡纯以参芪配伍棱莪的方法加以发挥，以生黄芪配莪术为主治疗萎缩性胃炎的气虚挟瘀证，并灵活掌握其剂量、配伍，如以益气为主，黄芪可用 30～60 g，再佐以潞党参或太子参；如以化瘀为主，莪术可用到 15 g，伍入当归、桃仁、红花、炙蛰虫等，凡胃气虚衰，瘀阻作痛者，以此二药为主，随症制宜，胃痛多趋缓解或消失，食欲显增，病理变化亦随之改善或恢复正常，确有祛瘀生新，扶正祛邪之功。朱师指出："黄芪能补五脏之虚；莪术善行气，破瘀消积，黄芪与莪术同用，可奏益气化瘀之功，病变往往可消弥于无形，补不壅滞，攻不伤正，相得益彰。"

【病例】徐某，男，30岁，工人。

初诊（1984年1月6日）：素患胃疾，屡治未愈，形体消瘦，面晦无华，纳呆脘胀而痛，犹如针刺，掣及胸膺，二便尚调。舌紫黯、苔薄白，脉细弦。1983年10月29日在南通医学院附属医院经用X3-4型纤维内镜检查，诊断为：慢性浅表性胃炎、胃窦部萎缩性胃炎、十二指肠球部炎症、食管炎。朱师认为本病中虚已久，瘀阻胃络，气机不利。治宜培中土、化瘀滞、调气机。处方：

> 生黄芪30g　三七末2g（分吞）　玉蝴蝶6g　莪术6g
>
> 凤凰衣6g　甘松10g　　鸡内金10g　徐长卿10g　6剂

二诊：药后脘痛显减，胀感亦松，偶觉口干，舌脉同前。原方既效，不必更方，照方加川石斛12g，服10剂。

三诊：经服上方益气化瘀之品，神疲渐复，胃痛已减，纳谷显增，舌有紫气、苔薄白，脉细。前药合拍，毋庸更改，续予散剂以善其后。药用生黄芪80g，玉蝴蝶、凤凰衣各40g，鸡内金、甘松各50g，生白术、生白芍各60g，莪术、炙甘草各30g，上药研极细末，每日3次，每次3g，餐前服。配两料。

服散剂月余，体重明显增加，面色较前大有好转，胃痛未作，纳谷大增，已能正常上班，于同年4月16日在当地再做胃镜复查，诊断为轻度慢性浅表性胃炎。苔薄白，脉细。续予以上散剂一料。服毕，纳谷正常，体重续增，能坚持全日工作。嘱其再服一料散剂以巩固之。

【按】此证胃痛已久，揆度脉症，乃中虚挟瘀之候。故予黄芪配莪术为主，随症佐药。方中甘松、徐长卿甘温理气；鸡内金配生白术补脾胃，助消化，化痰涎，逐瘀滞，对本病有较好的疗效，二者均以生用为妙。至于玉蝴蝶、凤凰衣，素有养阴清肺之功，除善治久咳、咽痛、音哑外，更有补虚、宽中，促进食欲之效；芍药配甘草缓中止痛，临床应用，屡屡奏效。至于胀痛较甚，镜检中见有肠上皮增生者，则加刺猬皮，可软坚散结，消息肉、化瘀积。

二、阴虚木横，治当养胃制肝

本病由于气虚挟瘀证固属多见，但胃为阳土，久病伤及胃体，胃阴亏乏者亦属不少，胃阴不足，通降失和，肝木易于肆虐。故朱师认为，肝逆犯胃，是慢性萎缩性胃炎的一个突出的证候。然养胃不忘制肝，正是中医整体观的体现，为此，朱师尝取甘寒濡养，酸甘化阴之法，养胃阴以制木横，多选北沙参、麦冬、芍药、知母、天花粉、乌梅、柿饼霜、甘草等。并在大队濡润药中参以少许轻清之品，如绿萼梅、佛手片、谷芽、麦芽、徐长卿等，以宣通气机，醒脾开胃，使动静配合，滋而不腻，补而不滞。脘痛剧者稍加一味失笑散，效果更著。

【病例】区某，女，48岁，干部。

初诊（1983年9月25日）：自幼即患胃病，近半年来形体消瘦，脘痛加剧。曾于去年10月经当地医院纤维胃镜检查，诊断为慢性萎缩性胃炎（中度）。现症：神疲乏力，脘腹膨胀，时感灼痛，嗳气稍舒，纳谷不馨，口干欲饮，偶感嘈杂，大便干结，2～3日一行。舌边尖红、苔薄，脉细弦。乃由胃阴亏耗，肝郁气滞所致，拟益气养阴，疏肝和胃法。处方：

太子参15g	决明子15g	徐长卿15g	北沙参15g
麦冬12g	炒白芍20g	炙甘草5g	凤凰衣5g
乌梅肉6g	失笑散（包）10g	鸡内金10g　7剂	

二诊：药后脘胀、胸闷嗳气、嘈杂皆减，大便已调，纳谷渐增，自觉甚适，苔脉同前，仍予上方略事增损。进40剂后，诸症均除，予散剂巩固

之。药用潞党参、甘松、北沙参、炙黄芪、鸡内金、麦冬各 90 g，炒白芍 60 g，乌梅肉 50 g，三七 20 g，怀山药 120 g，徐长卿、炙甘草、玉蝴蝶、凤凰衣各 40 g，配一料。上药共研极细末，每日 3 次，每次 3 g，食前半小时服。

于 1984 年 4 月 9 日在当地医院行胃镜复检，诊断为浅表性胃炎。

【按】此症乃胃之气阴两伤，肝郁不疏之候，方中之沙参、麦冬、白芍、甘草，养胃制肝，鸡内金有健脾开胃、消化食积之功。现代药理研究：口服鸡内金后，胃液的分泌量、酸度及消化力三者均见增高。慢性萎缩性胃炎的病理改变，除胃黏膜腺体萎缩外，还有黏膜变薄，肠上皮增生或黏膜非典型增生等症，故在清养胃阴剂中增入失笑散，取其活血行瘀、散结止痛之效。据现代药理研究：失笑散有改善微循环，调节代谢失调，调节神经血管营养，促使增生性病变的转化和吸收等作用。这对慢性萎缩性胃炎，尤其是对有肠上皮增生者，有一定的治疗效果。

三、阳虚挟湿，亟宜温脾化湿

中阳不振，气滞挟湿证在慢性萎缩性胃炎中也属常见。盖脾胃气虚，升降失司，清阳下陷，因之水湿停聚。朱师指出，脾胃虚弱，气阳两损，无以运化水谷，日久则水湿中阻，故中虚之证多见夹湿，湿浊不得宣化，清阳岂能上升？临证中每予温运中阳，流气化湿之剂，其效乃彰。黄芪、白术、太子参可益中气，培脾土，更以良附丸增其温中散寒之功，阳光普照，阴霾自散。凡遇舌苔白腻，久而不化者，常加温中散寒，下气止痛之荜茇，多获佳效；对于中气下陷者，自应侧重益气升陷，但化湿之品亦不可少，俾脾运复常，阳生阴长，而胃病自愈。

【病例】徐某，男，45 岁，工人。

323

初诊（1983 年 11 月 3 日）：慢性萎缩性胃炎确诊已三载余，屡治罔效，于当年 7 月在当地医院曾再次纤维胃镜检查，诊断为慢性萎缩性胃炎（中度）。现症见神疲气怯，胃脘胀痛隐隐，食后更甚，得按稍舒，间或嗳气，纳谷不馨，便溏年余，日行三四次。舌淡、苔薄腻，脉细软。此系中阳不振，气滞挟湿之症。予温运中阳，流气化湿治之。处方：

> 高良姜 10 g　鸡内金 10 g　制香附 10 g　荜茇 10 g　生黄芪 20 g
>
> 炒白术 20 g　炙升麻 6 g　炙甘草 6 g　徐长卿 15 g　5 剂

二诊：药后脘胀显松，纳谷见增，大便由溏转实。苔脉同前，前法获效，上方续服 7 剂。

三诊：症情已趋平复，自觉甚适，腻苔已化，质亦转淡红，脉细较有力，乃中阳宣展，胃气得调，此佳象也。改予散剂，以善其后。药用炙黄芪、炒白术各 80 g，高良姜、凤凰衣、制香附、鸡内金、荜茇、徐长卿各 40 g，炙升麻 30 g，炙甘草 20 g。共研细末，每服 3 g，每日 3 次，食前服。

翌年 4 月患者来信说，症状基本告愈，自觉甚适，每日纳食 500 g 左右，体力大增，已能全日工作。3 月底复检胃镜：未见异常。

【按】《本事方》云："脾土也，恶湿，而水则流湿，莫若燥脾以胜湿，崇土以填窠臼，则疾当去矣。"方以芪、术补脾气，香附、高良姜散寒镇痛，并常伍以芳香化浊，淡渗利湿之藿香、佩兰、紫苏梗、苍术等，取升麻升清阳，获得良效。可见治胃补虚，必兼宣化湿浊，才能达到健脾运中之目的。

〔原载于《新中医》1986（2）〕

朱良春论治久泻

江苏省南通市中医院　蒋　熙　朱婉华

慢性泄泻是临床常见的疾病，往往病程迁延，反复发作，疗效难以巩固。吾师朱良春先生素对久泻悉心研治，辨证用药有独到之处，爰作简要介绍如下。

一、脾虚为本，重在益火补土

泄泻论治，一般以暴泻、久泻为纲。朱师认为，暴泻责之湿盛，久泻咎于脾虚，因此久泻必须从脾论治。不仅要明确"脾虚则健运无权，湿浊内生，泄泻以成"，而且还要掌握脾病及肾，或他脏之病及脾，相互影响，相互兼夹转化的特点。如"久泻脾虚，累及肾阳，命火式微。釜底无薪，火不暖土。脾病及肾，肾病及脾，如此互为因果，恶性循环，泄泻焉能瘳耶？"久泻虽有轻重程度的不同，脾肾病变的区别，但若久治缠绵不愈者，往往脾肾同病，临床上难以截然区分，恒以久泻不止，水谷不化，肠鸣腹胀，腹部隐痛，甚则五更泄泻，舌淡苔薄，脉象沉细作为辨证的依据。朱师指出："脾旺不受邪""脾虚为本，重在益火补土"，故治疗上多从健脾运中为主，佐以温肾益火。用药时党参、白术、茯苓、山药量宜加大，旨在脾旺方能磨谷。泻久体虚配用黄芪、升麻、柴胡益气升清，鼓舞脾气。泻下滑脱不固酌加诃子、石榴皮收敛止泻。至于益火之品肉桂、附子用量宜小，因久泻不仅伤阳，而且伤阴。体弱还多有不耐桂、附刚愎之剂者。朱师从督脉着眼，认为督脉总督一身之阳，督脉之气，是敷布命火的动力，通补督脉则阳回，擅用淫羊藿、鹿角霜、菟丝子、补骨脂、赤石脂等温肾壮督之品，以振奋肾阳，温壮督脉，往往获验。1986 年 2 月曾治教师王某，泄泻反复发作 3 年，迭经中西药对症、抗炎常规辨证治疗，收效甚微。诊得：大便溏泻水谷不化，纳呆腹胀，腰酸畏寒，脉沉而细，察舌淡苔薄，一派脾肾两虚，阳微阴凝之象。朱师拟健脾温肾法，药用：

> 潞党参 18 g　生黄芪 20 g　炒白术 18 g　炒山药 30 g　广木香 6 g
>
> 砂仁 3 g　　　淫羊藿 15 g　补骨脂 10 g　赤石脂 20 g　熟附子 5 g
>
> 甘草 6 g

5 剂药后便次显减，调治半个月痊愈。

二、虚实夹杂，贵在补泻并施

朱师尝谓："慢性泄泻，迭治不愈，缠绵难解者，辨证往往既有脾虚气弱的一面，又有湿热滞留的存在，呈现虚实夹杂的征象，所以在治疗上，既要补脾敛阴，又需清化湿热，才能取得效果，仙桔汤即据此而设。"仙桔汤主治脾虚湿热型慢性泄泻。适用于久泄便溏、夹有黏冻，纳呆肠鸣，腹胀乏力，苔腻、舌尖红，脉象细濡等症，包括过敏性结肠炎，溃疡性结肠炎，慢性痢疾急性发作者。其方剂组成：

> 仙鹤草 30 g　桔梗 6 g　　乌梅 5 g　　木槿花 10 g　炒白术 10 g
>
> 广木香 6 g　　白芍 10 g　白头翁 10 g　炒槟榔 2 g　　甘草 5 g

其中仙鹤草除善止血外，并有治痢、强壮之功。《滇南本草》载"治赤白痢"。朱师指出，本品不仅可治痢，还能促进肠吸收功能的恢复，而对脾虚湿热型慢性泄泻最为有益，可谓一药数效。桔梗，《名医别录》载"利五脏肠胃，补血气……温中消谷"；《大明》载"养血排脓"；《本草备要》载治"下痢腹痛"。久泻用其排脓治痢，凡大便溏泻夹有黏冻者，用桔梗甚效。白术、木香健脾调气；白芍、乌梅、甘草酸甘敛阴，善治泻而缓腹痛，腹痛甚者可加重白芍、甘草之用量，白芍用 15～30 g。木槿花甘、平，清热利湿，凉血，对下焦湿热能迅速改善症状。槟榔本是散结破滞、下泄杀虫之药，小量则善于行气消胀，对泄泻而腹胀较甚者，颇有功效。至于湿热较盛者，黄芩、黄连宜少用、暂用。因苦寒之味，过则伤脾，损阳耗阴，久泻脾虚尤需注意，白头翁配木槿花，可增强清泄湿热之效，而无弊端。脾虚湿热之久泻，处理不当，往往顾此失彼。甘味健脾之品，过则助湿生热；苦寒燥湿之属，重则伤阳损阴。仙桔汤具健脾敛阴、清泄湿热之功，对虚实夹杂之证，既非塞流恋邪，亦无攻伐伤正，补泻并施，多能应手收效。1989 年 3 月曾治溃疡性结肠炎患者葛某，起病二载，形瘦神疲，纳呆腹胀，有时泄泻一日多达 10余次，伴有黏冻，甚则失禁不固，脉细，苔腻舌尖红。证属脾虚不运，湿热逗留，予健脾运中，渗化湿热。处方：仙桔汤去槟榔，服药 4 剂，大便软溏，日行一次，黏冻消失，精神明显好转。服药 20剂，大便正常，改用健脾助运之剂善后，诸病均瘥，肠镜检查，炎症、溃疡均已消失。

三、从证求因，端在详察明辨

朱师论治久泻，每多顾及病者的素质，平日的嗜好，旧有的宿疾，以及饮食、居住、药敏等情况，结合久泻的性质和轻重而论治，强调因人制宜，审证探因。指出素体丰腴者，多见气弱湿滞，须注意气化的流畅；形质瘦削者，常伴阴液暗耗，当顾及气阴的生化。凡久泻者，不可概以脾肾虚寒论治，临证中，非因虚致泻的因素，屡见不鲜，如情志不遂，肝木乘土的泄泻；水土不服，肠胃功能紊乱的泄泻；食物（药物）异体蛋白过敏的泄泻……全在详察明辨，不可忽视。1987年9月诊治季某泄泻案，福建人，因调动工作来南通4个月，泄泻几无间断，肠鸣辘辘，食欲减退，大便稀薄，倦怠乏力，苔薄白，脉细。就诊前曾服参苓白术散、附子理中汤等，未能收效。追问病史，乃得之水土不服所致，投以四君子汤加徐长卿、炙乌梅肉、宣木瓜、广木香、紫苏叶、紫苏梗，4剂即瘥。

〔原载于《北京中医杂志》1991（3）〕

复肝胶囊治疗慢性乙型肝炎 96 例

南通市第三人民医院　朱胜华　陈淑范

南通市中医院　蒋　熙

南通医学院　蓝绍颖

指导　朱良春

自 1992 年 10 月至 1996 年 12 月应用"复肝胶囊"治疗慢性乙型肝炎 96 例，与同期住院应用一般护肝药物治疗的 80 例对照比较，取得较为满意的效果，尤其是对慢性活动性乙型肝炎伴有肝硬化者疗效显著，现报告如下。

一、临床资料

1.　一般资料　复肝胶囊组（以下简称治疗组）96 例，男 82 例，女 14 例，平均年龄 40.5 岁。其中慢性活动性乙型肝炎（CAH）41 例，慢性迁延性肝炎（CPH）25 例；CAH 伴肝硬化 30 例。对照组 80 例，男 69 例，女 11 例，平均年龄 43.6 岁；其中 CAH 34 例，CPH 21 例，CAH 伴肝硬化 25 例。诊断符合 1990 年第六届全国病毒性肝炎会议通过的修订标准［《中华内科杂志》，1991，30（1）：8］

2.　均衡性比较　采用分层随机将病例分为治疗组与对照组，两组在年龄、性别、病程及病情上均有可比性（$P > 0.05$）。

3.　治疗方法　治疗组和对照组的综合治疗方法相同，应用利肝素、复方丹参（或三七片）、齐墩果酸、维生素等一般护肝药物及支持疗法，常用剂量，疗程3～6个月。治疗组加服复肝胶囊（主要成分：紫河车、红参须、炙䗪虫、炮穿山甲、生黄芪、三七、片姜黄、广郁金、生鸡内金等。由安徽省合肥中药厂生产），每次5粒，每日2次，餐后温开水送下，3个月为1个疗程，连服1～2个疗程。

4. 观察内容 症状、体征的改善；肝功能的恢复（应用美网Monarch公司制造的自动生化检测仪）；甲襞微循环检测（无锡光学仪器厂提供Mcx-5A型分析仪）；乙肝病毒标志物测定（酶标法，制剂由上海实业科华生物技术有限公司出品）。

5. 疗效判定标准 以卫生部颁发的"中药新药治疗病毒性肝炎的临床研究指导原则"为标准，疗效分为：基本治愈、好转及无效。

二、结　果

1. 治疗前后症状及体征改善比较（表1）　治疗组的症状、体征改善有效率均优于对照组，尤其是腹胀、肝区痛、肝脾大有效率差异有统计学意义（$P<0.05$）。

表1　治疗组与对照组治疗前后症状及体征改善比较

症状	治疗组				对照组				χ^2	P
	异常（例）	消失（例）	改善（例）	有效率（％）	异常（例）	消失（例）	改善（例）	有效率（％）		
乏力	96	82	7	92.7	80	63	4	83.8	3.48	>0.05
纳差	96	78	9	90.6	80	50	6	84.0	1.31	>0.05
腹胀	72	61	7	94.4	64	42	10	81.3	5.68	<0.05
肝压痛	76	52	12	84.2	71	44	5	69.0	4.77	<0.05
肝大	85	48*	19**	78.8	78	25*	19**	56.4	9.41	<0.01
脾大	62	29*	18**	75.8	53	9*	19**	52.8	6.65	<0.01

* 肝脾回复；** 肝脾稳定不变。

2. 肝功能指标变化比较（表2）　治疗组肝功能改善除胆红素（SB）外明显优于对照组（$P<0.01$），SB治疗组复常率为83.3％，

对照组复常率为 64.0%，但无统计学意义，是否与样本较小有关，有待研究。

表 2　治疗组与对照组治疗前后肝功能指标变化比较

肝功能指标	治疗组			对照组			χ^2	P
	治疗前异常(例)	治疗后异常(例)	复常率(%)	治疗前异常(例)	治疗后异常(例)	复常率(%)		
ALT	96	11	88.5	80	23	71.3	8.37	<0.01
Tbil	30	5	83.3	25	9	64.0	2.68	>0.05
A/G	46	8	82.6	33	16	51.5	8.78	<0.01
γ-球蛋白	58	9	80.4	34	15	55.9	5.61	<0.05
HA(>300 $\mu g/L$)	56	11	80.4	42	18	57.1	6.21	<0.05
PT	66	9	86.4	46	12	73.9	8.27	<0.01

〔注〕ALT 丙氨酸氨基转移酶；Tbil 总胆红素；A/G 白蛋白/球蛋白比值；HA 血清透明质酸；PT 凝血酶原时间。

3. 甲襞微循环检测及 HBeAg　HBV-DNA 转阴情况比较，甲襞微循环加权值变化比较，观察治疗前后管袢形态、流态、袢周状态及综合积分。治疗组甲襞微循环复常率为 80.4%（37/46），对照组复常率为 55.6%（20/36），两组比较差异有统计学意义（$P<0.05$），治疗组甲襞微循环检测复常率明显高于对照组。乙肝病毒标志物统计表明，治疗组 HBeAg 转阴率 64%（50/78），对照组为 24.1%（15/62）；治疗组 HBV-DNA 转阴率为 52.2%（36/69），对照组为 22.4%（13/58），两组比较差异有统计学意义 $P<0.01$。

4. 两组临床总疗效比较（表 3）

表 3　治疗组与对照组总疗效比较

组别	例数	基本治愈(例)	好转(例)	无效(例)	总有效率(%)	P
治疗组	96	44	41	11	88	
对照组	80	16	34	30	63	<0.01

三、讨　论

复肝胶囊是由全国名老中医朱良春的经验方研制而成。早在

1962 年朱老即拟订"复肝散"治疗早期肝硬化、肝功能损害 60 例，对改善症状和体征，促进肝功能好转取得一定疗效。以后在原方的基础上加以修改继续临床应用。20 世纪 80 年代报道"复肝丸"治疗早期肝硬化有效，1991 年报道治疗慢性活动性肝炎 30 例。1992 年该方由安徽中药厂制成复肝胶囊，扩大样本继续进行临床观察研究。本文结果表明治疗组疗效明显优于对照组，总有效率达 88%，与对照组相比差异有统计学意义（$P<0.01$）。

复肝胶囊中的紫河车、生黄芪、红参须等益气扶正、增强机体细胞免疫功能；炙䗪虫、炮穿山甲、三七、片姜黄等疏肝利胆、活血化瘀，改善脂质代谢，改善微循环，增加肝脏血流灌注及氧气供给，增加血流携带免疫防御因子，促进肝细胞再生，减轻肝纤维化增生，促进肝脾回复。本文治疗组的 A/G、PT 的复常率明显优于对照组，说明复肝胶囊具有促进白蛋白及凝血因子的合成、降低球蛋白等功效。

CAH 合并肝硬化是由于肝细胞炎症坏死和免疫损伤后大量纤维组织增生和充填而成，复肝胶囊可使肝细胞再生，透明质酸水平下降及 γ 球蛋白降低而具有抗纤维化作用。该药有活血化瘀、软坚消癥作用，对肝脾回复作用明显，是治疗早期肝硬化的有效药物。

此药安全、有效。观察期间无不良药物反应。

〔原载于《山东中医药大学学报》1997，21（4）〕

作者简介 朱胜华（1945—），主任医师，南通市名中医，首届国医大师朱良春教授的学术继承人，南通市良春中医医院副院长。原南通市第三人民医院九病区主任。

朱良春验方"双降散"对高脂血症的临床和实验研究

南通医学院附属医院　朱建华　郝传铮　沈　芳　吴干银

南通市三友集团　朱剑萍

双降散系朱良春老师治疗高黏血症的经验方，我们用两年时间从临床和实验两方面对其疗效和作用机制进行了研究，肯定了双降散不仅能显著地改善或消除临床症状，改善血液流变学指标，具有降低血黏度的作用，而且具有良好的降脂调脂的作用。现将双降散对高脂血症患者的临床研究和对实验性高脂血症家兔的研究报告于下。

一、临床研究

1. 临床资料　按全国血脂增高评定标准，在我们所观察的 96 例高黏血症患者中有 34 例高脂血症者，其中男 13 例，女 21 例。年龄：50 岁以下者 4 例，50～70 岁 21 例，70 岁以上者 9 例。平均年龄（60.92±8.21）岁。

2. 观察方法　口服双降散（由黄芪、川芎、丹参、地龙、水蛭、泽泻、山楂等 11 味中药组成），由江阴天江制药有限公司加工成中药饮片颗粒（又称免煎饮片），装入铝箔袋中，每袋重 4 g，每次服 2 袋，开水冲服，早、晚各 1 次（相当于每日服的中药煎剂量），同时吞服水蛭胶囊，每次 3 粒（计 1.5 g），每日 2 次，连续 1

个月为 1 个疗程。水蛭胶囊由本院中草药房制作。

3. 观察指标　患者于用药前及 1 个疗程结束后检测所有指标：

（1）测定血清总胆固醇（TC）、三酰甘油（TG）、高密度脂蛋白胆固醇（HDL-C），采用美国 Technican 公司生产的 RA-XT 自动生化分析仪及酶反应比色法测定。

（2）症状与体征：包括体重、血压、腹围、舌质、舌苔、脉象等。

4. 疗效分析

（1）疗效标准：根据国家卫生部《药物临床研究指导原则》关于调整血脂药物研究制订的标准评定疗效：

显效：TC 下降≥20％或 TG 下降≥40％，或 HDL-C 上升≥0.26 mmol/L，症状基本消失；

有效：TC 下降 10％～20％或 TG 下降 20％～40％或 HDL-C 升高 0.104～0.26 mmol/L，症状明显改善者；

无效：检测指标未达到上述标准，症状改善不明显。

（2）治疗结果：双降散组中 34 例，显效 11 例（32.4％）；有效 18 例（52.9％）；无效 5 例（14.7％）。总有效率为 85.3％。

（3）血脂测定（表 1）。

表 1　双降散组治疗前后血脂变化（$\bar{x}\pm s$）

组别	n	TC（mmol/L）	TG（mmol/L）	HDL-C（mmol/L）
治疗前	34	7.68±1.92	2.79±0.43	0.81±0.32
治疗后	34	6.55±1.53	1.79±0.57	1.65±0.38
P 值	<0.01	<0.001	<0.001	

服药 1 个疗程后，患者 TC、TG 均有下降（$P<0.01$，$P<0.001$），*HDL-C* 水平提高（$P<0.001$）。

（4）症状与体征：患者经治疗后眩晕、胸闷、肢麻、倦怠等症状均明显改善或消除（$P<0.01$、$P<0.05$），舌质暗红或淡胖者多

转为淡红舌，瘀点、瘀斑明显改善，舌苔腻者多转为薄腻或薄白苔。体重、腹围多有不同程度的下降，最明显者体重下降 4 kg，腹围减小 6 cm。

二、实验研究

1. 材料　白色家兔，体重（2.02±0.26）kg，雌雄兼用，本学院实验动物中心提供。双降散（同临床组）。胆固醇，上海化学试剂站分装厂提供。分析纯，批号：950925。使用仪器为美国 Technican 公司生产的 RA-XT 自动生化分析仪。

2. 方法　取家兔 18 只在实验环境条件下普通饲料喂养 2 周后，称体重并随机分为 I 组（对照组 $n=5$），给普通饲料；II 组（高脂组 $n=7$），普通饲料＋胆固醇；III 组（双降散组 $n=6$），普通饲料＋胆固醇＋5 倍于成人剂量的双降散。胆固醇每兔每日 0.6 g，混合于普通饲料中，双降散混合于普通饲料中，每日待吃完胆固醇及双降散饲料后，再加喂普通饲料，连续给药 40 日。

3. 血液生化检测指标　各组家兔于给药前，给药后 40 日，分别经耳缘静脉采血，用酶法测定血清 TC、TG 含量，沉淀法测定 HDL-C，计算动脉粥样硬化指标（AI＝TC/HDL-C）。

4. 统计学处理　实验数据采用均数±标准差（$\bar{x}\pm s$），组间比较采用两两 t 检验，$P<0.05$ 为差异有统计学意义。

三、结　果

1. TC、TG 变化　实验结果表明：给药前各组动物血清胆固醇的水平相近，给药 40 日后，服用胆固醇的 II、III 组家兔的血清胆固醇及三酰甘油均明显升高。与 I 组相比差异非常显著（TG 与 TC 值

分别 $P<0.05$ 和 $P<0.01$）。加服双降散的Ⅲ组，TC、TG 水平均低于Ⅱ组，其中 TC 的差异有统计学意义（$P<0.01$，表 2）。表明双降散有抑制高脂血症形成的作用。

表 2　双降散对高脂血症家兔血 TC、TG 含量的影响（$\bar{x}\pm s$）

组别	n	给药前		给药后	
		TC(mmol/L)	TG(mmol/L)	TC(mmol/L)	TG(mmol/L)
对照组（Ⅰ）	5	1.52±0.70	0.76±0.26	2.70±2.03	0.64±0.25
高脂组（Ⅱ）	7	2.33±1.39	0.86±0.19	15.20±4.54**	2.61±1.60*
双降散组（Ⅲ）	6	2.28±1.93	0.87±0.63	11.20+1.46**△	1.23±0.43

*与Ⅰ组相比 $P<0.05$；**与Ⅰ组相比 $P<0.01$；△与Ⅱ组相比 $P<0.05$。

2. HDL-C、AI 变化　Ⅰ组实验前后 HDL-C 无显著变化，而Ⅱ组服用胆固醇后 HDL-C 明显降低，加服双降散的Ⅲ组则显著升高，因而用药 40 日后，Ⅱ、Ⅲ组间 HDL-C 呈显著差异（$P<0.05$）。提示双降散有提高 HDL-C 含量的作用。Ⅱ、Ⅲ组用药 40 日后 AI 值均明显高于Ⅰ组，但加服双降散的Ⅲ组较Ⅱ组呈有意义降低（$P<0.05$）（表 3）。使用双降散后 HDL-C 及 AI 的变化提示其有抑制动脉硬化形成的作用。

表 3　双降散对高脂血症家兔 HDL-C 及 AI 的影响（$\bar{x}\pm s$）

组别	n	给药前		给药后	
		HDL-C (mmol/L)	AI	HDL-C (mmol/L)	AI
对照组（Ⅰ）	5	0.60±0.23	1.78±0.82	0.64±0.16	4.21±3.34
高脂组（Ⅱ）	7	0.60±0.20	3.96±2.80	0.43±0.24	48.02±26.77*
双降散组（Ⅲ）	6	0.63±0.19	3.91±2.69	0.75±0.22	16.51±6.47**

*与Ⅰ组相比 $P<0.01$；**与Ⅱ组相比 $P<0.05$。

四、讨 论

高黏血症是中老年人心脑血管病变的病理基础。高脂血症不仅可以因脂质成分在血管内壁的沉积而引起血管硬化、狭窄，还因其增加红细胞膜的微黏度，降低红细胞的变形能力，增加血浆黏度，以及影响血小板膜脂，使血小板聚集性增高，从而导致血液的流变学改变，成为高黏血症的重要因素之一。因此，积极地防治高脂血症是改善血液黏滞度，预防和延缓中老年人心脑血管病变的主要手段之一。

双降散系朱良春老师的经验方。朱老根据中医理论并结合中老年人的生理、病理特点，认为高黏血症、高脂血症发生的根本原因是中老年人随着年龄的增长，元气渐衰，脏腑功能活动渐弱所致。由于气虚无力推动血液运行，血流不畅，久而为瘀；由于气虚运化无能，膏粱厚味无以化生气血精微，而变生痰浊，痰瘀交结阻滞脉道，形成本虚标实之高脂血症。这一观点与高脂血症患者在血液流变学方面普遍表现的"浓、黏、凝、聚"状态，在症状上表现为倦怠疲乏，眩晕头昏，胸闷不适，肢麻耳鸣，舌质衬紫，舌苔腻等是相吻合的。双降散方通过益气扶正、活血通脉、化痰泄浊，着眼整体调整、攻补兼施。方中重用黄芪补气扶正，升清降浊，促进体内气化作用，使其气旺则血行、津行，"气血流通，百病而已"，且可免破瘀伤正之弊。用水蛭、地龙破血逐瘀，合丹参、川芎活血通脉；泽泻、山楂、豨莶草化痰泄浊，消食降脂。根据朱老多年研究虫类药的经验，水蛭须研末吞服，煎煮法无效。现代药理研究认为：丹参、川芎、地龙、水蛭、山楂等活血化瘀药有扩张血管，促进血液循环的作用，并对脂质代谢有影响。化痰泄浊药能调节脂质代谢，如山楂能提高卵磷脂与胆固醇之比，降低器官的胆固醇沉着。泽泻能阻止脂类在血液内滞留，加快脂类的运输和消除。综观全方，双降散具益气扶正、活血通脉、化痰泄浊之功，达降黏降脂抗凝之效。

临床观察结果表明双降散可以显著地改善或消除临床症状，可以降低总胆固醇、三酰甘油含量，提高高密度脂蛋白水平，实验研究亦证实其可以抑制家兔高脂血症的形成并能调整脂蛋白，因而进一步证实了双降散可以降脂调脂，尤其是 HDL 被认为是抗动脉粥样硬化的脂蛋白，是冠心病的保护因子，且 HDL-CH 的含量与动脉管腔狭窄程度呈显著的负相关。因此双降散调整脂质代谢不仅可以通过脂质水平的下降而改善血黏度，同时也有助于延缓动脉硬化的形成。

综上所述，通过本项目临床与实验研究，证实双降散确有良好的降低血黏度，改善中老年人高黏血症之作用，同时也有较好的调整脂质代谢之作用，口服双降散可以获得低分子右旋糖酐加丹参注射液静脉用药的疗效，甚至在改善血浆黏度等指标方面尚优于后者，临床应用也显示出其简便廉之优势，免去患者静脉给药带来之痛苦与不便，服用安全可靠，无不良反应。总之该方既可降黏通脉，降脂泄浊，改善血液的浓、黏、凝、聚状态而防治心脑血管病变，也可减肥轻身，作为中老年人强体健身之品，具有良好的开发前景。

〔原载于《中国中医基础医学杂志》1999（11）〕

作者简介

朱建华（略）

郝传铮（1960—），主任中医师，南通大学附属医院中医科主任，兼中国中医药学会全国综合医院工作委员会委员，江苏省中医药学会肾病专业委员会常务委员、南通市中医药学会副会长。

"仙桔汤"治疗慢性溃疡性结肠炎 32 例

无锡市南长人民医院　施惠英

近年来，笔者采用朱良春教授的经验方仙桔汤治疗慢性溃疡性结肠炎 32 例，疗效满意，现报告如下。

一、一般资料

所选 32 例中，住院患者 18 例，门诊患者 14 例；男 20 例，女 12 例；年龄最大 65 岁，最小 24 岁；病程 1～15 年，其中 1～5 年 15 例，6～10 年 7 例，11～15 年 10 例；临床表现：腹泻 20 例，腹痛 21 例，腹胀 18 例，黏血便 6 例，脓血便 4 例，黏冻便 3 例，低热 1 例，贫血 2 例；中医辨证分型：脾虚湿热型 2 例，脾肾两虚型 4 例，脾虚型 26 例。32 例患者经纤维肠镜检查均有不同程度的肠黏膜充血、水肿、粗糙、血管壁脆、出血、溃疡等表现。

二、治疗方法

采用经验方仙桔汤结合辨证用药治疗。仙桔汤基本方药：

仙鹤草 30 g	桔梗 10 g	木槿花 10 g	白术 10 g	广木香 10 g
槟榔 2 g	白芍 10 g	乌梅炭 5 g	甘草 5 g	

加减：脾虚湿热型去白术、广木香，加白头翁 15 g、秦皮 10 g、

生地榆 10 g；脾肾两虚型去广木香、槟榔、乌梅炭，加制附子 6 g、干姜 5 g、吴茱萸 2 g；脾虚型去槟榔、乌梅炭，加茯苓 10 g、蒲公英 20 g、马齿苋 15 g。

三、疗效观察

1. 疗效标准

近期治愈：临床症状和体征消失，纤维肠镜检查黏膜病变恢复正常，随访半年以上无复发。

显效：症状和体征基本消失，肠镜检查肠黏膜仅有轻度炎性改变。

好转：症状和体征减轻，肠镜检查病变程度有所减轻。

无效：症状和体征及肠镜检查均无改变。

2. 治疗结果

32 例中，近期治愈 21 例，显效 6 例，好转 3 例，无效 2 例。近期治愈率 65.6%，总有效率 93.8%。

四、病例介绍

王某，男，48 岁，干部。

初诊（1997 年 3 月 12 日）：患者反复腹痛、腹泻，里急后重，黏液脓血便半年，经服西药诺氟沙星、柳氮磺胺吡啶等药治疗，病情好转，但停药后症状复发。纤维肠镜检查示：肠黏膜充血、水肿，有大小不同的浅溃疡，表面有黏性渗出物。西医诊断为慢性溃疡性结肠炎。患者因不愿服用西药，故求诊中医。刻下：患者腹痛欲便，肛门下坠，里急后重，日行大便七八次，夹有黏液脓血，口干而苦，胃纳欠佳，小便短赤，舌质红、苔黄腻，脉弦滑。辨证为脾虚湿热，偏重湿热。治以清利湿热为主。方用仙桔汤合白头翁汤加减。处方：

仙鹤草 30 g	桔梗 10 g	木槿花 10 g	秦皮 10 g
白头翁 30 g	生地榆 10 g	炒槟榔 2 g	炒白芍 10 g
生甘草 5 g　14 剂			

每日 1 剂，水煎，分 2 次服。

二诊：药后，患者腹痛腹泻、里急后重症状均见好转，大便日行 2～3 次，稍夹有黏液，食欲增加。笔者视其湿热渐轻，故治拟健脾化湿为主，佐以止泻。处方：

仙鹤草 15 g	桔梗 10 g	木槿花 10 g	广木香 10 g
炒白芍 10 g	生薏苡仁 15 g	砂仁 3 g（后入）	乌梅炭 5 g
生地榆 10 g	生甘草 3 g　14 剂		

每日 1 剂，水煎，分 2 次服。

三诊：继服上药后，患者腹痛腹泻、里急后重、黏液脓血便等症状均已消除，大便日行 1～2 次，面色萎黄，形体消瘦，四肢无力，精神欠佳，舌质淡、苔薄白、边有齿印，脉软弱无力。辨证为脾胃虚弱，气血不足。治宜健脾益气，扶正固本。处方：

仙鹤草 15 g	炒白术 10 g	茯苓 10 g	怀山药 10 g
炙鸡内金 10 g	砂仁 3 g（后入）	炒白芍 10 g	广木香 10 g
炙甘草 5 g　20 剂			

每日 1 剂，水煎，分 2 次服。

药后，诸症悉平，面色渐润，精神转振。随访至今病未复发，肠镜复查正常。

五、体　会

慢性溃疡性结肠炎也称慢性非特异性溃疡性结肠炎，临床常表现为腹痛、腹泻、黏液脓血便和里急后重。本病反复发作，迁延难愈。中医学将本病归属于"久泻""休息痢"等范畴。笔者在临床实践中发现，本病虽然以腹痛、腹泻、黏液脓血便为主要表现，但多伴有纳差、乏力、体瘦面黄、舌淡、脉弱等脾虚症状。因此，笔者认为本病临床证型多以脾虚或脾肾两虚为主。脾为后天之本，主水谷腐熟和运化。若因饮食失常，水反为湿，谷反为滞，下注则病泄泻，脾胃气虚，气血化源匮乏，病邪乘虚入侵，损伤脉络，使肠黏膜失养，遂形成黏膜溃疡。

朱良春教授的经验方仙桔汤方中，仙鹤草味辛而涩，有止血、活血、止泻的作用，别名脱力草，又具强壮之功；桔梗有开提肺气和排脓之功，移治滞下后重是此药之活用；木槿花擅治痢疾，《冷庐医话》赞其效著，此方取其能泄化肠间湿热之用；久痢脾虚，取白术补脾助运；湿热逗留则气滞，广木香、槟榔调之；湿热伤营，白芍和之；久痢则下焦气化不固，可用乌梅炭固之；甘草调和诸药。从药物配伍效用来看，桔梗伍槟榔，升清降浊；槟榔伍乌梅炭，通塞互用；木香伍白芍，气营兼调。朱老认为，此方无参芪之峻补，无芩连之苦降，无硝黄之猛攻。盖肠道屈曲盘旋，久痢正虚邪伏，湿热逗留，一时不易廓清，进补则碍邪，攻下则损正，宜清补兼行，寓通于补，使与病机吻合。

〔原载于《江苏中医药》2003（11）〕

作者简介　施惠英（1965—），主治医师。原无锡市南长人民医院中医科主任，现在无锡市老年病医院。

学习朱良春用虫类药的经验

笔者自 20 世纪 60 年代中期始，即问业于著名中医学家朱良春先生。蒙朱老不弃，数十年来，对我之读书临证，无不悉心指点，并将其用虫类药的经验倾囊相授，使我终身获益。今选录部分学习朱老经验的心得体会，供同道参考。

一、蝎麻散治头痛

头痛为常见病之一，其浅而近者为头痛，深而久者为头风。其痛偏在头部一侧者则称为"偏头痛""偏头风"。前者多为外感风寒暑热，或内伤肝阳上亢、脾虚清阳不升之兼证，主证去，即自愈；后者则屡愈屡发，有的长达数年、数十年之久，且虚实兼见，不易根除，其中一部分头风极为顽固，一般常规用药很难取效。朱老从久病精血必亏、久痛入络着眼，拟订"蝎麻散"一方：全蝎 20 g，天麻、紫河车各 15 g，共研细末，分成 20 包，每服 1 包，1 日 2～3 次。痛定后改为每日或间日服 1 包，有显著的疗效，有的甚至可以获得根治。我用此方时，常配以小剂汤药，如因风寒诱发，症见恶寒无汗者，用荆芥、防风、白芷、生姜煎汤送服；如因风热、暑热诱发，症见口干、舌红者，用薄荷、芦根、菊花泡开水冲服；气虚之体，乏力、自汗、遇劳则发者用党参、黄芪、升麻、炙甘草、红枣煎汤送服；肾阴亏头目眩晕，遇恼怒辄发者，用枸杞子、菊花、石斛、白芍、钩藤、夏枯草煎汤送服；无其他症状者，用淡茶水送服即可，茶性苦降，善清头目，不会影响药效。蝎之功用在尾，无尾者入药效果欠佳，故称"全蝎"。活全蝎易腐烂，药材都是用盐渍过的，用时须用热水浸洗后晒干，所以称"淡全蝎"。用全蝎作散剂（或用空心胶囊装储）比入汤剂效果好。

二、蜂房散治尿床

多见于小儿，但成人亦有尿床者，治之亦更为棘手。我从前治疗尿床，多用缩泉丸、肾气丸、水陆二仙丹之类，有效者，有不效者，或暂愈不久而又复发。后来用单方公鸡肠一具，洗净，炖烂吃，鸡内金研粉冲服，有些效果，但患者很难坚持服用下去，因为北方人不喜欢吃肠杂，嫌脏，洗起来也麻烦。后来我采用了朱老验方"蜂房散"，即买药店之蜂房100 g，放瓦片上，焙半焦，研粉，每日2次，白天1次，临睡前1次，每次4 g，开水冲服。有一中学生，几乎夜夜尿床，以至不能住校，学习大受影响，四处求医，用了几千元都没有好，我让她服"蜂房散"后，当天就见效，随访大半年中仅尿床一二次。蜂房有韧性，不烘烤便研不碎，应予注意。近来我在蜂房散的基础上加进麻黄、鸡内金、炙甘草各30 g，研粉，每服5 g，每日2次，观察一些患者，疗效不错。

三、蜈蚣散治瘰疬

多为颈部淋巴结核，圆形，如指头大小，一枚或数枚不等，局部皮色不变，按之坚实，推之可动，不热不痛。内服药常用消瘰丸加减，药如浙贝母、玄参、牡蛎、夏枯草、黄芩、百部、丹参、桃仁、炒白芥子、海藻。但仅用内服药，消退起来较慢，遵朱老经验，外用蜈蚣散，即金头蜈蚣一条，用白纸两张裹住，点火烧之，趁热将蜈蚣研成细粉，入少许香油中，搅匀，抹在患处，每日2次。我在大学讲课时，一广东学生颈部有一枚结核，如法用之（未用内服药），仅1周即完全消散。后来又用于多人，亦效。唯有的人对蜈蚣过敏，用后则感到刺痒不适。

四、益肾蠲痹治顽痹

痹证初起，多为风寒湿热之邪乘虚袭入，久之，则湿变为痰，气血瘀滞，痰瘀相合，深入骨骱，阻于经隧，而致关节肿大变形，疼痛不已。用常法祛风散寒、逐湿清热多不能效，必以虫类药物，搜剔钻透，直达病所，始克有济。前人说"久痛入络"，就是指的这种情况。考历代著作，大致从唐宋时期开始，就用虫类药物治疗痹证，朱良春先生从《千金方》《本事方》《圣济总录》《临证指南医案》等著作中，汲取了大量前人的用药经验，倡用虫类药物治疗类风湿关节炎，其自拟之益肾蠲痹丸，即以虫类药物为主，疗效卓著。现在此药已经面世，而在其由药厂批量生产、投放市场之前，我就学习老师的经验，将方中的蜈蚣、全蝎、白花蛇、蜣螂、䗪虫、蜂房等研粉，装入胶囊中吞服，再视其病之寒热虚实，配以汤药取效。30年前，四川灌县人民医院陈定可药师，患类风湿关节炎多年，遍求中西医治疗无效，骨节肿痛、弯腰驼背，生活已不能完全自理，我即以朱老方予之，服药大半年而愈，最近还来电话，说多年以来一直都很正常，没有复发过。

五、三骨汤治骨刺

骨刺即骨质增生，多发于颈、腰、膝、足跟等负重关节，为中老年人常见病之一。根据中医学"肾主骨"的认识，我在长春刘柏龄先生经验方的基础上，加用虫类药物组成"三骨汤"，取得较好的效果。常用药如熟地黄、淫羊藿、鹿角胶、穿山甲珠、威灵仙、骨碎补、透骨草、补骨脂、续断、赤芍、白芍、红花、制川乌、当归、丹参、䗪虫、三七（研吞）等。方中的䗪虫不可或缺，研末吞服效果更好。䗪虫亦用于腰痛，不仅对跌打损伤、风寒湿热所致的腰痛有效，肾虚腰痛也有效。用量1～2只，用75％乙醇浸泡20分钟后，晾干，研末，每日2次，温开水或黄酒送服，连用7日为1个疗程，可单用，也可与补肾方药合用。

六、复肝丸治慢性肝炎、早期肝硬化

肝炎迁延不愈，其病理变化由湿热、气滞而渐至肝血郁滞，瘀凝肝脉，气血两虚，肝脾大。为此，朱老曾拟订复肝丸一方（紫河车、三七、红参须、䗪虫、姜黄、郁金、穿山甲珠、鸡内金），有益气活血、化瘀消癥之效，为扶正祛邪之良方。多年以来，我观察到此方对肝脾大或单纯肝大、肝功能异常、血白蛋白改变都有较好疗效。䗪虫在方中起到活血消癥、和营通络的作用，为不可或缺之品。脾肾阳虚、肝肾阴虚、肝郁脾虚者，除用复肝丸外，配合对证汤药。但肝胆湿热尚盛，口苦咽干、舌红苔黄腻、脉滑数者，应以清利湿热为主，不宜搬用复肝丸，我常于原方去紫河车、人参用之，即无"实实"之弊矣。

〔原载于《名师与高徒》，长沙：中南大学出版社，2005年〕

朱良春治疗脑髓病的学术经验

广东省中医院　郭建文　潘　峰　胡世云　尹克春

南通市良春中医药临床研究所门诊部　朱剑萍

朱良春教授以擅长治风湿病、肿瘤、自身免疫性疾病等疑难重症蜚声海内外，但对于先生善于治疗脑和脊髓等神经系统疾病却介绍很少。我们有幸跟随先生学习，现将先生对此类疾病的诊疗经验报告如下，并请同道指正。

一、中医对于脑髓病的认识

中医之脑髓病内涵甚广，包括现代医学之神经病学、精神病学、心身医学等方面。古人对脑之功能，早有认识，如《灵枢·经脉篇》："人始生，先成精，精成而脑髓生"。《灵枢·海论》："脑者，髓之海。"《素问·五脏生成篇》："诸髓皆属于脑。"《指玄篇·修仙辨惑论》：头为"元神所住之宫，其空如谷，而神居之，故谓之谷神。神存则生，神去则死。日则接于物，夜则接于梦，神不能安其居也"。先生认为，脑髓病从治疗来说，则应着眼于心，兼及肝肾，因为《内经》云"心者，君主之官也，神明出焉""诸风掉眩，皆属于肝""肾者，作强之官，伎巧出焉"。如高热烦躁、神昏谵语、中风昏迷、小儿惊厥，谓之热陷心包、痰蒙心窍，宜清心开窍之安宫牛黄丸；惊厥者，用紫雪；头目眩晕、烦躁易怒、血压偏高、失眠多梦、魂神不安，谓之肝阳偏亢，宜平肝熄风之羚羊钩藤汤；阳虚气弱、肾精亏损、阳痿遗精、筋骨无力、行步艰难，属肾阴阳两虚者，宜补肾填精、壮阳益肾之龟龄集等。这些药都是动植物并用的。先生认为，由于虫类药的生物活性强，在诸多脑病辨治时，如能加用虫类药，多能提高疗效。

二、治疗脑血管畸形外科手术后认知功能下降经验

脑血管畸形导致的脑出血需要神经外科手术治疗，但术后由于边缘叶刺激、脑叶或海马体等功能区的损伤遗留认知功能障碍，轻者反应迟钝，重者丧失时间、空间、人物定向力，不能辨认亲人。先生认为，脑血管畸形属先天不足，责之于肾，手术损伤脑髓，亦伤及肾精。肾为先天之本，先天不足，后天失养，髓海不充，加之外科手术中电凝、压迫、缝合等方法止血，损伤脑络，络脉不通，则血与津液循行受阻，痰瘀互阻清窍，则神机不用，故出现昏不识人，不辨亲疏之症。先生认为在辨证上属于"虚中夹实"之候，因其虚，必须培补气血，滋养肝肾；因其实，气血瘀滞，必须活血化瘀。据此，拟订"健脑散"一方，临床观察，疗效满意，并可兼用于老年痴呆症、中风后遗症、严重神经衰弱症。处方：

红参 15 g	制马钱子 15 g	川芎 15 g	䗪虫 21 g
当归 21 g	枸杞子 21 g	地龙 12 g	制乳香 12 g
制没药 12 g	琥珀 12 g	全蝎 12 g	紫河车 24 g
鸡内金 24 g	血竭 9 g	甘草 9 g	

上药共研极细末，每日早晚各服 4.5 g，温开水送下，可连续服 2～3 个月。一般服 1 周后，即见明显食欲增加，睡眠较安，头昏神疲好转，随着服用时间的延续，症情可逐步向愈。

【病例】郭某，男，21 岁，河南人，2008 年 1 月 21 日因"突发意识不清 3 日"入院。

患者于 3 日前的中午被工友发现躺在宿舍床上，不省人事，呼之不应，起病过程家人不详，遂由工友送至番禺区钟村医院就医，测血压 120/70 mmHg，查体：神志不清，烦躁，双眼睁开，向下凝视，呼之不应，不能对答，右侧鼻唇沟及右侧额纹对称，伸舌不配合，右侧肢体肌张力增高，左侧肢体肌张力正常，颈抵抗，病理征未引出。查头颅 CT 示：左基底节区脑出血并破入脑室。

脑血管 DSA 造影显示左侧颈内动脉末段发出后交通动脉上方闭塞，颅底周围有少量新生网状血管，右侧颈内动脉造影显示右侧颈内动脉末段稍变细，大脑中动脉、大脑前动脉变细，经前交通动脉向左侧大脑前动脉、大脑中动脉代偿供血，左侧椎动脉造影显示脉络膜后内侧动脉后外侧动脉供血区血管增粗迂曲，并经皮质动脉和后胼周动脉向顶叶逆行供血，造影诊断为烟雾病。

神经外科给予侧脑室引流，甘露醇脱水，立止血等对症处理，2 周后患者意识清醒，但不辨亲疏，智能下降，头昏头胀，定时、定向力下降，大便偏硬，舌质红、苔干少津液，脉软，辨证为先天肾精不足，气血两亏，痰瘀痹阻脑窍，兼有热化，给予"健脑散"加生地黄、石斛、玄参各 30 g，出院回河南老家口服。1 个月后，电话告知已认识家人，但计算力、判断力仍较差，3 个月后来广州复诊，意识、智能已完全恢复正常。

三、治疗偏头痛经验

本病之原因甚多，但均与肝阳偏亢、肝风上扰攸关，某些患者极为顽固，用一般药物殊无效果，朱老拟订之"钩蝎散"，经 40 多年的实践观察，疗效比较满意。方以全蝎、钩藤、紫河车、地龙 4 药各等份，共研细末，每服 3 g，每日 2 次。一般当日可以奏效，待痛定后，每日1次，或间日服1次，以巩固疗效。久痛入络，故使用全蝎、地龙活血通络止痛；久病必虚，加用紫河车平补气血阴阳，又可防虫类药耗伤气血，加之钩藤可镇定止痛，本方气味平利，适用于各类顽固性偏头痛，久服不耗伤气血。

【病例】梁某，女，55岁，反复偏头痛20年，多方求医，迄未控制，每月发作1～2次，每次持续3日，疼痛时右侧太阳穴呈波动性头痛，口服头痛散、布洛芬等暂时缓解，近来因头痛严重口服大剂量布洛芬导致消化道大出血，血红蛋白下降至72g/L，大便潜血（＋＋＋＋），在广州中医药大学第二附属医院消化科住院，用奥美拉唑、成分输血等病情稍稳定，血红蛋白恢复至102g/L，但头痛时作，面色苍白，少气懒言，舌质淡、苔薄白，脉沉细无力，大便呈黑色软便。2008年1月7日中医会诊，药用全蝎、钩藤、紫河车、地龙各30g。研粉，每服3g，每日2次，并给予黄土汤加三七粉6g冲服。当日患者头痛即减，出院后继续钩蝎散加三七粉1g口服，2周，患者已无明显头痛，嘱减半量继续服用1个月。1年后患者又带其他家属来门诊看病，知其口服1个月后未再复发。

四、治疗脊髓炎瘫痪经验

先生在《朱良春医集》中介绍"龙马起废片"治疗唐山地震脊髓外伤性截瘫，效果较好。我们在临床中使用该方加减治疗带状疱疹后脊髓炎遗留一侧或双侧肢体瘫痪，也取得较好效果。龙马起废片组成：

> **制马钱子0.15g　鹿角片0.4g　乌梢蛇1g　炙䗪虫1g　地龙1.5g　蜂房1.5g，一日量。可装胶囊，或研粉，或制片，分3～5次口服**

【病例】招某，男，28岁。2008年12月10日因"腰痛1个月，头痛伴左侧肢体疼痛乏力半个月余"入院。

症状：头顶及左颞部胀痛感，发作时爆裂感，伴恶心欲呕，视物模糊，左侧肢体疼痛乏力，时有口周麻木，左胁及腰部带状疱疹疼痛，口干口苦，近半个月来腹泻，里急后重，泻后腹痛，黄稀便，甚至水样便，每日6～7次，纳眠差，小便可。舌红、苔黄腻，脉滑数。

查体：面红，球结膜充血，左侧转颈耸肩乏力，左侧肢体疼痛，活动受限，左上肢肌力3+级，左下肢肌力3级，左踝关节以下浅感觉迟钝，四肢腱反射（+++）。左侧踝阵挛（+），脑膜刺激征（-）。

急性期先给予无环鸟苷、糖皮质激素等抗病毒保护神经等治疗，中药用龙胆泻肝汤加减，治疗2周后，患者带状疱疹消退，仍留有左侧下肢无力，不能站立，阴茎无勃起。舌质红、苔薄白，有津液，仍有左侧颈肩、左侧下肢疼痛。处方：

桑寄生 15 g	独活 15 g	秦艽 15 g	细辛 5 g（渐增至 10 g）
川芎 15 g	当归 15 g	生地黄 30 g	苍术 15 g　桂枝 15 g
茯苓 30 g	杜仲 15 g	牛膝 15 g	

冲服龙马起废片原方。上方加减2个月余，目前患者已无疼痛，左侧下肢肌力恢复正常。可从事既往工作。已有晨间阴茎勃起。患者相当满意，目前已找到新工作。

五、治疗难治性面瘫经验

先生认为：周围型面瘫病程在1个月以内仍未缓解者，为痰瘀互阻经脉，久痛入络，非虫蚁搜剔不能直达病巢，常用防风、赤芍、白芍、僵蚕各10 g，制白附子8 g，煎汤送服善于祛风通络的蜈蚣粉2 g，每日2次，收效甚速。若医者贪功，使用激素、电热理疗、火针、电针劫伤阴液，则需顾护阴液，需重用白芍、石斛以养阴柔肝熄风。若迁延失治，病程长达半年以上，疗效欠佳，先生自拟"平肝祛风汤"（全蝎、僵蚕、菊花、荆芥、钩藤、石决明）内服，配合外治法，即以马钱子、白附子按 2∶1 比例研为细粉，用伤湿止痛膏贴于地仓穴（左瘫贴右，右瘫贴左，24 小时更换），每在 1 周左右可获痊愈。

【病例】黄某，女，28 岁，因左侧面瘫 24 日于 2008 年 11 月 20 日请朱老会诊。

因起居不慎感受外邪，左侧面瘫，辗转诊治，24 日仍遗留左侧面瘫，闭眼露白，刷牙时口角流涎，既往给予泼尼松、针灸、抗病毒等治疗。口干，舌质红、苔少、脉弦，月经量少。先生辨证为风痰入络，兼有阴分不足，处方：

明天麻 15 g	生白芍 20 g	炙白附子 8～10 g	石斛 15 g
蜈蚣粉 1 g（渐加量至 2.4 g，冲服）			僵蚕 12 g
全蝎粉 2.4 g（冲服）		蝉蜕 15 g	生甘草 6 g

每日口服 1 剂，并在煎剂中取 1/3 量浓缩，同时在患侧进行离子导入。10 日后完全恢复。

六、结　语

先生行医 70 余载，对临床脑髓病如脑血管病、痴呆、脊髓疾病、周围神经疾病等积累了大量经验，具有独特的见解，善于参用虫类药、有毒药治疗疑难重症。先生教导我们，脑髓为清灵空虚之所，若遭外邪入侵、内生痰瘀，痹阻脑髓脉络，则易出现神机不用、痴呆、瘫痪、疼痛等临床症状，辨证应首辨虚实，虚则为肾精亏虚，治疗应首选血肉有情之品，如紫河车、鹿角片，兼以红参大补元气，否则有病重药轻之误；实则为风、痰、瘀血入络，宜选用虫类药如全蝎、蜈蚣、地龙、䗪虫等搜风通络，破瘀涤痰。先生强调治疗脑髓病应善于选用马钱子，该药味极苦，却能开胃进食；性极寒，却能宣通经脉、振颓起废。炮制方法一般用水浸去毛，晒干，置麻油中炸，适时取一枚用刀切开，观里面呈紫红色为度。每日用量0.3～0.6g，入丸散效果较入煎剂为佳。

先生在其他脑髓病如脑出血、脑梗死、帕金森病、脑囊虫病、癫痫、外伤后截瘫等方面均有丰富经验，先生的《虫类药的应用》《朱良春医集》等著作和相关学术文章中有系统论述，值得我们好好学习，进一步提高临床疗效。

〔原载于《中医杂志》2009，50（12）〕

作者简介

郭建文（略）

胡世云（1972—），广东省中医院主任医师，临床医学博士，新安医学世家，国医大师朱良春教授学术继承人。广东省中西医结合学会高血压专业委员会常委，广东省中西医结合学会脑心同治专业委员会常委。

朱良春指导救治心肺衰竭案

无锡市惠山区残疾人康复中心　沈桂祥

我们曾救治一80岁心力衰竭（以下简称心衰）男患者，因呼吸衰竭（以下简称呼衰），严重缺氧，气管切开，使用呼吸机维持呼吸已4个月余；肺部感染，发热不退，嗜睡神糊，医院多次下达病危通知，治疗殊感棘手。2007年9月至2008年4月间，笔者作为朱良春教授的弟子，先后两次向老师求助，患者一度转危为安，出现生机。后终因肺、心、肝、肾多脏器衰竭不治而亡。今公诸于众，其中经验供同道参考。

李某，男，80岁，离休干部。

初诊（2007年9月8日）：患者患慢性阻塞性肺疾病、肺心病多年，喘咳，呼衰，气管切开，吸氧，赖呼吸机呼吸已4个月余，发热汗出不退2个月余，二重感染已月许。自2007年8月1日至9月1日历经6诊，经西药抗菌消炎，退热，洗肺吸痰，且见心房颤动（以下简称房颤）。8月31日洗肺后无发热，痰量大减。胃管灌注进食如常，大便日行1～2次，软，腹胀显减。然嗜睡神昏难醒。血压143/87 mmHg，或见房颤。苔薄、舌淡，脉滑数不齐，有歇止。

中药施清肺泄热、平喘祛痰、开窍醒脑、化瘀通络之法（方药略）。中西医合力救治，现热退身凉脉实，然嗜睡不醒如前，病危，全程监护中。

354

但神昏呼之不醒，脉滑数不齐，呼衰、心衰已露端倪，恐生遽变。遂向朱老电话求助，以救垂危。朱老说："用药很好。如肺部尚有炎症，仍可用鱼腥草、金荞麦。化痰开窍，可用石菖蒲 20～30 g，已用广郁金、胆南星、莱菔子、瓜蒌皮及子很好；嗜睡是衰竭，可用红参、附子；六神丸强心肺，每 3 小时 1 次，每次 10 丸，苏合香丸 1/2 丸化服（灌注）。前用至宝丹'凉开'无误，药随证转，现应改用'温开'为是，要加温药。黄芪要加量，可用红参。"朱老作了简要分析，并对处方用药一一作了交代。听罢，时间已是晚上 8 点半。

参照朱老指令处方，另加白术，合茯苓、半夏，健脾化痰燥湿，以绝生痰之源。处方如下：

白术 15 g	茯苓 30 g	制半夏 20 g
石菖蒲 30 g	广郁金 15 g	炒莱菔子 30 g
瓜蒌皮、瓜蒌子各 10 g	鱼腥草 30 g (后下)	金荞麦 30 g
红参 10 g (另炖兑服)	牡丹皮 15 g	丹参 15 g
桃仁泥 10 g	红花 10 g	黄芪 50 g
厚朴 15 g	炙甘草 5 g	

另：苏合香丸（3 g/丸），1/2 丸溶化，鼻饲灌注，每 6 小时 1 次；六神丸 10 粒，鼻饲灌注，每 3 小时 1 次。

二诊（9 月 15 日）：呼衰，二重感染，心衰。吸痰多，曾见短暂发热，体温 37.3 ℃持续 3～4 天。静脉滴注青霉素、痰热清。大便干结或秘，腹胀。昏睡改善，呼之能醒。房颤未见。苔薄，脉滑数，或有歇止。

前方加大黄 10 g（后下），虎杖 30 g 续进；苏合香丸、六神丸用量服法如前。

三诊（9月22日）：体温36.7℃。神志渐清，呼之醒，睁目，嘱张嘴示苔皆能配合。9月20日脱呼吸机4.5小时，21日2小时，今日2.5小时。苏醒。上呼吸机则酣睡，呼之能醒。腹胀著，大便干结，日行3～4次，今日2次。苔薄，脉滑数。

方药拟就，电话请朱老审定。朱老说："莱菔子可减量，因其破气，鱼腥草可不用，厚朴亦可减量。大黄可不用，还用瓜蒌子。"遵嘱，方药如下：

茯苓30 g	白术15 g	制半夏20 g	石菖蒲30 g
广郁金20 g	炒莱菔子10 g	葶苈子20 g	牡丹皮15 g
丹参15 g	熟附子10 g	黄芪30 g	金荞麦30 g
瓜蒌子20 g	厚朴10 g	红参10 g（另炖兑服）	炙甘草6 g

另：苏合香丸（3 g/丸），1/2丸溶化，鼻饲灌注，6小时1次；六神丸10粒，鼻饲灌注，1日3次。

四诊（9月29日）：热退月许。今日脱呼吸机已7小时，拟脱机9小时，脱机则苏醒或睡眠，上机则酣睡，呼之能醒。神志清醒，能配合张口示苔、进食等，有应答，但因气管切开尚不能讲话。无腹胀，饮食好，或能自主进食，偶能咯痰。大便日一行。血压135/85 mmHg。心率109次/min。已撤病危通知。苔薄润，脉细濡滑略数。症情大好，由逆转顺之象显矣。处方：

熟附子15 g（先煎）	红参10 g（另炖，每日3次兑服）	广郁金20 g	
石菖蒲30 g	瓜蒌子30 g	桃仁泥10 g	红花10 g
牡丹皮15 g	丹参15 g	麦冬15 g	五味子10 g
葶苈子20 g（包）	制半夏20 g	白术15 g	茯苓30 g
川桂枝10 g	炙甘草10 g		

另：苏合香丸、六神丸，鼻饲灌注同前。

此后，能脱机呼吸6～9小时，吸痰量减少。无发热，神志清，嗜睡明显改善，呼之醒，苏醒时间逐渐延长。能自主（喂食）进食，鼻饲灌注次数减少。大便1～2日一行，或有腹胀。

1个月后因肺部感染，症情反复，呼衰、心衰、房颤，无血压，经中西医全力救治脱险，中医救治方药如前。

电话中朱老说："预后不良。肺部感染，金荞麦可加至50～60g，石菖蒲用至20g以上，舌红不用苏合香丸。"遵嘱，第二次转危为安。上下午间歇苏醒5～6小时，有悲伤表情，欲哭无泪。至2007年11月30日，感染热退34日。

2008年4月22日，因再次感染，终因肺、心、肝、肾多脏器衰竭而亡。

【按】本案系中西医合作救治，仅就中医药层面作简要分析。

2007年8月1日（初诊）发热汗出而喘，辨证"痰热壅肺"，方用麻杏石甘汤加味。此后热退复升，心脉脑络缺氧，神昧嗜睡不易呼醒；不能配合喂食吞咽，改由胃管灌注食糜进食，按之心下胀满，间歇发热，汗出热退身凉，脉弦滑，与柴胡桂枝汤合麻杏石甘汤加味，体温渐降，无明显嗜睡，神志基本清醒。

及至8月27日，二重感染已周许，低热，嗜睡不醒，正气日衰，清阳蒙蔽。方用黄芪补气扶正，合地龙、丹参、三七、水蛭平肝活血通络，至宝丹、石菖蒲、广郁金芳香化痰，开窍醒脑；麦冬、五味子、丹参养阴以通心脉；余药集清热解毒、消痰利气、宽胸醒脑、泄肺通便于一炉。又经气管镜洗肺痰液大减，热退身凉脉实，然嗜睡不醒如前，且见房颤。及至9月8日，无发热，嗜睡难醒，或见房颤。舌淡，脉滑数不齐，有歇止。恐生心肺衰竭遽变，求助于朱良春先生。

纵观邪实正虚、阳气衰惫的病情演变，朱老认定"嗜睡是衰竭"。以

"发热渐退"至"无发热""苔薄舌淡、脉滑数不齐"为辨证着眼点指导用药：改原服至宝丹"凉开"为苏合香丸"温开"；因长期发热汗泄，特别是频繁使用双氯芬酸钠栓退热发汗太过，以致伤阴亡阳，气随液脱，强调"要加温药，黄芪要加量，可用红参、附子"。

考苏合香丸是温开的代表方剂，其芳香化浊，疏畅气机，开窍醒神作用很强，适用于寒闭或痰浊阻滞的闭证，今之冠心苏合丸即从此方化裁而来。1个月后朱老又说"舌红不用苏合香丸"，更体现药随证转、辨证用药的灵活性。

六神丸为治疗咽喉肿痛、痈疽疔疮圣药。老药新用，治呼衰、心衰、休克卓有成效。牛黄清热解毒、芳香开窍、利痰镇惊；蟾酥攻毒消肿、辟恶通窍，强心；麝香不唯芳香开窍，而且有强心、健脑、化瘀之功；冰片不仅消肿止痛，而且芳香开窍；珍珠镇惊坠痰，雄黄解毒辟秽。六药相须协同，量小效宏。遵嘱而行，另加白术，合茯苓、半夏，杜生痰之源。

至9月22日，神志清醒，睁目，有应答，能配合张嘴看苔；9月29日，热退月许。神志苏醒，有应答，但因气管切开尚不能说话。当日脱呼吸机已7小时，脱机多苏醒，配合喂食显著进步，有脱险之象。如斯险境前后两次，皆由朱老指导点拨化险，其高超的辨证技艺、用药经验，可见一斑。但此患者后终因年老体衰而死，实属无奈。

〔原载于《中国中医药报》2012 - 08 - 17〕

作者简介 沈桂祥（1941—），无锡市惠山区康复医院中医专家门诊部副主任中医师，曾任中医科主任、江苏省中医药学会首届医史文献专业委员会委员。

朱良春膏方运用虫类药经验

广东省中医院　潘　峰　郭建文

南通大学附属医院　朱建华

朱良春教授临床善于使用虫类药治疗风湿病、肿瘤、自身免疫性疾病等疑难重症而蜚声海内外。朱教授亦善于在膏方中使用虫类药治疗慢性虚损疾病和疑难疾病，这是他的学术特色之一。我们有幸作为朱教授的学术继承人，跟随门诊及查房，学习其在膏方运用虫类药的学术经验，现总结如下，供同道参考。

一、虫类药在膏方中的应用原则

（一）辨证论治为基本指导原则

朱教授指出：膏方的组方原则应遵循中医"辨证论治"的原则，虽然膏方以滋补为主，但患者仍会夹杂有痰湿、瘀血、气滞等邪实的病机，虚亦分脏腑亏虚和气血阴阳不足等不同。所以，一剂好的膏方应建立在准确的辨证论治之上。朱老认为，临床应辨病和辨证相结合。病是证产生的根源，证是疾病反映出来的现象，因此"证"和"病"是一种因果关系，有着不可分割的联系。辨病是前提，辨证是手段。辨证是基于疾病核心病机的分类和细化。脱离了辨病，单靠辨证就会割舍疾病的总体特征。如同时肺肾两虚的咳嗽，慢性支气管炎和肺癌的病机就名同而实异，在膏方的选药配伍方面就不同。如蜂房，可配伍治疗慢性咳嗽属肺肾两虚者，因具有解毒散结、抗肿瘤之功效，对于肺癌之咳嗽尤为合拍。但如果患者为肺热之慢性咳嗽（支气管炎）、哮喘，则应使用地龙、猴枣、蜓蚰清热化痰定喘。

（二）以体质为组方选药的参考

由于膏方的量大，服用时间较长，因此在开膏方时，一定要先辨清患者的体质。体质是决定患者在相对长的时间内病机保持稳定的基本要素。体质辨证可遵循 2009 年《中医体质分类与判定》标准，该标准将体质分为平和质、气虚质、阳虚质、阴虚质、痰湿质、湿热质、血瘀质、气郁质、特禀质九个类型。具体的患者可能是气虚合并阳虚和血瘀，或者气虚合并痰湿，因此该方法结合辨证论治，确定患者的基本病机，分清主要矛盾和次要矛盾，这是朱老开膏方的重要依据之一。阴虚质可配伍龟甲胶、鳖甲胶、淡菜等，血虚质可配伍阿胶、牛角腮，肾阳虚可配伍鹿角胶、蛤蚧、海马、桑螵蛸等，血瘀质则可配伍水蛭、䗪虫。

（三）调养与治疗相结合

传统的观念认为，膏方多用于调养，治疗疾病的作用不足。其实不然，朱老临床运用膏方治疗恶性肿瘤、风湿免疫疾病、颅脑手术后遗症取得很好的疗效足可证明。临床应根据患者疾病的具体情况进行处方用药，如可针对疾病的某一方面，或解决某个阶段性问题。恶性肿瘤患者手术、放疗、化疗之后，气血不足，脾胃之气耗伤，化源受损，不耐攻伐。朱老发挥膏方具有循序渐进之优势，常在辨证基础上加用紫河车、阿胶、龟甲胶扶正为主，兼以蜈蚣、蜂房等攻坚消积解毒之品，使正气渐旺，气血渐生。不但改善患者生活质量及预防放化疗之不良反应，而且在预防肿瘤转移等方面具有较好疗效。

（四）长期服用避免使用毒性较大、刺激性较大的药物

虫类药中蟾酥、斑蝥等毒性较大，应避免在膏方中使用。麝香甚或蛇毒等刺激性较大，也应慎用。

（五）通过合理配伍提高虫类药疗效，消除不良反应

虫类药其性多为辛平或甘温，但熄风搜风之药，其性多燥，宜配伍养血滋阴之品，如以地黄或石斛同用；攻坚破积之药多为咸寒，应伍以辛温养血之品，如当归、桂枝等，这样才能制其偏而增强疗效。

二、虫类药膏方临床应用举例

（一）癌症术后

【病例】袁某，男，54 岁。2010 年 12 月 21 日诊，患者肺癌手术后，气血耗损，又未能充分休息，神疲乏力，易汗，怯冷，苔薄中裂，脉细软、右寸尤弱，乃术后正虚未复、思虑伤气之证，治宜养血益气，补养心肾，兼以肃清癌毒，以防复发。处方：

潞党参 300 g	生白术 300 g	茯苓 300 g	当归身 300 g
生白芍 300 g	熟地黄 400 g	丹参 250 g	枸杞子 300 g
怀山药 300 g	仙鹤草 500 g	炙黄芪 400 g	山茱萸 300 g
淫羊藿 300 g	川百合 300 g	龙葵 300 g	蜂房 300 g
壁虎 300 g	淡苁蓉 300 g	远志 100 g	益智仁 250 g
杜仲 300 g	生薏苡仁 400 g	陈皮 80 g	甘草 30 g

上药煎取 3 次汁，去渣，加阿胶 200 g，龟甲胶 250 g，冰糖 500 g，烊化收膏，每服 1 匙，每日 2 次，开水冲服。患者服用两料，生活质量明显改善，能正常工作。

【按】肿瘤治疗以扶正祛邪为基本原则。该患者表现为术后气血不足，脾肾两虚之症，除给予八珍汤补益气血，养心安神之外，需用龙葵、壁虎、蜂房消癌毒、肃余氛。《名医别录》谓蜂房："治恶疽、附骨疽，根在脏腑"，可使"诸毒均瘥"。朱老临床上多用蜂房、壁虎、全蝎、僵蚕等治疗恶性肿瘤，效果显著。仙鹤草具有明显的强壮作用，朱老认为其"能行能止"，不但能治疗肿瘤放化疗后气虚自汗，精神虚弱，而且具有很好的抗癌作用。同时虫类药还可在辨证论治的基础上大大提高疗效。

（二）健脑散加减膏方治疗颅脑动静脉畸形术后失明、痴呆

【病例】林某，男，36 岁。2009 年 11 月 18 日诊，患者半年前因头痛、呕吐到广州某医院住院，诊断为"左侧颞叶脑出血、脑血管畸形"，给予手术治疗，术后继发脑血管痉挛，脑水肿，导致左侧大脑后动脉闭塞，双目失明，无光感，双侧瞳孔对光反射消失；手术损伤优势半球语言中枢，导致混合性失语，不能理解他人说话，仅能不自主发少许单音"啊……""我……"等，行走不稳，需坐轮椅。间断狂躁，大声呼喊，手舞足蹈，经家人劝说可平息。智能下降，吃饭、穿衣、大小便等日常生活均需要家人照顾。小便偶有失禁，舌质淡红、苔薄白，右侧脉滑。

西医诊断：脑血管畸形术后，血管性痴呆。

中医诊断：痴呆（脑脉瘀阻）。

治则：补益气血，滋养肝肾，活血通络。处方：

制马钱子 30 g（每次 0.1 g 冲服）	当归 150 g	紫河车 150 g
地龙 150 g	水蛭 100 g	桃仁 300 g
䗪虫 150 g	红参 300 g	
全蝎粉 150 g（每次 0.4 g 冲服）	三七粉 150 g	蜂房 200 g
大黄 100 g	石斛 150 g	
血竭粉 100 g（每次 0.3 g 冲服）	胆南星 250 g	

上药煎煮 3 次取汁去渣，加龟甲胶、鹿角胶各 300 g，饴糖 500 g 收膏。收膏时将三七粉冲入。每日服 3 次，每次 6 g。

本例患者经过 8 个月治疗，智能明显改善，理解力恢复，可独立进食、如厕，而且恢复了光感。皮质盲在神经科是无法治疗的，在本例中也有所恢复，说明健脑散组方的精当。

【按】本病为虚实夹杂，虚为肾虚，禀赋不足，发育异常为肾虚之内因。脑为髓海，肾主骨生髓，手术过程中损伤脑髓，即为肾虚之外因；"肾者，作强之官，伎巧出焉"，因此智能下降、日常生活均不能自理属不能作强，失去伎巧，应责之肾。肾为先天之本，先天不足，后天失养，髓海不充，加之外科手术中电凝、压迫、缝合等方法止血，损伤脑络，络脉不通，则血与津液循行受阻，痰瘀互阻脑窍清空，则神机不用，故出现昏不识人，不辨亲疏。朱老认为：在辨证上属于"虚中夹实"之候，因其虚，必须培补气血，滋养肝肾；因其实，气血瘀滞，必须活血化瘀。健脑散中红参、紫河车、黄芪、地黄、当归可补益气血，滋养肝肾；䗪虫、地龙、全蝎、水蛭等虫类药可破血通络，三七、血竭、马钱子为伤科要药，可化瘀接骨、疗伤。马钱子含有硝酸士的宁，可兴奋脊神经与脑神经，对于脑外伤、开颅手术后遗症尤为适用。

（三）痹证

【病例】杨某，女，40 岁。西医诊断为颈腰椎增生病。2006 年 12 月 2 日诊，症见头眩，颈肩疼痛，肢麻，腰酸腿软，苔薄白，脉细尺弱。乃肾督亏虚，经脉痹阻之征，治宜益肾壮督，蠲痹通络，并需生活规律，适量运动，始可康复。处方：

全当归 10 g	熟地黄 20 g	淫羊藿 15 g	生白芍 15 g	丹参 20 g
片姜黄 10 g	鸡血藤 30 g	海桐皮 15 g	葛根 20 g	川芎 10 g
潞党参 15 g	生白术 15 g	茯苓 15 g	枸杞子 15 g	鹿衔草 30 g
威灵仙 15 g	蜂房 10 g	生黄芪 30 g	䗪虫 10 g	豨莶草 30 g
桑寄生 20 g	陈皮 8 g	徐长卿 15 g	甘草 4 g	24 剂

上药煎取 3 次，去渣、取浓汁，加阿胶、龟甲胶各 90 g，冰糖、蜂蜜各 500 g，收膏。每次 1 匙，每日 2 次，开水冲服。如遇感冒或便泄，需暂停服。

【按】朱老认为：䗪虫具有破血逐瘀、续筋接骨之功效。蜂房《名医别录》曰："历节肿出"，临床验证蜂房具有蠲痹去风、对关节肿痛久而不消有佳效，是益肾蠲痹丸中的主要成分之一。该患者在辨证基础上加用蜂房、䗪虫活血通络，解毒散结，对骨质增生有可靠疗效。肾主骨，故加入龟甲胶补肾、阿胶养血。患者服用后头眩、肢麻、颈痛等症状大减，而且精神状态大为改善，足证该膏方之效。

三、虫类药膏方注意事项

1. 先用开路药，观察是否辨证准确，是否对虫类药过敏 膏方中使用开路药的目的是稳定病情、健运脾胃以及了解患者对辨证论治的适应情况。其实，虫类药含有较多的动物异体蛋白质，少数过敏体质者会出现过敏现象，如皮肤瘙痒、红疹，甚则头痛、呕吐，朱老的经验是，立即停服，并用徐长卿 15 g，地肤子、白鲜皮各 30 g，煎汤内服，多数均可缓解，极个别严重者，则需中西药结合以缓解之。

若出现开路药过敏情况，一般首先考虑虫类药所导致，应去除虫类药后让患者口服，未见过敏症状，再次增加虫类药后同样症状仍出现，可确定是该虫类药过敏所致。过敏体质患者不宜使用虫类药配伍，以免导致不良后果。

2. 虫类药在膏方中的制备方法 大多数虫类药可入煎剂，但有些虫类药高温煎煮会破坏其活性成分，降低药效，而且也浪费药材。这些药需研粉直接调入清膏中收膏，或服用时冲入，如羚羊角、犀牛角、鹿茸、紫河车、海马、蛤蚧、猴枣、牛黄。牛脊髓、猪脊髓应另熬成稀糊状黏膏,调入清膏中收膏。水蛭在高温下可破坏水蛭素,降低其活血通络功效,宜在清膏放冷后调入收膏。全蝎、乌梢蛇等也可研粉调入放冷清膏中收膏,增强疗效。对于坚硬贝壳类虫类药,如鳖甲、龟甲、石决明、牡蛎等应先煎,使其有效成分充分溶出。

四、结 语

朱良春教授在虫类药的应用方面积累了丰富的经验,使用得当会取得比传统植物药更加显著的疗效。在膏方中使用虫类药应注意辨证论治,根据体质禀赋处方,注意药物配伍。另外,膏方中使用虫类药应注意药物煎煮和制备方法,以及虫类药的不良反应,保证用药安全,提高临床疗效。

〔原载于《中医杂志》2012,53(11)〕

朱良春治疗慢性肝病临床经验

南通市良春中医医院　朱胜华

慢性肝病包括慢性肝炎、肝硬化，是肝实质的损害。肝硬化是由多种原因引起的肝纤维化，肝结节形成，早、中期属于癥积、痞块，晚期出现腹水，则属鼓胀。

《医门法律·胀病门》："凡有癥瘕、积块、痞块，即是胀病之根。日积月累，腹大如箕，腹大如瓮，是名单腹胀。"慢性肝病病因多为情志郁结，湿热疫毒，饮食不节，劳累过度而损伤肝、脾、肾。气滞导致气鼓，血瘀导致血鼓，水停导致水鼓。本虚标实，各有侧重，相因为患。朱良春教授在治疗慢性肝病方面积累了丰富的临床经验，现简介于下。

一、临床分型及治法

（一）肝郁脾虚重在疏肝健脾，活血消癥

肝失疏泄，气血痹阻，脾运不健，生化乏源。其症纳减，腹胀便溏，四肢倦乏，面浮色晦，入暮足肿，肝脾大。舌质暗红、舌体胖、边有齿印，脉象虚弦。朱老认为其治重在疏肝健脾，活血消癥。常用复肝丸配合柴胡疏肝散、异功散、当归补血汤加减。药物如柴胡、当归、白芍、党参、黄芪、白术、丹参、䗪虫、郁金、陈皮、茯苓等。

【病例】胡某，男，64 岁，退休工人。6 年前曾患急性黄疸型肝炎，肝功能长期异常，血清白蛋白与球蛋白比值（A/G）倒置，确诊为慢性肝炎、肝硬化早期，迭经治疗，效不显著。刻诊：面色晦滞，胁痛纳差，脘腹撑胀，肢乏便溏。颈部见蜘蛛痣 1 枚，肝掌明显，苔腻、舌质衬紫，脉细弦。触诊肝肋下 1.0 cm，剑突下 3 cm，质地Ⅱ°，脾大肋下 1 cm，质软，表面光滑。肝功能检查：丙氨酸氨基转移酶（ALT）60U/L，总胆红素 28 μmol/L，碱性磷酸酶（AKP）90 U/L，白蛋白 28 g/L，球蛋白 30 g/L。证属邪毒久羁，肝郁脾虚，气血痹阻，瘀结为癥癖。拟用复肝丸，每服 3 g，每日 2 次。煎剂：生黄芪，当归，潞党参，炒白术，软柴胡，炒白芍，炙甘草，生鸡内金，麸炒枳壳，生麦芽，石见穿，糯稻根，每日 1 剂。服药半个月，诸恙减轻，精神较振，仍予原法出入为方。调治 3 个月，复查肝功能已在正常范围：血清蛋白总数 72 g/L，白蛋白 42 g/L，球蛋白 30 g/L。停煎剂，继服复肝丸半年，自觉症状消失，面色转荣。随访 4 年，未见复发。

（二）肝胆湿热急当清肝利胆，通腑泄浊

湿遏中焦，邪从热化，肝失疏泄，移热于胆。其症肝脾俱大，胁痛脘痞，头眩口苦，纳减腹胀，心烦易怒，溺短而黄，大便秘结或溏滞不爽，并可出现黄疸，苔黄厚腻，脉多弦数。治宜清肝利胆，泄热渗湿。以龙胆泻肝汤、茵陈蒿汤加减。常用药物如龙胆草、茵陈、柴胡、栀子、当归、黄芩、大黄、玄参、白花蛇舌草、虎杖、金钱草、垂盆草等。此时不宜早用复肝丸。

【病例】赵某，男，30 岁，公务员。于 3 年前患乙型肝炎，肝功能长期不正常，纳减，倦怠无力，症情不见好转，形体日趋消瘦。曾在南京、上海等地医院检查，确诊为慢性肝炎、早期肝硬化，来南通诊治。刻诊：面色晦滞，胁痛纳差，口苦溲黄，齿龈渗血，夜寐梦多。脉弦大，苔黄腻、舌质暗红。触诊肝大肋下 1.5 cm，剑突下 4 cm，质地Ⅱ°，脾可触及，

压痛（＋）。湿热蕴结，肝胆疏泄失司，迁延日久，进而气滞血瘀，络脉痹阻。先宜清泄肝胆湿热，以治其标。药用龙胆、茵陈、苦参、柴胡、生大黄、栀子、黄芩、当归、生地黄、地骨皮、甘草、虎杖、金钱草、白茅根等，服药 2 周，诸症减轻，苔腻已化，脉象弦细，1 个月后复查肝功能基本正常。改投复肝丸，每服 3 粒，每日 3 次。配伍以疏肝养肝、化湿和脾方药。治疗半年，面色红润，诸恙蠲除。检查肝大肋下 1 cm、剑突下 3 cm、质地Ⅱ°，肝功能亦在正常范围。恢复工作，迄今一切良好。

（三）脾肾阳虚宜温补脾肾，益气化瘀

气血瘀滞，肝脾久伤，由脾及肾，损及肾阳。脾大较甚，恶寒怯冷，腰膝酸软，面黄无华，神萎，食少，腹胀便溏，舌淡胖嫩或淡紫，脉多沉弦而细。治用温补脾肾，益气化瘀。以复肝丸为主，配合景岳右归丸、当归补血汤加减。常用药物如熟附子、肉桂、鹿角胶（或鹿角片）、菟丝子、淫羊藿、黄芪、党参、白术、茯苓、甘草等。

【病例】吕某，女，50 岁，职工。患乙型肝炎，迁延 4 年不愈。在某医院确诊为早期肝硬化，迭经治疗，效不显著。症情日趋严重，刻诊：胁痛纳减，腹胀溲少，便溏不实，精神委顿。脉沉弦而细，苔白腻、舌质衬紫。触诊腹膨而软，肝脾未满意扪及，两下肢轻度凹陷性水肿。肝功能：丙氨酸氨基转移酶（ALT）56 U/L，白蛋白 23 g/L，球蛋白 28 g/L，总胆红素 25 μmol/L。B 超：肝区光点密集增粗，不均匀，有可疑腹水。证属湿毒久羁，气血瘀滞，肝脾损伤，肾阳虚衰，浊水渗潴。拟方温补脾肾，益气化瘀，佐以利水。药用生黄芪，当归、熟附子、茯苓、淡干姜、炒白术、大熟地黄、菴闾子。另用益母草、泽兰叶煎汤代水煎上药。连服 5 剂，小溲畅行，腹胀已松，足肿消退，眠食俱安。继用原方去益母草、泽兰叶，加炙鳖甲、怀山药等，配合复肝丸。治疗 4 个月，患者食欲增加，自觉症状不著，复查肝功能正常，白蛋白 35 g/L，球蛋白 30 g/L。停服煎

剂，续予复肝丸巩固疗效。半年后恢复工作，随访至今，一切正常。

（四）肝肾阴虚治应滋养肝肾，凉营宁络

邪毒久羁，肝血亏耗，肾阴损伤，热郁脉络。脾大，面色晦滞，红丝血缕，胁痛腰酸，鼻衄或齿龈渗血，咽干，夜寐多梦，舌红绛少苔或苔腻中剥，脉象弦细而数。治用滋肾柔肝，养阴和络，以一贯煎加减。常用药物如北沙参、生地黄、枸杞子、天冬、麦冬、生白芍、川楝子、绿萼梅、女贞子、墨旱莲、玄参、生白术等。兼心阴虚而心悸心烦者，加西洋参、龟甲、酸枣仁之类。阴虚阳亢，热伤阳络，出血较甚者，加阿胶、水牛角、牡丹皮之属。齿衄不止，可用鲜地骨皮 60 g 煎汤含漱，有止血之效。

【病例 1】周某，男，39 岁，农民。患慢性迁延性肝炎已经 3 年，症情时轻时重，肝功能检查反复波动。于一年前发现脾大。B 超示肝硬化，脾大。来我院诊治。主诉：肝区刺痛，腰膝酸软，口燥咽干，夜寐梦多，齿龈渗血，偶见鼻衄。脉弦细，舌红绛。证属肝肾阴虚，郁热瘀阻。拟方清滋肝肾，柔阴宁络。药用北沙参、生白芍、大生地黄、枸杞子、地骨皮、京玄参、生鳖甲、天冬、麦冬、清阿胶、三七、白茅根，服药 10 剂。齿龈出血已止，胁痛腰酸亦减，仍感倦乏少力，口干少寐。原方去阿胶、地骨皮，加黄芪、生白术、当归等治疗 2 个月，诸恙轻减，精神亦振，苔薄白、舌红转淡，脉弦已平。原方加减，配合复肝丸，每服 3 g，每日 2 次。调治半年，3 次检查肝功能均在正常范围，触诊肝大肋下 1.5 cm，脾大 2 cm，恢复工作，至今病情稳定。

【病例 2】李某，男，42 岁，农民。肝功能异常，面色晦滞 6 年。宿患慢性活动性肝炎，反复发作，多次住院治疗。近检 B 超示：①肝硬化、脾大；②胆囊壁毛糙；③腹腔少量积液。肝功能：总胆红素 24.6 μmol/L，丙氨酸氨基转移酶（ALT）126 U/L，天门冬氨酸氨基转移酶（AST）81 U/L。面色晦滞，头昏烘热，夜眠欠安，两下肢乏力，胁肋隐胀、疼

痛，晨起口腔有血迹，纳可便稠。舌红绛、苔薄黄，脉弦。肝肾阴虚，热毒瘀结，而为癥癖、血鼓之候也，治宜养阴解毒，化瘀消癥。（血小板减少）方剂：柴胡、郁金、白芍、生地黄、石斛、当归、茵陈、白花蛇舌草、垂盆草、石见穿、鳖甲、白茅根、松节、牛角腮、鸡血藤、甘草。

二诊：药后症情如前，情绪低沉，心烦易怒，夜眠多梦，苔薄质红，脉细弦。上方加墨旱莲、枸杞子、栀子、淡豆豉（20剂）。

三诊：症情显见好转，复查肝功能：总胆红素 18.77 μmol/L，ALT 34 U/L，AST 31 U/L。总蛋白 76 g/L，白蛋白 41 g/L。B超提示：①肝硬化（结节型）；②胆囊壁水肿；③少量腹水。龈血已止，口微干，舌红苔薄，药既奏效，可继进之。上方加泽泻、生白术（20剂）；复肝胶囊 0.3 g（60粒×5瓶），每次 4 粒，每日 3 次。

四诊：症情平稳，肝功能正常，腹水已吸收，自觉无不适，停服汤剂，以复肝胶囊巩固之。

二、关于复肝散、复肝丸、复肝胶囊

现代医学阐述慢性肝炎、肝硬化的病理变化是与中医肝郁血滞、瘀凝络脉的病机颇相一致的。而活血化瘀法，不仅能扩张肝内的血管，改善肝细胞供血，提高肝细胞耐氧能力，对损伤之肝细胞有修复作用；同时还具有抑制纤维母细胞的形成，减少胶原物质的分泌，抑制肝纤维组织增生，促进细胞免疫功能和抑制体液免疫等作用。肝郁血瘀的产生，和人体正气的强弱密切相关，因此，针对慢性肝炎、肝硬化虚中夹实的病机，采用扶正祛邪的治则，朱老根据多年治疗慢性肝病的经验，拟方复肝散益气活血、化瘀消癥。

复肝胶囊是由朱老的经验方研制而成。早在 1962 年朱老即拟订复肝散治疗早期肝硬化、肝功能损害 60 例，对改善症状和体征，促进肝功能好转取得一定疗效。以后在原方的基础上加以修改，院内制成丸药继续临床应用。20 世纪 80 年代报道复肝丸治疗早期肝硬化有效。1991 年报道治疗慢性活动性肝炎 30 例。1992 年该方被制成复肝胶囊，扩大样本，继续进行临床观察研究，总有效率达 88%。

复肝丸由红参须、紫河车、䗪虫、炮穿山甲片、郁金、三七、生鸡内金、广姜黄等组成，紫河车大补精血，红参须大补元气，两味用以扶正，增强细胞免疫功能；三七活血止血、散瘀定痛；䗪虫活血消癥，和营通络；更加郁金、广姜黄疏利肝胆，理气活血，增强肝血流灌注，促进肝细胞再生；生鸡内金、炮穿山甲片磨积消滞，软坚散结。如此扶正祛邪、消补兼施，达到癥积潜移默消，促进肝脾病变的改善和恢复。

本方寓攻于补，攻不伤正，补不壅中，符合"养正消积"之治则。

慢性肝炎、肝硬化的病程中多可使用。朱老指出：使用复肝胶囊应注意：肝肾阴虚型，除阴虚阳亢，营热伤络，临床表现郁热较著者，治宜养阴解郁、凉营宁络为主，暂时停服复肝胶囊外，一般先予滋阴、柔肝、解郁煎剂，后再汤、丸并进，可控制"脾亢"，纠正血白蛋白的倒置。至于肝胆湿热证型，转氨酶明显增高，黄疸较深时，复肝胶囊则不宜早用。

三、晚期肝硬化（腹水为主）临床辨证

（一）瘀血为本，水湿为标

本有病本、共本之分，此说见于明代张介宾，所谓病本，即指起病之因；所谓共本，即人体阳气、阴精（血）与脾胃。肝硬化腹水先有肝脾大，而后有腹水，肝脾大为瘀血痰浊、湿热阻滞肝络，瘀血、痰浊、湿热即为病本，故宜化瘀消积治其本，利水宽胀治

其标。

（二）正虚为本，邪实为标

肝硬化起病缓慢，病程长，正邪长期相持，则虚实夹杂，往往是邪实未去，正已难支。此际攻邪则伤正，纯补则助邪，只能攻补兼施，尤其要以肝、脾、肾三脏为念，盖腹水之作，正是病起于肝，影响及于脾肾所致也。若见腹水之盈，胀急痞满，便一味峻攻，则邪未去而正已伤。

（三）肝硬化并发症治疗经验

1. 腹水 朱老用药经验：①补脾常用黄芪、山药、白术、茯苓，脾阳不足者加干姜；②补肝常用枸杞子、白芍、当归；③补肾常用生地黄、女贞子、淫羊藿、紫河车、黑大豆，肾阳不足者加制附子；④消积常用鸡内金、山楂、麦芽；⑤活血常用益母草、丹参、泽兰、姜黄、郁金、䗪虫；⑥软坚散结常用鳖甲、穿山甲；⑦行水消胀常用楮实子、莶闾子、陈葫芦、徐长卿、玉米须、赤小豆。

如坏死后肝硬化腹水，养阴利水是重点，养阴更重要，用六味地黄丸、一贯煎等。常用药炙鳖甲、石斛、楮实子各 30 g，麦冬 30 g，南沙参、北沙参各 15 g，生白术 60～90 g。在养阴利水的基础上略佐小量桂枝，以阳行阴，通利小便。曹炳章说："凡润肝养血之药，一得桂枝，则化阴滞而阳和。"

腹水外敷方：甘遂末、芫花各 2 g，沉香 10 g，研粉，加大葱葱白同捣烂，调敷脐部，每日更换 1 次，5 日为 1 个疗程。本方对顽固性腹胀、腹水久治不退者，可助汤剂，加强疗效。

2. 上消化道出血 肝硬化门脉高压，食管曲张静脉破裂而引起上消化道出血，这是凶险的并发症之一，剧咳、呃逆、呕吐、过度用力、粗硬食物、便秘等常可诱发出血。一旦出血需中西医结合抢救。及蕊散：白及、煅花蕊石各 30 g，三七 20 g，共研极细末，每服 5 g，每日 3 次。有固络止血之功。

3. 肝硬化晚期发热　多因肝、肾阴虚而生内热，或气血郁滞，壅遏生热。故应养阴清热，和血泄热。常用银柴胡、白薇、生地黄、黄芩、栀子、玄参、赤芍、牡丹皮、水牛角，甚者加羚羊角粉。

慢性肝病的全过程是比较复杂顽缠的，必须坚持辨证论治的原则，药随证变，扶正祛邪并进，结合心理疏导，起居有常，饮食有节，始可逐步康复。慢性肝病饮食：低脂低盐、软食、新鲜食品、低蛋白、少量多餐。慢性肝炎、肝硬化继续发展可发生原发性肝癌，因此，慢性肝病阶段尤当认真治疗，以期尽快恢复。

〔原载于"国医大师朱良春学术思想暨临证经验学习班（2013）"讲义，稍作修改〕

朱良春虫类药研究在皮肤科临床的应用

广东省中医院　陈达灿　刘　炽

朱良春教授是系统研究虫类药物临床应用的代表人物，对虫类药物的应用具有很深的造诣。我们有幸随侍学习，对虫类药物的临床应用有了进一步的理解，以下结合我们在皮肤科临床的实践，介绍一些体会。

一、虫类药物与皮肤病证治

（一）全蝎治下肢丹毒和痛证

全蝎又名全虫，甘、辛，平，有毒，性走而不守。归肝经。全蝎乃治风要药，惊风、搐搦，必不可少；擅窜筋透骨，对风湿痹痛，久治不愈者有佳效；还有开气血之凝滞，解毒医疮，内消僵肿之功，近人用治癌肿、结核、血栓闭塞性脉管炎等，均据此引申而出。

蝎毒汁比较耐热，常压下煮沸 2～3 小时后仍可有小毒。全蝎口服的毒性较小，其原因可能在于蝎毒的毒性蛋白经过胃液消化分解后，进入血液循环的成分其毒性已经大大减低。朱老通过长期的临床实践经验认为炮制的全蝎毒素已大部分被破坏，仅有小毒，若临床应用合理，一般不会产生明显的毒性及不良反应。但过敏体质者慎用，在常规剂量时也可能发生毒性或过敏反应。

全蝎一般用药剂量范围为 2～5 g。朱老认为全蝎研末吞服较煎剂为佳，每次 0.5～1 g。研末前需用清水漂去盐质后干燥备用。研末吞服时宜从小剂量开始。

朱老常用蝎甲散治疗下肢小腿部丹毒，中医称流火。蝎甲散由生全蝎 30 g，炮穿山甲 45 g 组成，取生全蝎解毒消痈之功，伍穿山甲之祛风通络，散血消肿，解毒攻坚。二者共研细末，每服 4.5 g，每日 1 次。一般服药 1 次后，热可趋清解，局部肿痛及淋巴结肿大可消，多于 3 日缓解或治愈。

全蝎可治疗痛证。我们根据朱老用全蝎治疗痛证的经验，在临床上运用全蝎治疗较为棘手的"带状疱疹后遗神经痛"效果较好。带状疱疹乃湿热毒邪为患，后期虽皮损痊愈，但痛如针刺，经久不除，往往是由于湿热未尽，余毒未清，瘀热互结，滞留经络，不通则痛。治宜清热利湿，活血化瘀，通络止痛。在辨证处方基础上加入全蝎 3～5 g 以通络止痛，可显著增强止痛的疗效。

（二）蜈蚣治下肢溃疡和生殖器疱疹等

蜈蚣又名川足，气微腥，味辛、微咸，性温，有毒。归肝、心经。张锡纯认为蜈蚣"走窜之力最速，内而脏腑外而经络，凡气血凝聚之处皆能开之，性有微毒，而专善解毒，凡一切疮疡诸毒能消之"。蜈蚣功可熄风定痉，开瘀解毒，舒利关节，杀灭孕卵。朱老常用蜈蚣治疗风动抽掣、口眼㖞斜、肿瘤疮毒、类风湿关节炎等，也可用于宫外孕保守治疗。

《医学衷中参西录》言其无大毒，用时宜带头足，去之则力减，且其性原无大毒，故不妨全用也。蜈蚣毒含两种有毒成分，即组胺样物质及溶血性蛋白质。中药材蜈蚣在加工中经过火焙干燥过程，使鲜体中所含有毒蛋白失活，故毒性大大降低。口服经过胃酸的水解，可使存在的毒性物质水解成无毒的成分，一般较安全。组胺主要存在于躯干部，头足部含量甚少，蜈蚣炮制后入药一般不必去头足。

蜈蚣的一般用药剂量范围为 3～5 g。传统用法以散剂为主，每次 1～1.5 g，每日 2～3 次冲服。值得注意的是大剂量使用蜈蚣易发生毒性反应。过敏体质者慎用，在常规剂量时也可能发生毒性或过敏反应。一般使用宜从小剂量开始，如无不适，可适当加量，以知为度。极少数患者服后出现过敏性休克或肝炎。

朱老常用蜈蚣治疗下肢溃疡，可参考下面方法：局部用金银花、野菊花各适量煎水冲洗后，撒上蜈蚣粉末适量，再用膏药覆盖。每日换 1 次，10 日为 1 个疗程。有化瘀解毒，促使溃疡愈合的作用。

治疗脱发、斑秃：用活蜈蚣十余条，浸入 250 g 豆油中，3 日后用棉球蘸油涂搽患处，每日 2 次，7～14 日为 1 个疗程，可促进毛发再生。

治疗病毒性疱疹或复发性口疮：以蜈蚣研细末，麻油或鸡蛋清调搽，每日2～3 次，对促进黏膜的修复效果佳。

我们在临床上用蜈蚣内服治疗生殖器疱疹，可减少疱疹的复发。生殖器疱疹病程长，久痛入络，容易复发。蜈蚣性走窜通络，可入络搜剔毒邪，故治疗复发性生殖器疱疹有效。我们的经验是在疱疹发作期时在辨证基础上加用 1～3 条蜈蚣，不必去头足。

（三）乌梢蛇、蝉蜕治荨麻疹

乌梢蛇甘，平，无毒。归肺、脾、肝经。盖行而疾者，唯风与蛇，故其内走脏腑，外彻皮肤，无处不到，熄风止痒，搜剔风邪自肌表出，而无辛热之虞。故乌梢蛇主治风湿顽痹、疮毒疥癣、小儿惊风。乌梢蛇用药剂量范围一般为 9～12 g。本品性味平和，常规用量无明显不良反应。

我们常用乌梢蛇治疗慢性荨麻疹。慢性荨麻疹病因复杂，易反复发作。其中医病因病机多与"风"有关，故祛风为首务。在辨证处方基础上常加用乌梢蛇 15～30 g 以搜风通络，熄风止痒。祛风而不发散，有激发正气而不耗气伤阴之效，为一般辛散解表药所不及，治疗慢性顽固性荨麻疹往往取得较好的疗效。

蝉蜕咸、甘，寒，无毒。归肺、肝经。蝉乃土木余气所化，饮风吸露，其气清虚，善于透发，主疗一切风热证。治皮肤疮疡风热，用蝉蜕，从其类也。一般用量 3～6 g。蝉蜕体气清虚，内服一般无明显不良反应。

蝉蜕有祛风胜湿，涤热解毒之功。朱老常用蝉蜕治疗温病初起。我们在荨麻疹的辨证处方中随症加入蝉蜕以祛风止痒，常可获得较好疗效。

（四）地龙、龙齿治脱发

地龙咸，寒，无毒。归肝、脾、膀胱经。性寒而下行，大解热毒，行湿病。地龙主治热病惊狂、小儿惊风、咳喘、头痛目赤、咽喉肿痛、小便不通、风湿关节疼痛、半身不遂等症。一般用量为 4.5～9 g。慎用于脾胃虚寒者，服用不当可出现肠胃不适反应。

朱老常用地龙与黄芪配伍治疗慢性肾炎，可奏利尿消肿，控制血压，蛋白转阴之功。地龙有泄热解毒之功，凡斑疹为火邪所遏，或内陷而色紫黑者，或营血郁热型的荨麻疹，均可用之。常用广地龙、甘草各 9 g，煎服，每日 1 剂，连服 2～3 日治疗斑疹或荨麻疹有效。地龙治疗下肢溃疡可促进愈合。局部清洗后，以纱布蘸地龙浸出液敷贴于溃疡患处，一日三换，创面肉芽可渐变红润，溃疡可缩小至愈合。现代药理研究显示：地龙可促进肉芽组织中肌纤维母细胞增生，对伤口的愈合有促进作用。

我们取地龙通络之性以祛风通络，在辨证论治的基础上加用地龙干 10～12 g，配合二至丸等药物补益肝肾以生发，治疗"顽固性复发性斑秃"和"脂溢性脱发"取得一定的效果。工作紧张、经常熬夜易耗伤阴精，是脱发的常见诱因，以地龙滋阴潜阳，通络生发，契合脱发病阴虚阳亢的病机，故有效。

龙齿涩、甘，凉，无毒。归心、肝经。功擅镇惊安神，清热除烦。内服煎汤一般用量 10～15 g，打碎先煎。一般无明显不良反应。

脂溢性脱发，是青春期后的秃发，男女两性均可发生。本病患者往往伴有睡眠欠佳、精神紧张。去除睡眠、紧张等诱发因素，对于控制毛发脱落，增强患者信心，促进新发慢慢长出常起到重要作用。我们利用龙齿功擅安神除烦的特性，在脱发的辨证处方中随症加入龙齿，常可获得较好疗效。

（五）羚羊角、牡蛎、珍珠治特应性皮炎

羚羊角咸，寒，无毒。归肝、心经。擅凉血解毒。入煎汤，一般用量 1.5～3 g，宜先煎 2 小时以上；研末，每次 0.3～0.6 g；或磨汁，或入丸、散。外用：适量，煎汤或磨汁涂敷；或研末调敷。一般内服、外用均无明显不良反应。

羚羊角通体透亮，是清凉消解的良品，加之质重镇降，又可镇惊熄风，主治热毒发斑、热毒下血、热毒攻心、热盛动风。朱老常用羚羊角治疗肝炎、肿瘤中晚期发热、风湿病发热。我们在特应性皮炎的辨证处方中随症加入羚羊角以熄风解毒、镇心安神常可获得较好疗效。特应性皮炎好发于儿童和青少年，属于慢性、复发性疾病，迄今还没有完全根治的手段。其发作期通常表现为皮损偏红、渗液，伴瘙痒剧烈、烦躁失眠，舌尖红，脉偏数，此乃心火亢盛，外泄肌肤，内扰神明之征；缓解期患者常常表现为皮疹不鲜，胃纳

呆，舌质偏淡，脉濡，为脾胃虚弱之征；心火偏胜和脾胃虚弱的临床表现常相互交织，构成其主导病机。特应性皮炎心火亢盛，皮疹红肿灼热者，以羚羊角粉 0.6～1 g 冲服，配以淡竹叶、连翘、生地黄，控制红肿常有速效。

牡蛎咸，微寒，无毒。归肝、肾经。重可去怯，咸能软坚，涩可收敛。功擅敛阴潜阳，镇惊止汗，涩精化痰，软坚。一般用量 9～30 g。内服一般无明显不良反应。对于脾胃虚寒，无热象者慎用。

张锡纯认为生龙骨、生牡蛎虽为收涩之品，但敛正气而不敛邪气，凡心气耗散，肺气息贲，肝气浮越，肾气滑脱，用之皆有捷效，即证兼瘀、兼疼，或兼外感，放胆用之，毫无妨碍。常用从龙汤，处方：龙骨（不用煅，捣）、牡蛎（不用煅，捣）、生杭芍、清半夏、紫苏子、牛蒡子。此方为外感痰喘服小青龙汤病未愈或愈而复发者而设，病虽兼外感，方中仍配伍生龙骨、生牡蛎用以收敛正气。

我们常在自拟"培土清心方"中加入牡蛎治疗特应性皮炎，疗效颇佳。《本草纲目》中记载牡蛎"清热除湿"，又可潜阳安神。特应性皮炎患者常因瘙痒导致心烦、急躁、睡眠不安，反之又加重瘙痒。牡蛎颇为切合特应性皮炎之用。现代药理研究显示，牡蛎可能有调节大脑皮质的功能。特应性皮炎患者因心肝火旺，常出现心烦、急躁、多动，以牡蛎配以钩藤、生地黄，可清心除烦，助眠效佳。

珍珠甘、咸，寒，无毒。归心、肝经。珍珠功擅镇心安神，养阴熄风，清热坠痰，去翳明目，解毒生肌。研细末内服，每次 0.1～0.3 g，多入丸散用。注意若研之不细，内服可损伤消化道黏膜。无实热者慎用。珍珠末为中医外科常用药物。我们利用珍珠末解毒敛疮生肌，兼有镇心安神的特性，在特应性皮炎的辨证处方中随症加入珍珠末，可促进糜烂皮损的痊愈，并能改善患者的睡眠和缓解心烦、急躁的情绪。

（六）水牛角治银屑病

水牛角苦、咸，性寒。归心、肝经。性寒善凉血止血。作为犀角的代用品。一般用量 15～30 g，宜先煎 3 小时以上。研末冲服用量一般 3～9 g；水牛角浓缩粉用量一般 1.5～3 g。大量服用，常有上腹部不适、恶心、腹胀、食欲不佳等反应。故中虚胃寒者慎服。

朱良春教授治疗郁久化热之痹证伴有环形红斑及皮下结节者，喜用水牛角。常用处方：制川乌、桂枝、当归、生地黄、白芍、知母、忍冬藤、广地龙、炙僵蚕、乌梢蛇、甘草各 6 g。有环形红斑及皮下结节者加水牛角 30 g、牡丹皮 10 g。我们用水牛角治疗红皮病型银屑病常可获得较好疗效。红皮病型银屑病是银屑病的严重类型，其发病是在原发皮损部位出现潮红，迅速扩大，最终全身皮肤呈弥漫性红肿，大量麸皮样脱屑。"血分有热"在红皮病型银屑病中表现突出，水牛角是凉血清热的首选。需要注意的是，红皮病型银屑病患者常经过复杂的治疗，虚实夹杂者多见，如见舌质淡暗者，应配以四君子汤或四物汤以兼顾气血，扶助正气。

二、在几种皮肤病的治疗中运用虫类药物的体会

（一）特应性皮炎

皮损红肿焮赤者宜用羚羊角、水牛角、蝉蜕，配伍生地黄、牡丹皮、白茅根、淡竹叶以凉血消肿。皮损糜烂渗出者宜用牡蛎、珍珠末，配伍粉萆薢、太子参、连翘以健脾渗湿，解毒敛疮。值得注意的是，特应性皮炎急性发作期热象明显，忌用全蝎、蜈蚣、乌梢蛇，以防其性温走窜，激惹皮疹，加重病情。如皮损肥厚、粗糙有结节者可用全蝎、蜈蚣，以去顽湿结毒，龙齿、牡蛎以潜镇散结，

乌梢蛇以祛风止痒。而慢性肥厚型皮疹多为湿热蕴久伤阴所致，常伴气血不足，当慎用羚羊角、水牛角，以免凉遏气血。

（二）荨麻疹

荨麻疹皮损苍白者，多属风寒犯表，水湿凝聚，可用蝉蜕配伍荆芥、防风、浮萍以祛风散寒消肿。皮损粉红者，多属风热犯表，湿热互结，蝉蜕配伍鱼腥草、连翘、桑白皮、芦根以疏风清热消肿。风团焮赤者，多属血热毒盛，可用羚羊角、水牛角，配伍金银花、连翘、白茅根、牡丹皮以凉血解毒，忌用全蝎、蜈蚣，以免激惹皮疹，加重病情。皮肤划痕征阳性者多属气血不和，经络不畅，可用乌梢蛇、全蝎、蜈蚣，随症配伍扶正之品以搜风通络，扶正祛邪，但忌用羚羊角、水牛角以免凉遏气血。

（三）斑秃

斑秃早期，皮肤光亮、触之松软，为肾虚水泛，可用地龙配女贞子、墨旱莲、茯苓，以补肾利水，消肿生发。重型斑秃、弥漫性脱发、头发触及即落，为下元不固，风阳上扰，可用龙齿、牡蛎配菟丝子、女贞子、山茱萸、桑寄生以固元潜镇，扭转病情。全秃日久者，气血亏虚于内，可于补气养血药中随症选用鹿角胶、紫河车以填精补髓，阿胶以补血，地龙以通络，龙齿、牡蛎、珍珠末以潜阳安神，缓缓调治以图收功。

〔原载于"国医大师朱良春学术思想暨临证经验学习班（2013）"讲义〕

作者简介

陈达灿（1962—），教授，主任医师，博士研究生导师。广州中医药大学中西医结合学科带头人，澳洲皇家墨尔本理工大学和香港浸会大学客座教授。现任广东省中医院院长，世界中医药联合会皮肤科专业委员会会长，中华中医药学会皮肤科分会副主任委员，中华中医药学会副会长，广东省中医药学会副会长。

刘炽（1976—），广东省中医院主治医师，中华中医药学会皮肤科分会青年委员。

朱良春辨治疑难病经验探要

山东省临沂市人民医院　陈　权

朱老医名，仰慕已久。2003 年初，适值我省开展高层次人才研修计划，本人入选优秀学科带头人，方得有幸拜于朱良春先生门下。朱老对弟子始终秉承"技术不保守，经验不带走"的高尚情操，将自己的学术见解和临床经验倾囊相授，并常指点我读什么书，怎么读，让学生受益终生。此外，良春中医院院长朱婉华主任亦悉心指导临床带教，助我步步进益。今管中窥豹，将老师辨治疑难杂病经验介绍一二，并结合自身临证体会及所治医案做如下汇报，意在掌握老师学术经验同时，变通活用，身体力行实践朱老"把握好传承与发展创新的关系"之教诲。

一、辨证求本，审因论治

辨证求本，审因论治是疑难杂病辨治的关键。本乃疾病的本质。辨证求本即从整体观念出发，全面辨析人体表里内外，脏腑经络气血生理病理之间的联系与影响，同时重视人与自然、社会之相互影响，找出病机核心，而面对复杂疑难的病情，更要详审细查，四诊合参，找出疾病的本质，审因论治，方证相应，方可取效。朱老尝谓弟子：《内经·灵枢》有"其未可治者，未得其术也"之论。"面对疑难杂病，要坚信世上只有'不知'之症，没有'不治'之症。"

383

如果不能治，那是我们尚未认识客观存在的许多确有疗效的"未知治法""未知方药"的缘故。面对疑难重症，要做到辨"疑"不惑，治"难"不乱，要善于化解疑难病为可辨可治。

我在侍诊先生时体会到，把握朱老辨治疑难病思路的钥匙贵在三要：认识病因病机着眼于痰瘀，"怪病多由痰作祟，顽疾必兼痰和瘀"，此一要也；对于顽固性慢性病的认识，要把握"久病多虚，久病多瘀，久痛入络，久必及肾"病理机转，此二要也；对疑难病的治疗，应准确把握"上下不一应从下，表里不一当从里"的基本原则，此三要也。兹举辨证审因，同病异治肺癌发热不退案 3 则以证其验。

1. 温摄退热

【病例】付某，男，中心型小细胞型肺癌。经放疗、化疗治疗数疗程后，瘤体病灶明显缩小，唯夜间发热，体温最高可达 39.7 ℃，伴面色㿠白，汗出湿衣，汗后背寒，心悸惊惕，乏力欲呕，舌淡、苔白，脉细缓。证系癌毒内侵，元气亏虚，虚阳浮越。治当温阳固摄，予大剂量红参、炮附子，配合桂枝、白芍、生姜、红枣，并佐五味子、煅龙骨、煅牡蛎等，一剂汗止，三剂体温正常，诸症减除。后加重剂黄芪及补肾诸药，共纳蜂房、山慈菇等解毒抗瘤之品进退调治，一度病情稳定。

2. 和解退热

【病例】苏某，男，右肺腺癌术后并化疗后 8 个月。近月来咳嗽、发热，化疗难续。其午后身热 38.5 ℃许，恶呕厌食，面色晦暗，大便稀薄，舌红、苔黄腻，脉弦细数。实验室检查示肝功能异常，CT 示"肝转移瘤"。证属毒犯少阳，枢机不利。以小柴胡汤为基础方，并投半枝莲、炮穿山甲等，5 剂纳增呕止，体温渐降，14 剂热退如常。后加王不留行、猫爪草、壁虎、鳖甲、白术、薏苡仁等出入，体质渐复，再行化疗。

3. 达原退热

【病例】杨某，女，反复感冒、咳嗽半年，CT、MRI 检查及病理检验确诊为右肺上叶腺癌，拟行手术治疗。住院 3 日后即发热，体温 38.2 ℃，寒热如疟，头痛痞满，呕恶便溏，舌质红、苔白厚而腻，脉细缓。此乃邪伏募原，湿热中阻，枢纽失职之候。予达原饮化裁并加莪术、猫爪草、山慈菇治之。3 剂腻苔变薄，诸症有减，7 剂体温正常。遂去常山，加白术、桔梗、天葵子、金荞麦、陈皮等调治半个月后顺利手术。

二、重视脾肾，扶正培本

朱老认为：对于疑难重症，脾肾健旺与否，关乎病理机转与预后，一切疾病康复皆仰仗于先、后天之充健。肾主藏精，寓元阴元阳，为先天之本；脾胃主运化，司统血，为气血生化之源，后天之本。疑难重症常迁延年久，正气虚惫，难御邪毒，因而寒热虚实错杂，临证之时，往往无证可辨，无从论治。此时，尤当注重脾肾，俟正气来复，再议攻邪；或扶正同时，攻补兼施；而当正气虚衰，邪已不鸥，体质虚衰为主时，则重在扶正，培补脾肾。选药多重用人参、黄芪、白术、茯苓、扁豆、山药补脾，熟地黄、枸杞子、女贞子、鹿茸、淫羊藿、仙茅、紫河车等补肾。如朱老治疗肝癌，常用黄芪、党参、白术、薏苡仁、白扁豆、女贞子、枸杞子等培补脾肾，半枝莲、垂盆草、田基黄等清热解毒，鼠妇虫、穿山甲、羚羊角粉、五味子、菴闾子、预知子、楮实子、石见穿、王不留行、鸡内金等攻毒消癥。以此法制定的"复肝散"即是朱老治疗肝病顽疾的经典效方。余曾宗朱师心法，以香砂六君汤、大补元煎、六味地黄丸及肾气丸合方化裁治疗肺癌伴淋巴结转移不耐受化疗一例，调治近月后体质转佳，诸症向好。

三、攻补搜剔，善用虫药

动物药是自然界的宝贵资源，历代本草多有收载，古今尝用其疗疾治病者，虽不乏其人，然溯古觅今，得心应手广施临证，以至可发善至精至微之论，探骊得珠者，止于吾师朱良春一人也。朱老素有"虫类动物药学家"之美誉，其积多年潜心钻研之功，总结出虫类药具有攻坚破积、活血祛瘀、熄风定惊、宣风泄热、搜风解毒、行气和血、壮阳益肾、消痈散结、收敛生肌、补益培本等十大功用。临床上朱老将虫类药广泛应用于内外各科，尤其恶性肿瘤、血液病、心脑血管病、结缔组织病、肝肾疾病、神经精神疾病、内分泌系统疾病等诸多疑难杂症，常收卓效。现举数例说明之。

1. 用之攻邪 破瘀散结消癥，搜剔透邪通络。朱老所创富含多种虫类药之益肾蠲痹丸善治顽痹，畅销全国。其僵蚕、蝉蜕，走表散风热；蟋蟀、蝼蛄治疗水肿诸疾等，均为朱老临证习用之品。

2. 用以扶正 如以鹿茸、鹿角、鹿角霜、海马、蛤蚧、桑螵蛸、冬虫夏草、壁虎、蜈蚣、蜂房等补肾助阳。朱老曾创蜘蜂丸，用花蜘蛛、蜂房治疗阳痿、遗尿；又尝用参蛤散治肺肾两虚之咳喘；用桑螵蛸、海马等治肾阳虚衰之阳痿、遗尿或小便失禁。朱老还曾谈到自己的经验："蜈蚣治疗阳痿确有疗效，但若与当归、白芍、甘草等同用，或结合辨证，酌加相关之品，则其效更著。"

3. 熄风定惊止痛 朱老经验方钩蝎散、健脑散、夺痰定惊散、芪蛭散等用治偏头痛、神经性疼痛、面瘫、痉挛性瘫痪、惊风癫痫、乙脑昏厥、三叉神经痛、帕金森病等，屡用不爽；又如以蝎蛇散治疗由于癌瘤肿块浸润、压迫引起的癌症剧痛，确有奇效。

4. 活血通络治截瘫 方药组成：制马钱子 0.15 g，鹿角片 0.4 g，乌梢蛇、炙䗪虫各 1.0 g，地龙、蜂房各 1.5 g，此一日量。可装胶囊或研粉、制片均可，分 3～5 次口服。尤须当注意马钱子制备及用量用法，谨防毒性反应。

总之，虫类药在治疗疑难重病、顽疾沉疴方面具有重要作用，可以显著提高疗效。这是其药性所决定的：一则，其多为血肉有情之品，补益性明显优于植物金石类；二来，虫药多性善走窜，既可搜剔散风透邪，又长于破血逐瘀，溃坚散结，具直达病所之能，用之得当，自可事半功倍。然因虫类药多种，其性有寒热，功有补泻散收，作用病位亦有上下内外之偏颇，不可一概而论。因此，朱老指出："在辨证论治基础上参用虫类药治疗疑难杂症，颇能提高疗效，值得深入探索"。即辨证是前提，应依病机病证的不同，选用合适的虫类药，如散风透邪用蝉蜕、僵蚕、地龙；逐下焦蓄血常选䗪虫、鼠妇虫、炮穿山甲；搜风通络宜用地龙、乌梢蛇、蕲蛇、蜈蚣、全蝎；止痛常用九香虫、全蝎、蜈蚣、鼠妇虫、炮穿山甲、蕲蛇；破血逐瘀，溃坚散结用水蛭、虻虫、炮穿山甲、䗪虫、壁虎、蜂房、全蝎、蜈蚣、蕲蛇等。

余学鉴朱老经验，在健脾补肾培本、利湿通瘀泄浊基础上，重用䗪虫、地龙、水蛭、炮穿山甲等治疗慢性肾病，尤其是糖尿病肾病疗效较佳。

四、胆大心细，圆机活法

朱老精于辨证，用药灵巧法活，治病取效快，疗效高。观朱老立法处方，起沉疴，或重剂攻邪；救危急，或大剂骤补回阳固脱；治外感杂病，或稍事清疏，轻宣和畅，或因势利导，四两拨千斤，用药简朴轻灵，有出神入化之妙！

如原发性血小板增多症是由骨髓巨核细胞过度增殖而引起的骨髓增生性疾病，症情复杂多变，目前西药尚无特效疗法，中医辨治亦无定论共识。我曾亲侍朱老诊治该病一例，疗效极佳。患者李某，近1年来反复齿龈出血，或鼻衄，或稍有磕碰即皮肤瘀斑，经查血及骨髓穿刺等确诊，应用羟基脲、白消安、干扰素、阿司匹林等治疗，虽效但常反复。2个月前左小腿胫前片状皮肤青紫溃破，屡用中西药治疗不效后，慕名延请朱老诊治。朱老辨其属血分瘀热阻滞，兼下焦湿热壅遏之证，立法清热凉血，活血和络，佐以三妙散清热燥湿以清下焦湿热。处方：

生地黄 30 g	牡丹皮 12 g	白薇 10 g	紫草 10 g	水牛角 30 g
桃仁 12 g	茜草 12 g	地龙 10 g	水蛭 10 g	当归 10 g
赤芍 10 g	鬼箭羽 20 g	生黄芪 20 g	苍术 10 g	黄柏 10 g
牛膝 10 g	甘草 6 g			

经治1个月小腿溃疡即愈，病情稳定向好。我在学习朱老经验的基础上，灵活应用大陷胸汤、三物白散、三物小白散和葶苈大枣泻肺汤治疗肺癌胸腔积液、心包积液，也取得了较满意之疗效。

〔原载于"国医大师朱良春学术思想暨临证经验学习班（2013）"讲义，后行修改〕

作者简介 陈权（1954—），主任中医师、教授、博士生导师。临沂市人民医院中医院副院长，首席中医专家。兼任中华中医药学会肾脏病分会委员，山东省中医药学会肾病专业委员会副主任委员，山东省中西医结合学会肾脏病专业委员会常务委员，临沂市中医药学会肾病专业委员会主任委员。

朱良春治疗急危重症经验举隅

上海中医药大学附属龙华医院急诊科　方邦江

朱良春教授学验俱丰，建树颇多，其临证始终聚焦疑难急危重症，在中医急诊领域成就斐然。朱老一生救治危急患者无数，擅治多种急性热病、心脑血管等危重疾病。兹将朱老治疗急危重症经验举析如下，供同道斧鉴。

一、温热病治疗经验

中医学之温热病是诸多热性病的总称，包括多种急性传染性疾病和感染性疾病。朱老推崇刘河间对热病治疗的创新，打破卫气营血传变规律，提出"先发制病，发于机先"之治疗总则，即热病初起便采用表里两解法，而不泥于先表后里、温病三禁等常规。

（一）时感高热

流感、伤寒等时感高热恒多卫、气同病之候。朱老认为：若能打破先表后里之成规，及时采用解表清里之剂，内外并调，多能缩短疗程，提高疗效，事半功倍。他指出：治疗时感高热，要见微知著，防微杜渐，先发制病；攻病宜早，达邪为先，集中兵力，挫其锐势，阻断传变。这一观念与已故著名中医学家姜春华教授倡导之"截断、扭转"之说甚合。

朱老早年常选用表里和解丹治疗多种热病初起而见有表里证者，

或病起已三五日，尚有表证存在者。服后常一泄而脉静身凉，收效较著。表里和解丹是从《伤寒温疫条辨》之"升降散"（生大黄、僵蚕、蝉蜕、姜黄）加味而成，其处方：僵蚕 45 g，蝉蜕、甘草各 30 g，生大黄 135 g，皂角刺、广姜黄、乌梅炭各 15 g，滑石 180 g。上药共研极细末，以鲜藿香汁、鲜薄荷汁各 30 g，鲜萝卜汁 240 g，泛丸如绿豆大，成人每服 4～6 g，体弱、妇儿酌减。全方具疏表泄热、清肠解毒之功，能促使邪毒从表里两解。连服 1～3 日，热退即勿再服。此丹不论成人、小儿，除正气亏虚，脾虚便溏，或发热极轻、恶寒较甚者外，均可服之。

上方其着眼点在于通过汗、清、下之综合措施给邪以出路，从而达到缩短疗程，提高疗效之目的。实践证明，以上方治疗禽流感、甲型 H_1N_1 流感、严重急性呼吸综合征等时感高热性疾病，疗效确切。此外，我们将其拓展用于脓毒症等，意在"早期截断，防止传变"，收效亦佳。

（二）肺炎

朱师擅用"通利疗法"（亦称下法）治疗温热病，他认为应用下法其主要目的是逐邪热，在于迅速排泄邪热毒素而下燥屎，除积滞还在其次，因为温邪在气分不外解，必致里结阳明，"血液为热所搏，变证迭起，是犹养虎为患"。邪热蕴蒸，又最易化燥伤阴，所以及早应用下法，最为合拍，通下岂止夺实，更重在存阴保津。

朱师使用下法治疗时感高热、乙脑、副伤寒、菌痢等温热病，积累了丰富的临床经验。在运用下法治疗肺炎时，常在辨证论治的方药中加用大黄疏通肠腑，使上焦壅遏之邪热、痰浊自有出路，用于成人、小儿肺炎均可，小儿也可外用敷贴等方法。

我院课题组和他人之临床研究业已表明：大黄在缓解气促，促进肺部啰音吸收，改善缺氧及缩短病程等方面有显著疗效。现代药理学研究也证实大黄除具缓下、健胃、利胆等传统功效外，也有较强的抗菌作用，对诸如甲、乙型溶血性链球菌，肺炎链球菌，金黄色葡萄球菌，伤寒、副伤寒沙门菌，白喉棒状杆菌、志贺菌属、炭疽杆菌等多种细菌有明确抑菌作用。此外，其对流感病毒亦有抗抑效应，用于治疗麻疹肺炎、病毒性肺炎有一定的疗效。这充分证明了下法的卓越效能。通过实践，个人有同样的体会：大黄的清热泻火、解毒抗菌功效显著，只要用之得当，没有任何不良反应。

二、心血管急重症治疗经验

（一）心动过缓及房室传导阻滞

二者总因心阳不足，心脉不通使然，症见心悸怔忡，胸闷气短，头晕目眩，甚则昏仆，脉细缓无力，或细涩，或浮缓等。朱老治该类疾病，本《伤寒论》"发汗过多，其人叉手自冒心，心下悸，欲得按者，桂枝甘草汤主之"之义，常用大剂量桂枝配伍甘草以温复心阳。盖桂枝和营通阳，甘草既养营补虚，又宣通经脉，二味并用，刚柔互济，可令心阳渐复。桂枝一般从 10 g 开始，逐步递增，常用至 24 g，但最多 30 g，至患者心率接近正常，或感口干舌燥时，剂量略减 2～3 g，继服固效。

（二）风湿性心脏病之心律失常

病机总为心体受损，心脉不通。该病以心悸为常见症状，甚则怔忡不宁。朱老认为治疗风湿性心脏病心悸，首当辨其阴阳属性。其常见证型有三：阳虚者，脉多见濡细、迟缓或结代；阴虚者，脉多见细数或促；阴阳两虚者，脉多呈微细或结代。继则根据阴阳之偏颇，采用补而兼温，或补而兼清的治则，并应参用通脉之品以提高疗效。阳虚，通脉可选桂枝、鹿角霜、鹿角片等；阴虚，须重用柏子仁、麦冬、玉竹等；炙甘草之补中兼通，无论阴虚、阳虚均可重用。

朱老临证治阳虚心悸，喜用参附汤合桂枝加龙骨牡蛎汤；阴虚心悸，喜用生脉散加味；阴阳两虚之心悸，用炙甘草汤化裁。我们在临床上常仿朱老经验使用，效果很好。

（三）心力衰竭

心力衰竭尤其是右心衰临床多表现为水肿，其病机一是因为心阳不足，不能温煦脾土，或下焦寒水之气上逆，郁于心下，或土不制水而泛滥肌肤；二是因为心血瘀阻，气化不行，上焦壅塞，肺失宣降，不能通调水道，下输膀胱，因而外溢为肿，所谓"血不利则为水"。治法总应温阳益气、活血利水。心气不足，心脉瘀阻，症见心下痞坚，唇绀足肿者，可用朱老之验方心痹汤（生黄芪、党参、炒白术、茯苓、当归尾、丹参、桃仁、红花、虻虫、炙甘草、水蛭粉等）；若心肾阳虚，下肢浮肿，久久不退，心力衰竭严重者，宜选用济生肾气丸出入，并加用茶树根 30 g 以强心利尿，对心力衰竭有较好疗效。

三、神经系统急症治疗经验

（一）急性脑血管病

此属于中医"中风病"范畴。阴不敛阳，肝风内动，是其总体病机，而又可分为两种主要类型：一是肝阳上亢，内风肆扰；二是痰热壅盛，蒙窍阻络。

朱老认为：凡面赤目红，口干烦躁，喉际痰鸣，口有秽味，大便秘结，舌红、苔黄腻，脉弦滑者，是为内有痰热，需通腑泄热，化痰通络。常用生大黄、芒硝、陈胆南星、全瓜蒌、竹沥、石菖蒲、黛蛤散等品。药后腑气通畅，痰热泄化，神昏烦躁即可趋解。其抽搐甚者，可加羚羊角粉；言语謇涩，肢体偏瘫不遂者，宜重用黄芪，并配合地龙、丹参、赤芍、豨莶草、威灵仙、炙远志、石菖蒲等，或用炙全蝎、广地龙、红花、炮穿山甲各等份，研极细末服用，亦有较好效果。

高血压脑病临床多表现为头胀目赤、视物模糊、烦躁不安，甚则神志不清、抽搐、呕吐，舌质红、苔黄，脉弦劲，其病机病候主要为肝阳上亢，脑络气壅，治当熄风平肝，降逆通络。朱老常用药如枸杞子、菊花、石斛、天麻、僵蚕、地龙、钩藤、怀牛膝、当归、白芍、全蝎、蜈蚣、生牡蛎、代赭石、生石膏等。在朱老的经验基础上，我常用羚羊角6g、钩藤60g（后下）加之效果尤佳；大黄9g、芒硝6g或当归芦荟丸以通腑泄热，则有助邪热下行，有所出路。

（二）癫痫发作

癫痫是发作性神经系统疾患，俗称"羊癫疯"。朱老认为，其多与精神、饮食以及先天等因素有关，亦可续发于热病、外伤之后，常由气郁生痰，或是脏气失调，痰浊内生，因痰聚而气逆不顺，从而导致气郁化火，火升风动，挟痰上蒙清窍，横窜经络，内扰神明，以致痫证发作。治法宜豁痰开窍，熄风定痫，朱老以化痰开窍、熄风定惊之虫类药为主组成的涤痰定痫丸（炙全蝎、炙蜈蚣、炙僵蚕、广地龙、陈胆南星、川石斛、天麻、青礞石、天竺黄、炒白芥子、化橘红、石菖蒲等），长期服用，能控制发作，稳定病情。

〔原载于"国医大师朱良春学术思想暨临证经验学习班（2013）"讲义，收入时有修改〕

作者简介　方邦江（1965—），主任中医师，博士生导师，博士后导师。上海中医药大学附属龙华医院急诊科、急救教研室、急救研究室主任，国家重点临床专科学科带头人，国家中医药管理局重点学科带头人。现任世界中医药学会联合会急症专业委员会会长，中华中医药学会急诊分会副主任委员，上海中医药学会急诊分会主任委员等。

朱良春治肾病经验辑要

江苏省中医院　孙　伟　纪　伟　安金龙

朱良春除擅用虫类药的经验为世人所知，证治风湿病、肿瘤的疗效为医界所折服外，朱老在肾系各病的治疗中也积累了丰富的临床经验，对指导我们临床工作很有裨益，兹初步整理，以飨同道。

一、肾科诸病，各有建树

（一）慢性肾炎

慢性肾炎的致病因素比较复杂，朱老认为脾肾两虚为发病的内在因素；风寒湿热为其发病的诱因；而脏腑、气血、三焦气化功能的失调，乃是构成本病发生的病理基础。因此在治疗上应标本兼顾，补泻并施。朱老从益气化瘀、通腑泄浊着手，自拟"益气化瘀补肾汤"，处方：

生黄芪 30 g	全当归 10 g	川芎 10 g	红花 10 g
丹参 30 g	淫羊藿 15 g	川续断 10 g	怀牛膝 10 g
石韦 20 g	益母草 120 g（煎汤代水煎药）		

加减：慢性肾炎急性发作、呼吸道感染、或其他继发感染，出现严重蛋白尿者，去生黄芪、红花，加金银花、连翘、漏芦、菝葜各 15 g，䗪虫 10 g，鱼腥草、白花蛇舌草各 30 g，蝉蜕 5 g。各型慢

394

性肾炎以肾功能低下为主者，加炮穿山甲 8 g。临床辨证为阳虚者加附子、肉桂、鹿角霜、巴戟天；肾阴虚者加生地黄、龟甲、枸杞子、女贞子、墨旱莲；脾虚加党参、白术、山药、薏苡仁；气虚甚者重用黄芪，加太子参 30 g；肾精不固加金樱子、芡实、益智仁；浮肿明显，并伴高血压者，加水蛭 2 g 研末吞服以化瘀利水；血尿者加琥珀 3 g（研末冲服）、茅根 30 g；血压高者去川芎，加桑寄生 30 g，广地龙 15 g。

关于水肿的消除，温阳、益气、化瘀、泄浊、渗湿、养阴均可利水。临床经常用生黄芪、制附子、石韦等，特别是益母草用大量，有明显的活血利水作用，屡试不爽。如尿少短涩者，另用蟋蟀 20 g、沉香 5 g，共研细末，胶囊装盛，每服 6 粒，每日 2～3 次，有较好的利尿作用。气为阳，血为阴，阳不摄阴，失去对血中水液之制约，致使水液凝于肌肤，流注于脏腑。尿蛋白消退困难，除辨证治疗外，可加重石韦用量，一般可用 30～60 g。仙鹤草、益母草对消除尿蛋白亦有效。或用生槐米、土茯苓各 45 g，菝葜 30 g 亦佳。血胆固醇高者，加用运脾之品；颗粒、透明管型多者，应加用滋肾补肾之品，如山茱萸、枸杞子等。

（二）慢性肾衰竭

慢性肾衰竭，肾虚为本，湿热、水毒、浊瘀为标，尤其在尿毒症阶段，更不能只治本，不治标。因此时血中尿素氮的指标明显升高，故降低尿素氮为治疗本病的关键。在温肾、补肾的同时，必须配合化湿热、利水解毒、泄浊瘀之品，才能降低尿素氮，而有利于危机的逆转。相关研究表明清热解毒、活血化瘀法有抑菌抗感染，改善微循环，解除肾小动脉痉挛，增加肾血流量，抑制或减轻变态反应性损害等作用。

在肾衰竭的尿毒症阶段，由于尿素氮、肌酐持续升高，浊阴上干，出现频繁呕吐、症情危笃、服药困难时，采取中药保留灌肠是一种有效的措施，也可以说是"中药肠道透析法"。部分药液可在结肠内吸收，部分则在结肠内直接发挥作用，可有效改善呕吐、厌食、乏力的症状，降低高血压，防止感染与出血，并可降低血中尿素氮、肌酐，使尿素氮等毒性物质从肠道排出，还可降低血钾，减轻肾周围水肿，改善肾血流量，有利于肾功能之恢复，促使症情好转。所拟灌肠方由清泄、解毒、化瘀之品组成，处方：

> 生大黄 10～20 g　　白花蛇舌草 30 g　　六月雪 30 g　　丹参 20 g

有阴凝征象者加熟附子 15 g、苍术 20 g；血压较高或有出血倾向者加生槐米 45 g、广地龙 15 g；湿热明显者加生黄柏 20 g；阴虚者加生地黄、川石斛各 20 g。煎成 200 mL，每日 2～4 次，保留灌肠。同时静脉注射醒脑静注射液，每次 2～4 支，加入 50％葡萄糖 40 mL 中，缓缓推注，每 6 小时 1 次。一般次日神糊即清，呕吐亦止，即改为每日 2 次，继予 3 日。并予温肾解毒、化瘀利水之品，如熟附子 10～20 g、生白术 20 g、姜半夏 10 g，紫丹参、六月雪、接骨木各 30 g，党参 15 g，绿豆、白花蛇舌草、半枝莲各 30 g，黄连 2 g；另用益母草 120 g，煎汤代水煎药，每日 1 剂。加减：肌酐、尿素氮不下降者加白金丸 6 g（包煎）；皮肤瘙痒者加白鲜皮、地肤子各 30 g；症情稍见稳定后，即重用黄芪 90 g、淫羊藿 30 g，以温肾助阳，益气利水；若尿量少者，另用蟋蟀 1 只焙干、人工牛黄 1 g，琥珀 4 g，共研细末，胶囊装盛，每服 4 粒，每日 2 次，有解毒、化瘀、利水之功。

慢性肾脏病由于病情较长，体气亏虚，在治疗好转情况下，必须继续治疗，以期巩固，切不可停药过早。在病情稳定后，应长期服用丸剂以巩固疗效，偏阴虚者可选六味地黄丸，偏阳虚者则用金匮肾气丸。冬虫夏草治疗此证，不仅可以巩固疗效，而且有改善肾功能及提高细胞免疫功能，降低尿素氮及肌酐的作用，是治疗慢性肾脏病和巩固疗效之佳品。每日 4 g 煎汤，连渣服用，或研末胶囊装盛，每服 9 粒。其缺点是价格昂贵，货源紧张，难以推广。

（三）尿路感染

淋证病因病机："肾虚而膀胱热故也。"故以清热、利湿、通淋为治疗大法。朱老临证常注意结合湿热的轻重、病情的缓急、病程的长短而辨证论治。

1. 淋证急发，清淋凉血　急性期或慢性期急性发作，多呈现湿热下注，或湿热蓄于膀胱，阻滞气化，下窍不利，而引起小便频数、淋沥，茎中急痛或尿血等症状，治疗在清利湿热的同时，须用凉血之品。自拟清淋合剂（生地榆、生槐角、大青叶、半枝莲、白花蛇舌草、木槿花、飞滑石、甘草），方中生地榆、生槐角为治淋要品，生地榆凉血清热力专，直入下焦凉血泄热；生槐角入肝经血分，清泄血分之湿热。淋乃前阴之疾，足厥阴肝经循阴器，绕腹里，肝经湿热循经下行，导致小便淋漓涩痛，生槐角泻肝凉血利湿，每建奇功。二者配伍治淋，能迅速缓解频、急、痛等尿道刺激症状，并有明显的解毒、抑菌、消炎作用。

2. 淋证迁延，通利兼顾气阴　淋证迁绵日久，均属慢性期，此期除了湿热留恋，气机郁滞，膀胱气化不利外，往往存在气阴的暗耗。患者出现头晕神疲，胃纳不佳，小便频而不爽，排尿不畅，或伴低热反复。治宜甘淡通淋，佐以益气养阴。选用土茯苓、木槿花、鸭跖草、白花蛇舌草、萹草、虎杖、石韦、飞滑石、车前草等淡渗通利之品，配伍生黄芪、太子参、怀山药、女贞子、生地黄、川石斛等益气养阴之品。

3. 淋证后期，益肾泄浊化瘀　淋证迁延日久，致肾气虚弱，正虚邪恋，出现腰酸乏力，小便淋漓不尽，时发时止，过劳即发；形体消瘦，五心烦热或神气怯弱，手足不温。治当益肾固摄，泄浊化瘀。常用淫羊藿、肉苁蓉、炙蜂房、菟丝子、潼沙苑，配伍生地黄、熟地黄、怀山药、女贞子、山茱萸，益肾固本，阴阳并调。佐以粉萆薢、生薏苡仁、茯苓、丹参、败酱草、赤芍泄浊化瘀。阴虚内热者加知母、黄柏；阳虚者加鹿角霜、附子、肉桂。

（四）泌尿系结石

属石淋、血淋范畴，病机仍为"肾虚而膀胱热故也"。朱老以虚实辨证，将本病分为湿热型和肾虚型。朱老认为："既要抓住石淋为下焦湿热蕴结，气滞血瘀，又要注重湿热久留，每致耗伤肾阴或肾阳。故新病应清利湿热、通淋化石，久病则需侧重补肾或攻补兼施，抓住肾虚，气化无力，水液代谢失常，杂质日渐沉积形成结石之病机。"

1. 湿热型　肾绞痛突然发作，伴肉眼血尿或发热，小腹痛，尿频、急、涩痛或尿中断等急性泌尿系刺激征，舌红、苔黄或厚腻、边有瘀斑，脉弦数或滑数。治以清利湿热，通淋化石。方用通淋化石汤（金钱草、鸡内金、海金沙、石见穿、石韦、冬葵子、芒硝、六一散、桂枝、茯苓），方中鸡内金、金钱草，一以化石，一以排石，金钱草清热利尿、消肿排石、破积止血，大剂量使用，对泌尿系结石的排出尤有殊效。海金沙甘、淡、寒，淡能利窍，甘能补脾，寒能清热，故治尿路结石有殊效。石见穿苦、辛、平，健脾胃，消积滞，能助鸡内金攻坚化石，亦助金钱草通淋排石。石韦、冬葵子，通淋而排石。又伍以芒硝、六一散，芒硝辛苦咸寒，有泄热润燥、软坚化石之功；六一散利六腑之涩结，亦有通淋利水排石之著效。配伍桂枝、茯苓通阳化气行水，清利之中辅以温阳，提高利水排石的疗效，顾护肾气，使命火旺盛，气化蒸腾有力，水液代谢复常。

2. 肾虚型 病程日久致肾阴虚、肾阳虚。前者症见头晕、颧红、盗汗、口干、舌红少苔、脉细数。后者有畏寒、腰膝酸软、便溏溲长、自汗、舌淡胖质润、脉沉迟。治以扶正固本。肾阴虚用六味地黄丸、知柏地黄丸；肾阳虚用济生肾气丸。合并肾积水者用五苓散合金匮肾气丸。

二、运用虫类药治肾病的单方验方

（一）急性、慢性肾炎

急性肾炎多以浮肿、蛋白尿、纳呆、腰酸、神疲及肌酐、尿素氮升高为主症，单方蜈蚣蛋疗效较好。蜈蚣一条，去头足，焙干为末，纳入鸡蛋内搅匀，外用湿纸及黄泥土糊住，放火上煨熟，剥去外壳取鸡蛋吃，每日吃1枚，7日为1个疗程，病未愈，隔3日再进行下一个疗程。一般2～3个疗程好转，少数4～6个疗程始稳定。此法对消退浮肿，控制尿蛋白有较好疗效，肾功能亦有改善。但如服后有肤痒不适者，乃过敏反应，应予停服。

慢性肾炎时肿时消，肾功能损害，尿蛋白持续不消，日久不愈者，用海马健肾丸（海马、砂仁、茯苓、山茱萸、党参各30 g，熟地黄90 g，怀山药60 g，薄荷叶15 g，共研细末，蜜丸如绿豆大，每服7 g，每日2次）有较佳疗效，能补益脾肾、温阳利水、固摄精微，一般服2周后，尿蛋白即逐步控制，1～2个月后，精神振奋，体重增加，肾功能正常，继后阴虚以六味地黄丸，阳虚用金匮肾气丸巩固之。

（二）肾病综合征

在常规治疗前提下，加用活血散瘀、涤痰泄浊的蛭锦胶囊（水蛭 100 g，生大黄 50 g，共研细末，装 0 号胶囊，每服 5～8 粒，每日 2 次），能显著提高疗效，改善患者的血液流变学紊乱及脂质代谢异常，消退水肿，改善肾功能，阻止病情进一步发展。

（三）肾阳虚馁，夜尿频繁

肾阳虚衰，而致膀气不固，夜尿频繁，常见于老人、虚人，用熟地黄 15 g，桑螵蛸、金樱子各 10 g 煎汁送服海马 1.5 g（研末，分 2 次吞服），一般多在 3～5 剂见效。海马温肾助阳，滋补强壮；熟地黄、桑螵蛸、金樱子补肾收敛，缩尿固下，故收效较佳。

（四）前列腺增生

多为湿热挟瘀，阻于下焦，致膀胱气化不利，小溲不爽，余沥不尽，甚则癃闭（尿潴留），伴有结石者，常合并尿血。治当化湿热、消瘀结，取蛭蟀散（水蛭 4 g，蟋蟀 1 对，共研细末，分 2 次吞），用当归尾、赤芍、桃仁、红花各 10 g，刘寄奴、王不留行各 15 g，败酱草 30 g，生地黄、鸡内金各 15 g，甘草 6 g，煎汤送服，每日 1 剂，连用 7～14 剂，多收佳效。

（五）阳痿

肝肾虚而致之阳痿，偏阳虚者当温肾壮阳，以振其痿；偏阴虚者，又宜补养肝肾，以复其损。下列数方，可选用之。

1. 蜘蜂丸 花蜘蛛 30 只，炙蜂房、紫河车、淫羊藿、肉苁蓉各 60 g，熟地黄 90 g，黄狗肾 2 具，共研细末，蜜丸如绿豆大，每服 6 g，每日 2 次，适于体虚较甚者。目前花蜘蛛难觅，可以蛤蚧 1 只代之。

2. 温肾起痿汤 淫羊藿、熟地黄各 15 g，炙蟋蟀 1 对，锁阳、肉苁蓉各 10 g，紫河车 6 g，甘草 4 g，水煎，每日 1 剂，连服 1～2 个月。

3. 阳痿汤 蜈蚣 3 g，全当归、生白芍各 15 g，甘草 6 g 水煎，每日 1 剂，或作散剂（蜈蚣 30 g，当归、白芍各 60 g，甘草 40 g，共研细末，每服 3 g，每日 2 次），有温养肝肾，开瘀通络而治阳痿之功。

4. 补肾丸 蛤蚧 1 对，熟地黄、菟丝子、金樱子、巴戟天、肉苁蓉各 45 g，紫河车 30 g，共研极细末，水泛为丸如绿豆大，每服 6 g，每日 2 次。对肾阳不振、下元不固之阳痿、早泄有效。

5. 蛤茸散 蛤蚧、鹿茸各等份，研极细末，每晚服 2 g，以温壮肾阳，适于肾阳虚衰较甚，症见面色㿠白，形瘦，怯冷倍于常人，舌质淡，脉沉细之阳虚患者。如有口干、舌红即应停服，勿使过之。

〔原载于"国医大师朱良春学术思想暨临证经验学习班（2013）"讲义，收入时有修改〕

作者简介

孙伟、纪伟（略）

安金龙（1984—），江苏省常熟市第一人民医院中医科主治中医师，南京中医药大学中西医结合临床专业在读博士生。兼任全国综合性医院中医药工作委员会青年委员，苏州市中医药学会肾病分会青年委员。

朱良春塞因塞用法辨治小儿便秘

英国伦敦吕泽康中医及针灸诊所　吕泽康

指导　朱良春

朱良春教授熟谙中医经典，精通中医理论，勤于临证，博采众方，在运用中医药治疗各种疑难重症方面积累了 70 多年的临床经验，尤其在治疗小儿便秘方面，其组方用药独具匠心。笔者初治小儿便秘常用麻子仁丸，或多用滋阴通下之法，但临床发现患儿初服有效，久服或停药后无效，特别是曾经长期使用过西药肛门塞药或灌肠剂之患儿，因长期依赖泻药，中气大伤，使身体更虚弱。故笔者向吾师朱老请教，兹将经验介绍如下。

一、临床表现及其发病因机

小儿便秘主要表现为：排便次数减少，每周排便次数少于 3 次；大便干燥坚硬，排便费力；每次排便时间超过 30 分钟，排便困难且伴随出血。笔者临床较多见患儿大便初段干燥坚硬，甚则如羊屎或团块，中后段较软，甚或稀水样，中医根据辨证及分析粪便的形状及质感，将其归于"虚秘"范畴。虚秘可使患儿食欲减退、腹胀、腹痛、头晕、睡眠不安等，严重者可导致脱肛或肛裂，使患儿恐惧排便，或因恐惧而拒绝排便，更加重了腹胀痛和情绪躁动不安，从而形成恶性循环。

本病在儿科发病率较高，一年四季均可发病。此病与饮食和生活习惯有一定关系，加之现代人生活水平较高，若家长喂养不当，又纵容小儿多食肥甜油腻之物，脾胃更容易受伤。由于饮食停滞或乳食积滞，燥热内结，或热病伤阴，肠道津枯，或气血不足，肠道失于濡润，或乳食配给不当或营养过剩，形体肥胖，肠道气滞不畅等造成。小儿稚阴稚阳，"肝常有余，脾常不足"，临床多见肝强脾胃弱，肝木气旺，木旺侮土，升降逆乱，运传失常，糟粕不能顺降而滞于肠道。原晓风等曾收集就诊患儿病例共 256 例，其中有便秘的患儿就有 68 例（均排除器质性疾病），占全部就诊患儿的 26.56%。其中以上症为主诉而来就诊的患儿 50 例，占便秘患儿的 73.53%。

二、塞因塞用法

古代医书记载便秘为"后不利""大便难"，认为与脾受寒湿侵袭有关。汉代张仲景则称便秘为"脾约""闭""阴结""阳结"，其病因与寒、热、气滞有关。《诸病源候论·小儿杂病诸候论》："小儿便不通者，脏腑有热，乘于大肠故也。"近年来，婴幼儿便秘在临床上很常见，尤以功能性便秘为多见。这可能与膏粱厚味及生活环境安逸有关。小儿稚阴稚阳之体，脾常不足，脾升胃降失常，浊阴不降，影响大肠气机，致传导功能低下，糟粕内留而便秘；或是盲目补充钙剂，传化失常而引起便秘。在临床上使用刺激性的泻药只能暂时促进排便，是一种临时性措施，但却影响了肠道的内环境，一般情况下不宜长期应用。朱老指出："治此类患儿，必须用塞因塞用之反治法。即用补益药治疗有阻塞现象虚证的方法治之，可选用局方四君子汤加减。病因的根本在于脾胃虚弱，脾主升清，胃主降浊。脾不升，胃不降，若反用攻伐，则气机逆乱，运化无权，病程更

403

糟。"若以益气健脾，使脾气健运，则胀满自除。此属《素问·至真要大论》塞因塞用之大法。

临床用药方面，配伍降药可选用杏仁、紫苏子、莱菔子、紫菀或枳实；腹胀者加厚朴或陈皮；偏寒者加干姜。山根出现青筋者即肝木失肾水滋润，然乙癸同源，可适当加入补肝肾之品，如桑椹、决明子、当归或熟地黄等。另外，《黄帝内经·金匮真言论》曰："北方黑色，入通于肾，开窍于二阴，二阴者，前阴窍出小便，后阴窍出大便也。"而万密斋在《育婴家秘》更指出："苟大便不通，宜急下之，使旧谷去而新谷得入也。然有实秘者，有虚秘者，临床之时，最宜详审。"而人参（党参或太子参）与莱菔子同用，除了不相恶外，在治疗腹胀痛方面，更有卓效。对便秘一病，朱老还会从实、热、痰、郁等论治，而且注重整体观念，重视"舒肺达肝"之法等。另外，陈一林认为中医药在治疗儿童功能性便秘方面具有独特优势，既可取得良好效果，又无明显不良反应，且药物依赖性小，远期疗效满意。临床除了常用汤剂这一方法外，还可加入针灸、推拿、外敷法等。

【病例】何某，男，8个月，居住于澳门。据其母亲述，已用开塞露（Glycerin Enema）1个月，用则可排便，大便先干后稀，不用则无法排便。刻下患儿以口渴、胃纳差、排便困难及腹部胀满为主诉，舌色淡白，脉缓。处方：

> 党参6g　　生白术12g　　炒枳实3g　　干姜3g　　莱菔子3g
>
> 葛根3g　　炙甘草3g

药服2剂，胀满改善，大便日行1次，纳食增加。续服3剂，腹胀消失，口不渴。后守方5剂停药，2个月后复诊，未见复发。

【按】上述方中重用党参及生白术，因二药合用有鼓舞中气，奠定中土,恢复脾胃功能之效。其中必须注意方中重用生白术,因生白术滋脾液、健脾运。临床上此类患儿排便困难,虚坐努责,用一般通便药很难奏效,必须以补为通,使脾胃得健,升降复常,肠腑乃通。妇科名医夏桂成教授也在其书内提及生白术治虚证便秘,而且用量宜大。另外,须注意方中必须适当加入升提之药,如升麻、柴胡或葛根。这也体现了朱老在治疗上重视先升才有降之原理。全身气机的调和,主要体现在中焦气机的升降,脾以升清为畅,胃以和降为顺,疏润肝木,因肝气疏泄功能直接关系到中焦脾胃气机升降运行。李宏伟在总结王烈教授治小儿便秘一文中也认同升麻在治疗上所起的作用。任耀全等认为临证时不能只用清下、润下之法,润燥之时并加用升麻,取欲降先升之意。任闪闪等认为治疗便秘可应用小柴胡汤,尤其患者伴口苦、咽干、目眩等少阳症状。《医方集解》中有关升麻记载:"有病大小便秘者,用通利药而罔效,重用升麻而反通。"

三、结 语

小儿便秘是一种常见病,其原因很多,概括可分为两大类:一类属功能性便秘,另一类为先天性肠道畸形导致,如肠狭窄、肠梗阻(扭转或半扭转)、直肠或肛门狭窄、先天性巨结肠疾病等,故治疗上必须小心,以防误诊。小儿长期便秘,容易影响记忆力、导致思维迟钝,偏重者还会使小儿注意力不集中、导致应激能力差等。由于便秘,粪便中有害气体及毒素不能随粪便及时排出,反而容易被自身吸收,可引起小孩胃肠功能紊乱及多种全身症状,如食欲减退、腹胀、腹痛、头痛、头晕、情绪不稳定等。个别患儿因大便时过度费力,也可引起脱肛、肛裂或诱发疝气。小儿由于肠道功能尚不完善,临床一般不宜经常应用导泻药治疗,以防引发肠道功能紊乱,导致肠道的有益菌群失调。

〔原载于《吉林中医药》2014(6)〕

作者简介 吕泽康（1978—），英国及澳门执业中医生，现工作于英国伦敦吕泽康中医及针灸诊所，任英国皇家医学会会员，英国不孕学会会员，英国中医及针灸协会会员。

学习朱良春临证运用虫类药经验函报

澳门　王立恒　李学君

良春恩师您好！

得拜您为恩师，实乃平生夙愿。有幸倾听您的教诲，亲受您的指导，弟子如同回到了学生年代，感觉心理年轻了，中医思维也更加纯粹与开阔了。上次赴通参加您老的学术思想暨临证经验学习班，与数百学员一同受您亲炙，更是一次难能可贵的深造机会，使自身中医素养全面升华的同时，更对虫类药之应用有了全新的认识，收获甚丰。

身为科室主任，主持病房及门诊工作，时常面对众多疑难病与肿瘤患者，颇感棘手。以往拜读您的著作，知道虫类药的应用可以为该类疾病治疗带来新的气象，但有些关键问题仍不能深入理解，尤其在虫类药的用药剂量方面。通过这次学习，学生自觉运用虫类药治疗疑难杂症及多种肿瘤疾病之水平有了很大的提高。比如，对于恶性肿瘤晚期、术后、放疗和/或化疗后的患者，我常在辨证基础上，针对不同部位的肿瘤，选用不同的虫类药，再选用一些植物抗癌药（如同西医的靶向药），收效满意。

学习老师的经验，更好地用之于临床，取得更佳的治疗效果，我想这应该就是中医传承的主旨。中医有了传承，才是有源之水、有本之木，才能解决更多患者之苦。学生才疏，学习老师经验后公开发表了一些论文，现从中整理虫类药应用案例相关内容，向恩师汇报，请您斧正，以求益进。

学生　王立恒　李学君

2015 年

［附］学习朱师临证运用虫类药经验汇报

1. 治疗肺癌伴全身多发转移及胃窦溃疡　全蝎、蜈蚣、蜂房并用。

畲某，男，58 岁。因"反复咳嗽、咯血 3 个月"至珠海市人民医院查 CT，提示右肺中央型肺癌，经对症治疗后咳嗽、咯血症状有减未除。9 个月后因胸痛、咯血就诊于我院，经胸部增强 CT、淋巴结病理组织学及发射型计算机断层扫描仪（ECT）等检查诊断为：①右肺腺癌，T4N3M1b，Ⅳ期；②全身多发转移癌。行 2 次化疗后因不耐受而中断。半年后患者腹痛进行性加重再次入住我院，查胃镜提示胃窦溃疡，行抑酸护胃治疗等症状缓解不明显，遂请我科会诊。刻诊：腹痛反复发作，纳差乏力，反酸嗳气，时有咯血、胸痛。辨证为虚实错杂：实者，癌毒内侵，中焦气滞血瘀、湿热蕴结；虚者，邪毒日久，正气渐衰。治当遵标本缓急，实泻虚补之则，以恢复中焦和畅为先，待后天渐旺之后再议攻毒伐瘤。治法主以清热燥湿，兼以补脾助运，处方以平胃散、失笑散、保济丸合方化裁，每日 1 剂，分 2 次服。5 剂后，患者腹痛症状明显减轻，反酸几除，食欲仍稍差，神疲乏力，时伴胸痛咯血。遂以补益脾胃，除湿助运立法，香砂六君子方加减又进 7 剂。食欲转佳，食量大增，神疲乏力改善，胸痛、咯血减轻。中焦渐旺则攻伐可图，继以益气扶正抗癌，补益脾胃为法，药用抗癌方加减：全蝎 5 g，蜈蚣 2 条，蜂房、杏仁、法半夏、陈皮各10 g，党参、黄芪各30 g，白术20 g，炒麦芽30 g，神曲20 g，白豆蔻10 g，夜交藤30 g，延胡索20 g，砂仁、木香各10 g。复治月余腹痛缓解，咯血症状基本消失，胸痛减轻。

2. 治疗周围血管病 水蛭是常用之药（水煎剂用量10 g）

【病例】袁某，女，61岁。因"右下肢肿痛半个月"于2015年2月19日住院，缘患者半个月前开始出现右下肢肿痛，当时在我院静脉彩超示：①右侧腘静脉及胫前、后静脉血栓形成，管腔完全栓塞；②右侧大隐静脉曲张，小腿段血栓形成。遂于2月27日行下腔静脉造影并下腔静脉置网阻隔术，术后持续泵入尿激酶局部溶栓，低分子肝素皮下注射抗凝，后续服用阿司匹林抗凝，静脉滴注前列地尔改善微循环，术后明显好转出院。近两日再次出现右下肢肿痛，收入住院。入院时症见：患者神清，精神稍倦，右下肢红肿疼痛，皮温高，不能行走，纳眠一般，大便尚可。舌质红、苔薄黄，脉弦细。既往有高血压、肾结石病史。西医诊断：右下肢静脉血栓形成。前医按西医溶栓疗法及滴注低分子右旋糖酐改善微循环，滴注清开灵清热、丹参粉针活血通络，四黄水蜜外敷止痛等治疗1周病情未见好转。复查右下肢静脉彩超：右侧下肢深静脉血栓形成，管腔完全栓塞；右侧大隐静脉曲张，上段血栓形成。停止西医输液等治疗，应用中医中药。中医辨证为气血不足，血脉瘀阻不通。治宜益气活血，温阳通络。方以补阳还五汤加减，处方：

黄芪 30 g	当归 5 g	赤芍 10 g	地龙 10 g
川牛膝 10 g	水蛭 5 g	桃仁 10 g	车前子 20 g（包）
泽泻 15 g	陈皮 10 g	路路通 30 g	夜交藤 30 g
桂枝 10 g			

服药3剂后右下肢肿胀疼痛较前缓解，无发热恶寒等明显不适，纳眠可，二便调。查体：右下肢轻度浮肿，右小腿内侧肌肉稍硬，肤色偏红，

肤温稍高，双侧足背动脉搏动可。舌质红、苔薄黄，脉弦细。守上方加延胡索止痛，增大水蛭用量为 10 g，以加强通经逐瘀之效。继续服药 6 剂，右下肢肿胀较前明显消退，可下地行走，无明显疼痛，无皮下出血及便血等，查体：右下肢轻度凹陷性浮肿，小腿处少许压痛，肤温较前降低，足背动脉可触及。舌质红、苔薄黄，脉弦细。辅助检查示部分凝血活酶时间（APTT）32.9 秒，余正常；电解质 4 项正常。中药守方继服 12 剂，右下肢肿胀消退，无疼痛，可下地行走，无发热恶寒，无腹痛腹泻等不适。查体：右下肢无明显浮肿，肤色、肤温正常，双侧足背动脉搏动可。舌质红、苔薄黄，脉弦细。患者病情缓解，予以出院，带药继续巩固治疗。

【按】下肢深静脉血栓形成，多由创伤、手术、妊娠、恶性肿瘤及其他疾病长期卧床等因素，使血液于静脉腔内凝结并阻塞静脉腔所致。其表现为患侧肢体肿胀，皮色潮红，皮温高，病程较短，有热象。证属气血不足，脉络湿瘀，故治宜活血化瘀兼以利湿通络，方以补阳还五汤加减，方中重用水蛭 10 g，效果良好。

〔原载于《澳门中医药杂志》2015，6（10）：52 - 57. 收入时有修改〕

作者简介

王立恒（1957—），主任中医师，硕士研究生导师，曾任广东省中医院珠海医院内二科主任，现任澳门中国中医药文化研究促进会会长，广东省中医药学会消化病专业委员会第二届委员会常委，珠海市医学会消化与内镜分会第三届副主任委员等。

李学君（1956—），副主任医师，澳门、珠海君康医疗中心主任，澳门中国中医药文化研究促进会副会长，世界中医药学会联合会妇科专业委员会常务理事，世界中医药学会联合会中医心理专业委员会理事。